JN049060

新・精神保健福祉士シリーズ **4**

ソーシャルワークの理論と方法（精神専門）

福祉臨床シリーズ編集委員会編

責任編集＝ 坂野憲司・福冨　律

弘文堂

▌はじめに

臨床ソーシャルワークという言葉を聞いて、何を連想するでしょうか。

私たちは、精神保健福祉士は臨床ソーシャルワークの担い手であってほしいという強い願いをもって本書を作成しました。

臨床といっても、ここでは狭義の治療やセラピーを指すわけではありません。人間と人間が対面で出会い、「援助関係」という人間関係を軸に支援を行うのが、本来の臨床ソーシャルワークだと編者たちは考えます。

また、これからの臨床ソーシャルワークは、かつてケースワークといわれた個別支援のみではなく、グループを用いた支援、環境やコミュニティに働きかける支援、時には社会や制度に働きかける支援をも射程に入れた幅の広いものになると思われます。この出発点には当事者とソーシャルワーカーの出会いがあり、援助関係が支援の軸になります。また、展開過程では必ず「人間対人間」の関係があり、援助チームやネットワークにおいても互いの顔が見える関係、集団の力動を活用した支援が行われます。

大事なポイントは、単に制度やサービスを調整したり分配したりすることはソーシャルワークとはいえないのではないか、という問いです。

さまざまな法制度が整備され、曲がりなりにも精神障害に対する福祉サービスとそれらをマネジメントする計画相談の仕組みができました。医療においても、退院後生活環境相談員といったやや不本意な名称や形態ながら、精神保健福祉士が明確に位置づけられています。精神科医療や障害福祉サービスの領域で、精神保健福祉士はなくてはならないものになったといえるでしょう。多くの精神保健福祉士が現場で働くようになり、業務が分化しつつあります。しかし、その中で組織や制度から求められる業務、サービスの調整や分配などをこなすだけの存在になっていないか、単なる窓口役と調整、事務に終始していないか、問い直すことが必要になってきました。組織や制度の枠からはみ出す相談や、複雑困難な現場の現実を目の当たりにしたときに、忙しさを言い訳に無視し、見て見ぬふりをしていることはないか、問いかけたくなることも増えました。

ソーシャルワークには、当事者とソーシャルワーカーの出会いに始まり、援助関係を軸に現場で展開されるという臨床の視点が、今こそ求められていると考えます。臨床の視点は、ソーシャルワークの原点ともいえます。

かつて資格化される前の精神科ソーシャルワーカーたちは、当事者の「退院したい」という声を頼りに支援を続けました。精神障害は医療の対象で福祉の対象ではないといわれ、制度が皆無だったときに、退院先や就

職先を探して地域を開拓してきたのが精神保健福祉士の先達たちです。十分な人員配置や療養環境がない当時の精神科病院において、時間をかけて丁寧に当事者や家族のグループをつくり、支援者のネットワークをつくり、地域に作業所や共同住居などの拠点を創出してきました。それらの多くが現在も地域の障害福祉サービスの拠点として、行政との信頼関係をもとに各地域ならではの活動を行っています。

　このように、精神保健ソーシャルワークは、個別支援から共通のニーズを抽出して地域や行政に働きかけて制度化を行うコミュニティワーク、一部ではソーシャルアクションを実践できた、日本でも数少ない分野の1つといえます。制度化された社会資源が何もなくても、当事者の声に耳を澄ませてじっくり向き合い、関係者に粘り強い働きかけを行って資源を創出してきた過程が、多くの実践にあります。これは、いわゆる福祉六法と措置制度に守られてきた他の福祉分野にはあまり見られない、ソーシャルワークらしい展開です。その核心にあるのが援助関係を重視する臨床の姿勢だと、私たちは考えます。そして、これは現在の複雑化した社会に求められている精神保健福祉士のあり方といえるのではないでしょうか。

　本書は、臨床の視点や姿勢から精神保健ソーシャルワークを捉えることを意図して執筆されました。ケアマネジメントにおける資源調整、所属組織、地域、社会に働きかける際にも「人間対人間」の関係を軸に働きかけるソーシャルワークらしさを、各章から学んでほしいと思います。また、これらの実践については、本シリーズ第7巻『ソーシャルワーク演習（精神専門）』において、さらに具体的に理解することができます。

　本書の刊行に際して、現場で実践をする際に新たな発想や連想が湧く図書とする意図がありました。現場に立ったときに、私たちが何を見て、何を考えたらよいのか、ヒントとなる実践の手がかりが必要です。もちろん、これはソーシャルワークの文献に限定せず、関連分野の先達たちからも多くを学ぶことができることを、ここでは改めて強調したいと思います。

　これからの精神保健福祉士は、単に社会や制度にとって都合のよいメンタルヘルス・ワーカーではなく、臨床ソーシャルワークの軸をもって当事者に信頼される存在であることが必要です。理論を学んで実習や実践に臨み、多くの人に現場の魅力を感じてほしいと心から願っています。

2023年4月

責任編集　福冨　律

坂野憲司

目次

ソーシャルワークの理論と方法 (精神専門)(60時間)〈2021年度からのカリキュラムと本書との対応表〉

ねらい（目標）
①精神障害及び精神保健福祉の課題を持つ人に対するソーシャルワークの過程を理解する。
②精神障害及び精神保健福祉の課題を持つ人と家族の関係を理解し、家族への支援方法を理解する。
③精神医療、精神障害者福祉における多職種連携・多機関連携の方法と精神保健福祉士の役割について理解する。
④精神保健福祉士と所属機関の関係を踏まえ、組織運営管理、組織介入・組織活動の展開に関する概念と方法について理解する。
⑤個別支援からソーシャルアクションへの実践展開をミクロ・メゾ・マクロの連続性・重層性を踏まえて理解する。
⑥精神保健福祉分野以外における精神保健福祉士の実践展開を理解する。

教育に含むべき事項	想定される教育内容の例		本書との対応
大項目	中項目	小項目（例示）	
①精神保健福祉分野における ソーシャルワークの概要	1 ソーシャルワークの構成要素	原理、理念、視点、知識、技術	序章、第1章、第2章
	2 ソーシャルワークの展開過程	●ケースやニーズの発見 ●インテーク ●アセスメント ●プランニング	第3章
		●支援の実施 ●モニタリング ●支援の終結と事後評価（エバリュエーション） ●アフターケア	第4章
		●ミクロ・メゾ・マクロレベルにおける展開	序章
	3 精神保健福祉分野のソーシャルワークの基本的視点	●人と環境の相互作用 ●精神障害及び精神保健の課題を有する人とその家族の置かれている状況	第2章3節 第6章1節
		●精神疾患・精神障害の特性を踏まえたソーシャルワークの留意点	第3章2節

教育に含むべき事項	想定される教育内容の例		本書との対応
大項目	中項目	小項目（例示）	
②精神保健福祉分野における ソーシャルワークの過程	1 アウトリーチ	●必要な支援にアクセスできない当事者及び家族へのアプローチ	第3章
		●支援を求めない当事者層へのアプローチ	第3章3節
		●多問題を含む家族へのアプローチ	第6章2節
		●社会的孤立とセルフネグレクトへのアプローチ	第9章4節
	2 インテーク	●主訴の把握 ●スクリーニング ●契約	第3章 第11章3節
	3 アセスメント	●情報から情報分析・解釈へ ●人と環境の相互作用から捉えた問題の特性 ●本人に関する理解（発達・医療健康面・障害特性、心理・情緒面、ストレスコーピング、好みや価値観等） ●環境に関する理解（社会関係、経済状況、住環境、関連する法制度や支援内容等） ●アセスメントツール（エコマップ、ジェノグラム等）	第3章
	4 援助関係の形成技法	●自己決定、意思決定 ●協働（パートナーシップ） ●心理的防衛機制 ●転移と逆転移 ●バウンダリー ●自己覚知	第1章 第5章
	5 面接技術とその応用	●面接の構造 ●面接技法（マイクロカウンセリング） ●生活場面面接 ●動機づけ面接	第5章
	6 支援の展開（人、環境へのアプローチ）事例分析	●エコロジカルアプローチ（生活モデル）の展開 ●エンパワメントアプローチの展開	第1章
	7 支援の展開（ケアマネジメント）	●ケアマネジメントのプロセス ●ケアマネジメントの実際（ACT、ストレングスモデルに基づくケアマネジメント、障害者総合支援法におけるケアマネジメント等）	第11章

教育に含むべき事項	想定される教育内容の例		本書との対応
大項目	中項目	小項目（例示）	
③精神保健福祉分野における家族支援の実際	1 精神障害者家族の課題	●精神保健福祉法と家族 ●介護家族という社会的役割 ●精神障害に関連したケアラーのニーズ ●ケアラー・ヤングケアラー支援	第6章
	2 家族理解の変遷	●家族病因論 ●家族ストレス対処理論 ●家族システム論 ●家族の感情表出（EE）研究 ●ジャクソン7段階説（依存症の家族）	第6章
	3 家族支援の方法	●家族相談面接 ●家族療法的アプローチ ●家族関係における暴力への介入（DV被害者支援、DV加害者プログラム） ●家族のリカバリー ●家族のセルフヘルプグループ	第6章
④多職種連携・多機関連携（チームアプローチ）	1 連携の意義と目的	●連携に関わる概念整理（連携、協働、チームアプローチ、ネットワーキング） ●ニーズの多様化、複合化 ●医療の機能分化、障害福祉サービスの事業化 ●包括的地域生活支援	第8章1節 第9章
	2 多職種連携・多機関連携の留意点	●当事者中心、当事者参加の原則 ●目標の共有 ●情報共有とプライバシー保護 ●他職種・他機関の専門性の理解と尊重 ●役割と責任の明確化	第8章
	3 チームビルディング	●リーダーシップ ●メンバーシップ ●ファシリテーション ●パワーゲーム	第8章
	4 チームの形態と特徴	●マルチディシプリナリーチーム ●インターディシプリナリーチーム ●トランスディシプリナリーチーム	第8章1節
	5 連携における精神保健福祉士の役割		第8章2節
	6 多職種連携・多機関連携（チームアプローチ）の実際（事例分析）		第8章3節

教育に含むべき事項	想定される教育内容の例		本書との対応
大項目	中項目	小項目 （例示）	
⑤ソーシャルアドミニストレーションの展開方法	1 ソーシャルアドミニストレーションの概念とその意義	●障害福祉計画	第10章
	2 組織と精神保健福祉士の関係性	●組織経営（医療経営・事業経営）とソーシャルワーク ●専門職と被用者（二重のロイヤリティ）	第10章
	3 組織介入・組織改善の実践モデル	●生活モデルにおける組織介入技法 ●準備段階（問題の特定） ●組織分析（アセスメント） ●導入の技法 ●関与の技法（説明法、協働法、説得法、対立活用法） ●実施と制度化	第10章
	4 組織運営管理の実際	●事業計画の策定と実施マネジメント、サービス評価（PDCAサイクル） ●環境整備 ●資源調達 ●人材確保と人材育成	第10章
⑥コミュニティワーク	1 精神保健福祉分野におけるコミュニティワークの意義	●地域生活支援 ●ソーシャルインクルージョン ●精神障害にも対応した地域包括ケアシステム	第9章
	2 地域における精神保健福祉の向上	●精神保健福祉に関する普及啓発 ●地域住民の精神保健福祉活動への参画 ●予防的アプローチ	第9章

教育に含むべき事項	想定される教育内容の例		本書との対応
大項目	中項目	小項目（例示）	
⑦個別支援からソーシャルアクションへの展開	1 基本的視点	●当事者ニーズを軸とした展開・包括的アプローチ	第1章3節
		●ミクロ・メゾ・マクロの連続性と展開方法	序章
	2 個別支援から地域における体制整備	●個別支援会議	第9章
		●地域における協議会（自立支援協議会等）	
		●地域課題の発見・共有（個別支援の蓄積、ニーズ調査、地域アセスメント）	
		●地域におけるネットワークの構築	
		●地域における社会資源の開発・改善（計画策定及びその実施、評価過程を含む）	
		●地域住民への啓発と住民参加	
	3 政策提言・政策展開	●国及び広域圏において共通する課題の抽出・分析（メゾレベルにおける取り組みの限界）	第9章 序章
		●職能団体・関係団体間での課題の共有とエビデンスの集積	第7章3節
		●法制度上の課題の解決に向けたアクションプランと実施	第9章
		●改善・創設された法制度の活用と評価	
	4 精神障害者の地域移行・地域定着に関わる展開（事例分析）	●コミュニティソーシャルワーク	第9章
⑧関連分野における精神保健福祉士の実践展開	1 学校・教育分野	●スクールソーシャルワーク	第12章
	2 産業分野	●EAP	第12章
	3 司法分野	●地域生活定着支援センター	第12章
	4 その他		第12章

注）この対応表は、厚生労働省が発表したカリキュラム（令和2年3月6日）に、「精神保健福祉士国家試験に関する検討会」（令和4年1月17日）で変更になった箇所を反映した内容が、本書のどの章・節で扱われているかを示しています。
全体にかかわる項目については、「本書との対応」欄には挙げていません。
「想定される教育内容の例」で挙げられていない重要項目については、独自の視点で盛り込んであります。目次や索引でご確認ください。

序章 精神保健福祉分野のソーシャルワークの独自性

精神保健ソーシャルワークは、精神医学の分野での支援活動にその起源をもっている。そのため、精神や情緒の障害をもつ人びとを支援する技術を発展させてきた。その知識や技術は、ケースワークの理論形成に大きな影響を与えた。精神保健ソーシャルワークは、包括的なソーシャルワークの活動の中で、とりわけ個別的で臨床的であるという独自性をもっている。

1

精神保健ソーシャルワークの起源と、日本における歴史を振り返り、精神保健ソーシャルワークの現状と課題を炙り出す。

2

精神保健ソーシャルワークの独自性を考察するために、ソーシャルワークの価値前提を確認する。

3

精神保健ソーシャルワークの包括的な視点と、その背景となっている生態学的な視点を紹介する。

4

精神保健ソーシャルワークの特徴である、個別的で臨床的な視点と、包括的な視点との二重性について検討する。

5

精神保健ソーシャルワークの独自性を踏まえながら、精神保健福祉士の職業アイデンティティを考察する。

6

日本における、精神保健福祉士のいくつかの課題を提示する。

1. 精神保健ソーシャルワーカーと精神保健福祉士

A. 精神保健ソーシャルワークの成立

　ソーシャルワークは、19世紀後半から20世紀にかけて登場した社会福祉援助・方法・実践活動の総称である。当初、ソーシャルワークは主に貧困問題を扱っていたが、20世紀初頭の10年間に、司法、教育、医療の領域が分化し始めた。**精神科ソーシャルワーク**（現、**精神保健ソーシャルワーク**）は、精神科医療の分野のソーシャルワークを指している。

　1905年、マサチューセッツ総合病院において、**キャボット**医師が外来に医療社会事業部を正式に開設した。同年、同病院の院長で神経学者の**パトナム**が、精神科専属のソーシャルワーカーを雇ったことがこの分野の始まりである。1913年、ボストン精神病院の**ジャレット**が、この分野を精神科ソーシャルワークと命名した。1918年には、スミス大学において世界初の精神科ソーシャルワークの講座が開かれ、1926年には、「全米精神科ソーシャルワーカー協会」が設立された。

　精神科ソーシャルワークの分野は、アメリカのソーシャルワークに精神分析を導入する際の牽引役を果たし、ケースワークが徹底的に批判される第二次世界大戦後まで、アメリカにおいて最も質が高く熟練したケースワーカーが集まっていると目されていた。

B. 日本における精神保健ソーシャルワークの始まり

　日本における**精神保健ソーシャルワーカー**の導入は、1948（昭和23）年、国立国府台病院に「社会事業婦」が置かれた（看護師を転用）ことを始めとする。導入したのは、同病院の院長であった精神科医の松村常雄である。彼は1953（昭和28）年、名古屋大学医学部精神科に異動した。それを機会に名古屋大の精神科において、医療チームの中にソーシャルワーカーが参画した。

　1960年代、全国の精神科病院でソーシャルワーカーが雇われるようになったことを背景として、1964（昭和39）年、「**日本精神医学ソーシャル・ワーカー協会**」（以下、PSW協会）が設立された。そして、ソーシャルワーカーが精神科医療チームの一員として位置づけられ、専門職としての社

精神科ソーシャルワーク
psychiatric social work

精神保健ソーシャルワーク
mental health social work

キャボット
Cabot, Richard

パトナム
Putnam, James J.
アメリカにおける当時の精神分析擁護者。

ジャレット
Jarrett, Mary Cromwell

精神保健ソーシャルワーカー
MHSW: mental health social worker

精神医学ソーシャルワーカー
精神保健ソーシャルワーカーと同じ意味である。精神保健ソーシャルワーカーは、従来「精神医学ソーシャルワーカー」と訳されていた。

会的地位を確立することを協会の目標とした。

結成当初、PSW 協会は**自己決定論**を中核にして、アメリカのソーシャルワーク論を批判的に摂取しようと試みたが、日本の精神医療の厳しい状況には必ずしもそぐわなかったようである。この PSW 協会の初期の目標は、日本の精神医療の中で働くソーシャルワーカーの多くにとっては、雲の上の論議であった。当時の PSW 協会の論議をふり返り、柏木昭は、これらの論議を一般の協会員が理解したか否かについて、「どう実践のなかで生かしていくかについて不明確で、会員の大半は消極的にしかこれを受けとらなかった」とその著書において回想している[1]。

C. 「Y 問題」の波紋

1970 年代、協会員による精神科クライエントの権利侵害事件が勃発し、その後 10 年間にわたって PSW 協会は紛糾した。皮肉にも、この事件は、公的機関に勤務するソーシャルワーカーによるクライエントの「自己決定」に対する重大な侵害行為を含むが、その深刻さは、その行為が日常の業務の一環として行われたことにある。

当時の日本の精神医療は、1950（昭和 25）年に制定された**精神衛生法**のもとに、**隔離収容政策**が進められており[2]、入院している人たちに対する人権への配慮は乏しかった。「Y 問題」と呼ばれるこの事件は、当時のソーシャルワーカーが政策の遂行者としての役割を果たしていたことを意味する。しかし、その役割は、ソーシャルワーク専門職としての理念や理論から明らかに逸脱していた。PSW 協会は、「Y 問題」以降の 10 年間の紛糾を通して、1982（昭和 57）年、「**札幌宣言**」を発表した。そして、「当事者の側に立つ専門職」と自らを位置づけた。

D. 精神保健福祉士の成立

1980 年代、日本の精神医療体制の問題は、「**宇都宮病院事件**」を始めとする精神科病院の不祥事として噴出した。それらは、1984（昭和 59）年、国連の人権小委員会（国連差別防止・少数者保護小委員会）において、国際人権規約（B 規約）の不履行として告発された。日本政府は、精神衛生法の改正を約束した。国連は、その後も調査団を送り、日本政府に地域精神医療の促進とリハビリテーションの促進を図ることを勧告した。

1997（平成 9）年の精神保健福祉士の国家資格成立には、以上のような背景がある。つまり、地域精神医療の促進とリハビリテーションの促進の

自己決定論
self determination
クライエントの自己決定を中核とするケースワーク論のこと。柏木昭が主張し、当時の PSW 協会を理論的に牽引していた。

Y 問題
本人の意思を無視して、当時 19 歳だった Y 氏を精神衛生センターのソーシャルワーカーが強制入院させた事件。法的にも不備があったため、訴訟問題に発展した。

宇都宮病院事件
1984（昭和 59）年に発覚した、病院職員による患者のリンチ殺人事件。

ためのマンパワーの確保と、その品質保証のためにつくられた国家資格であるという一側面をもっている。その一方、PSW 協会は、精神保健福祉士を自分たちの職種が獲得した国家資格とみなし、協会の名称を「精神保健福祉士協会」とあらためた。

E. 日本の精神保健ソーシャルワークの現状

アメリカの精神保健ソーシャルワーカーが、第二次世界大戦の前からケースワークの理論形成をリードし、早くから医療チームの一員としての社会的地位を確立したのに対して、日本の精神保健ソーシャルワーカーは、「Y 問題」を体験し、その後の PSW 協会の紛糾を通してようやく専門職としての道を模索し始めたということができる。社会福祉専門職は、単なる組織の職員や政策遂行者ではない。社会福祉の理念の実現のため、理論や技術を使いこなしてこその専門職である。

しかし、日本の精神保健ソーシャルワーカーは、欧米で発達したソーシャルワークの理念や理論、技術を消化吸収し、自分たちのものにできたとはいえない。精神保健ソーシャルワーカーがソーシャルワークを体系的に学び、日本の現状に合った実践活動を形成していく努力は、始まったばかりである。以下に、精神保健福祉領域におけるソーシャルワークの価値や視点を検討したい。

注)
(1) 柏木昭編『精神医学ソーシャル・ワーク』岩崎学術出版社，1986, p. 36.
(2) 1960 年代から 1970 年代は、各種の優遇策が講じられ、精神科病院の建設ラッシュの時代であった。これは、精神科病床を減らしつつあった欧米の動向と逆の流れであった。

2. ソーシャルワークにおける価値

A. ソーシャルワークの構造と価値

ソーシャルワークは、価値・理論・実践が相互に関連し合っている 1 つのシステムである。1 つのシステムであることは、ソーシャルワーカーの実践（介入とその技術を含む）が背景となる理論（知識）をもっており、

その理論はソーシャルワークの価値（理念）と合致していることを意味する。そして、ソーシャルワーカーの実践が理論や価値に影響を与え、ソーシャルワーク・システム全体を向上させていく可能性をもっていることを意味している。

　ソーシャルワークの本質を理解するためには、さまざまな実践や理論の要となっているソーシャルワークの「価値」（世界観や人間観）を身につける必要がある。この「価値」は、人道主義や民主主義の思想と関連している。したがって、ある社会において支配的な文化的価値と区別されるものであり、それらと完全に一致しないこともある。

　ソーシャルワークの伝統的な価値は、**バートレット**によれば「個人が持っている成長への可能性を最大限に実現すること」[1] である。さらに、**ブトゥリム**は、ソーシャルワークを本質的に「道徳的」な特徴をもつ活動だとしている。そして、ソーシャルワークの価値前提を「人間尊重」「人間の社会性」「人間の変化の可能性」の３つに分類している[2]。

バートレット
Bartlett, Harriett
Moulton
1897-1987

ブトゥリム
Butrym, Zofia T.
1927-2017

B. ソーシャルワークの価値前提

　ブトゥリムによると、ソーシャルワークの固有の関心が「人間の生き方」に向けられており、そのルーツは哲学的な人間観であるとしている。ブトゥリムは、20世紀を「科学（社会科学を含む）が優勢で、その社会的影響についての哲学的反省が欠けている時代」とみなしている。しかし、科学的業績がもたらした個人や社会への影響について、最終的には「倫理的」（ethical）な判断や選択を迫られる[3] ことを指摘している。つまり、ソーシャルワークは科学的活動であるが、それは以下に述べる価値（活動の究極目標）を具現化している活動であり、究極的な目標や倫理を提供するものであると強調するのである。

（1）人間尊重

　人間の尊重は、個人の尊厳をまもることを意味し、ソーシャルワークにおける中心的な価値と位置づけられている。その人の能力や行動によって価値があるか否かを判断するのではなく、その人が人間として存在しているという事実そのものに価値があるという考え方である。この人間観は、その是非は別として、近代の思想を形成した「ヒューマニズム」（人間中心主義）の結晶といえよう。「自己決定」や「自己実現」「主体性の尊重」などの概念は、この人間尊重という考え方を源としている。

（2）人間の社会性

　人間は、それぞれに独自性をもった存在であるが、その独自性を貫くた

めに、他者と相互に依存する「ソーシャル」な存在でもある。人間は、自分の人生をまっとうしていくために、必ず他者を必要としている。それと同時に他者の人生を支援していく義務をもっている。

　人間は、自分と他者とがうまく相互依存できるように、「社会的役割」を取得することによって充足される。それと同時に、社会によって統制されている存在でもある。したがって、人間の社会性には、充足（個人の成長促進）の機能と社会統制の機能とが存在し、それらをめぐってさまざまな問題が発生している。ソーシャルワークの「ソーシャル」とは、人間の「社会性」にかかわるという意味であるが、ソーシャルワーカーは、個人の充足と社会統制の両方にかかわっていることを明確に自覚し、人間尊重の価値を逸脱してはならない。

（3）人間の変化の可能性

　この価値は、人間の変化、成長と向上の可能性に対する信念である。その一方で人間は、現在のパーソナリティのあり方や過去の生活体験によって制約もされている。要するに人間には、変化する側面と変化しない側面とが存在する。ブトゥリムは、その両方を認めたうえで、それでもソーシャルワークが変化の可能性にかかわっていることを強調している。

C. ソーシャルワークの指標としての価値

　ソーシャルワークの価値前提は、ケースワークのみではなく、グループワーク、コミュニティワークにおいても通底しているものである。そして、ソーシャルワーク専門職団体の倫理綱領として具体的に表現されている。

　ソーシャルワークの実践活動は、これらの価値を具現化していく活動といえる。したがって、有益にみえてもソーシャルワークの価値に裏打ちされていない活動は、ソーシャルワークとはいえないことを意味している。

　ソーシャルワークの価値は、理論の構築とその活用の仕方、実践の「モデル」と「技術」、実践の優先順位の決定、養成教育のあり方などを規定していくものである。

注）
(1) バートレット，H. M. 著／小松源助訳『社会福祉実践の共通基盤』ミネルヴァ書房，1978，p.62.
(2) ブトゥリム，Z. T. 著／川田誉音訳『ソーシャルワークとは何か—その本質と機能』川島書店，1986，pp.59-66.
(3) この事実は、2011（平成 23）年の福島第一原発の事故の影響を考えても明らかであろう。特に科学技術が経済的利益と結びつく場合には、その科学技術を使いこなす倫理観の成立は遅れるのである（文化的遅滞）。

3. 精神保健ソーシャルワークの包括的な視点

A. 包括的視点の必要性

ソーシャルワークは、その発展の過程で1960年代頃までに専門分化が進み、司法、医療、教育、精神医学などの分野でのスペシャリストとして独自の技術を生み出した。また、問題への対処方法については、パーソナリティの変革を目指すべきか社会の変革を目指すべきかで、歴史的に揺れ動いてきた。ソーシャルワークは、技術的にも方法的にもあまりにも広がりすぎて、自分たちの独自性を探す必要が出てきた。

そこで、1970年代は、方法論統合化の動きが出てきた。それは、すべてのソーシャルワークに共通な価値・理論・実践（技術）を追求しようとする動きである。それらの動きを背景として、包括的な視点をもつジェネラリスト実践の必要性が強調されるようになった。ジェネラリストとは、個人、集団、家族、地域社会の全体を視野に入れたソーシャルワーカーを指している。この包括的な視点は、今日、すべての分野のソーシャルワーカーがそれぞれの分野に応じた特殊な視点と同時に共通してもっている視点である。

包括的な視点から見ると、広大な範囲のソーシャルワーク実践は、一連の連続したプロセスである。**ミクロなレベル**の個別支援（ケースワーク）は、必然的に彼らの身近な環境である地域社会の変革（コミュニティワーク）へと展開する。これが**メゾレベル**の支援活動である。それらの活動の集積から、普遍的な課題を抽出し、分析されたものが**マクロレベルの実践**（政策への参与）に反映され、制度化されていくのである。

B. 包括的視点としての人間生態学

ソーシャルワークが包括的な視点の論拠として採用している理論の1つが、ジャーメインとギッターマンによる人間生態学（**ヒューマン・エコロジー**）的視点である。この視点に基づいたソーシャルワークを**エコロジカル・ソーシャルワーク**と呼んでおり、1980年代以降、ソーシャルワークの中核的視点と位置づけられるようになっている。

人間生態学とは、人間も生物界の生態系と同じように、環境との間に複

包括的な視点
包括的視点をすべてのソーシャルワーカーがもつことは必要だが、一人のワーカーが、包括的なすべての活動に責任をもつことは不可能である。特に、個別性の原理に基づいたミクロな支援と、普遍性の原理に基づいた政策・制度レベルの活動との間には、常に矛盾や葛藤が存在する。
極論すれば、心理療法家のようなワーカー、地域活動家のようなワーカー（組織者）、営業マンのようなワーカー（仲介者）、政治家のようなワーカーという、タイプの異なるソーシャルワーカーが存在するが、包括的な視点は、タイプの異なるワーカーを同じ目的のために統合する視点であるといえる。

ジャーメイン
Germain, Carel Bailey
1916-1995

ギッターマン
Gitterman, Alex

ヒューマン・エコロジー
human ecology
生物学をモデルにして、人間と環境との関係を研究する実証科学。現在では、ソーシャルワークの基礎理論の一つとなっている。

雑で相互的な関係をもちながら生息しているという考え方である。したがって、この考え方からいえば、人間が生きているということは、その人の環境との間に何らかの相互的なやりとりをしながら、お互いに影響し合っていることを意味している。

環境は、人間的環境、社会環境および自然環境（人工物も含む自然法則によって形成される環境）に分類されている。精神保健福祉の諸問題は、人と社会環境との相互関係に不調和が生じているために発生すると考えることができる。

C. 人間生態学の視点における「生活」の概念

人間生態学では、人間と環境との接触面（interface）における人間の営みを**「生活」**（Life）と定義している。この接触面とは、人間と**社会環境**や自然環境とが相互にやりとりし、お互いに影響を与え合う場のことを意味している（**図 序-3-1**）。

図 序-3-1　人と環境との交互作用

また、生活には、生まれてから死ぬまでの間の時間的流れと、家庭、地域、自然環境などの空間的広がりとが存在している。つまり、ある人が生まれ、いろいろな人と出会い、学校や会社、地域社会で活動し、年老いて死ぬまでの間の環境とのやりとりのすべてが「生活」である。したがって、人間の生活は、通常成長とともに広がり、その人の社会環境や自然環境とのかかわりによって維持されていくものである。

エコロジカル・ソーシャルワークは、「生活」を独自の対象領域としており、**「生活モデル」**アプローチと呼ばれている。このアプローチは、人間と環境とのやりとりの質を向上させることを目標にしている。

D.「主体的環境形成者としての人間」というアイデア

　人間生態学の視点の特徴は、単なる「システム論」と異なり、人間を「主体的環境形成者」とみなす点にある。人間は、それぞれ異なった遺伝的素質をもって生まれてくるが、人生の最初期から外界とのやりとり（**交互作用**）[1] をしながら生きている。そうして、人間は環境に適合するように自らを作り変えながら（人格的発展あるいは成長を意味する）、その外界の一部を素材として自らの環境を形成し続けていくのである[2]。

　このような環境形成の営みは、生涯にわたって続き、各年齢に対応した生活課題に対応して、環境は作り変えられるものである。逆に、その営みが滞り、「固定した環境」に人が縛られてしまうとすれば、人間の人格的発展はそこで止まってしまうことになる。

　この「主体的環境形成者」という個別性重視の人間観が、伝統的なソーシャルワークの価値前提と人間生態学の視点を結びつける点である。

交互作用
transaction
交互に作用することでお互いに変化するやりとりのことを意味している。

E. 生態学的視点の特徴と限界

　この生態学的視点は、個々の問題が水面下では個々の独立した問題ではなく、相互に関連しながら問題の発生と解決に影響し合っていることを認識するための鳥瞰図の役割を果たしている。この生態学理論は、高いところから、人間と状況との全体関連をながめ、問題を確認し、戦略を練るためには便利な視点である。たとえば、このためのツールとして、「**エコマップ**」が開発されている。

　しかし、生態学的視点が、実践現場で個々の問題に対処するための具体的なアプローチを直接的に提供するわけではない。むしろ、すべてのソーシャルワークのアプローチが、生態学的視点の中に包含されていると考えたほうが適切である。つまり、認識枠組みとしての生態学的視点は、介入戦略としての「**モデル**」を提供し、どのようなアプローチを組み合わせて介入戦術を立案するかの準拠枠となっているのである。

　以上のように、生態学的視点は抽象度の高い認識枠組みであるため、具体的なアプローチに直接結びつかないという限界をもっている。それとともに、生態学的視点は、すべてのアプローチに対して開かれており、大きな包容力をもっているという特徴がある。したがって、そのアプローチには、必然的に個人や家族、小集団を対象としたミクロなアプローチ、地域社会や組織を対象としたメゾ領域のアプローチ、制度や政策を対象としたマクロなアプローチが包括的に含まれている。また、実践現場では、それ

エコマップ
eco-map

モデル
「モデル」と「アプローチ」という用語の使い方には、混乱がみられるが、本書では、認識枠組みを「視点」、そこから導かれる戦略としての「モデル」と、具体的介入技術としての「アプローチ」という使い方をすることにした。

ぞれのアプローチに必要な広範な知識と技術とを縦横無尽に使うことが要請される。

注）

(1) ジャーメイン，C. B. 他著／小島蓉子編訳『エコロジカルソーシャルワーク—カレル・ジャーメイン名論文集』学苑社，1992, p.107.
ジャーメインが相互作用（interaction）という用語ではなく，わざわざ交互作用（transaction）という用語を使用した。それはお互いの働きかけによって影響を及ぼすだけではなく，それぞれが相乗効果をもって変化していくことを強調しようとしたためと思われる。

(2) 岡田真『ヒューマン・エコロジー—人間環境の一般理論』春秋社，1972, pp.125–126.

4. 精神保健ソーシャルワークの独自性

A. 精神保健ソーシャルワークの伝統的な専門性

精神保健ソーシャルワークは、前述したように、20世紀の初頭のアメリカで、精神科病院に採用されたことがその実践活動の始まりである。そのため、アメリカにおけるその実践活動は、精神科医療機関における治療活動と深く結びつき、精神科の医療チームの一員[1]と位置づけられていた。そのため、精神保健ソーシャルワーカーは、対象者理解のために精神医学と心理学の知識を積極的に取り入れた。ここでいう精神医学とは、20世紀の前半にアメリカの精神医学に深く浸透していた**精神力動精神医学**のことを指している。精神保健ソーシャルワークの分野は、当時のアメリカの「精神衛生運動」の背景のもと、ケースワークに精神分析を導入する際に中心的な役割を果たしたといわれている。

精神分析の導入によって、ソーシャルワーカーの人間理解は深まった。たとえば、援助関係における情緒的関与や受容、自己決定、非審判的態度などのケースワークの原則は、人間理解が深まることによって成立した概念である。精神科領域では、「ストレス状況にある人間の動機づけや行動の理解」に、精神分析的知識を適用できたことの意味が大きい。たとえば、精神科のクライエントの人たちの多くは、情緒的な苦しみを抱えている。また、一部のクライエントは、「**自己決定**」そのものに困難があるといわれる。そのような人たちの情緒的苦しみを緩和し、「自己決定」を側面的

精神力動精神医学
精神分析に影響を受けた精神医学の分野。1960年代までアメリカの精神医学を先導していた。

自己決定
self determination

に援助し、彼らの「主体的環境形成」を支援するためには、人間の感情や行動（それらが社会的に逸脱したものであっても）に対する深い共感と理解とが必要なのである。また、彼らとの支援関係の構築やその展開に関して、特別な知識や技術が必要とされる。

　精神保健ソーシャルワークの伝統的な専門性は、前節で解説したソーシャルワークの価値および包括的視点に加えて、精神力動精神医学や臨床心理学の知見を、精神科のクライエントへの共感や理解、支援関係の構築と展開に応用する点にあるといえる。ソーシャルワークの機能の中では、治療機能が最も強調されている領域であった。

B. 精神保健ソーシャルワークと臨床ソーシャルワーク

　20世紀前半、精神保健ソーシャルワークの中核的方法であったケースワークは、精神分析や心理学の影響を受け急速に理論化され、専門領域としての位置を獲得しつつあった。しかし、1960年代以降、そのようなケースワークは社会的視点を欠き、人々のニーズに応えられないと徹底的に批判されるようになった。ソーシャルワークの歴史をみると、人間の生活問題の「内的」（inner）側面の強調と、「外的」（outer）側面の強調とが、その時々の社会状況によって揺れ動いてきた。内的な側面の強調は心理療法に、外的な側面の強調は政治活動に、ソーシャルワーカーの関心が傾く傾向があった。

　1960年代のアメリカで強調されたのは、ロビー活動、政策活動、草の根活動などの**ソーシャル・アクション**であった。ソーシャルワーク教育においては、ソーシャル・アクションにかかわる科目として、**コミュニティ・オーガニゼーション**が重視された。小関康之は、自らの留学体験（1977〔昭和52〕）を省みて次のように述べている。「多くのソーシャルワーカーたちは、社会問題の根本的な解決・充足を志向することなくして個人、家族への直接援助実践はありえないと信じこんだのである」(2)と。

　しかし、1970年代以降、実践現場のニーズにより、人間生活の内的な側面の重要性が見直され始め、外的な側面とのバランスが模索され始めた。そのような流れの中で、「精神保健ソーシャルワーク」「ケースワーク」「グループワーク」などの直接援助を行い、治療的機能が重視される領域が「**臨床ソーシャルワーク**」と呼ばれ始めた。数年間にわたる論議の末、全米ソーシャルワーカー協会は、臨床ソーシャルワークを承認し、1984年、以下のように定義した。

　「臨床ソーシャルワークは、個人、家族、小集団の心理社会機能の向上

ソーシャル・アクション
social action

コミュニティ・オーガニゼーション
community organization

臨床ソーシャルワーク
clinical social work

11

と維持という目的を、すべてのソーシャルワーク実践と共有する。臨床ソーシャルワーク実践は、心理社会的機能不全、損傷、さらに情緒の障害、精神障害の治療と予防とにソーシャルワークの理論と方法を専門的に応用する。臨床ソーシャルワークは、心理社会的脈略における人間発達に関する諸理論を基盤としている」[2]。

　1926 年に結成されたアメリカの「PSW 協会」は、1955 年、全米ソーシャルワーカー協会に統合された。その後、この分野は、精神科医療の領域だけではなく、家庭、児童、産業、教育の分野にまたがって、必要な精神保健サービスを提供する分野に統合された。そして、精神保健領域のソーシャルワーカーというアイデンティティを確立していった。明確に定義されているわけではないが、精神保健領域のソーシャルワーカーは、臨床ソーシャルワーカーとほぼ同じ意味で使用されることが多かった。ジベルマンは、精神保健サービスを提供するソーシャルワーカーが、「臨床ソーシャルワーカー」と呼ばれたと断言している。そして、多くの分野の精神保健問題にかかわるかわりに、他分野のソーシャルワーカーから別格扱いされていたと述べている[3][4]。

ジベルマン
Gibelman, Margaret

C. 精神保健ソーシャルワークの成立

　アメリカにおける精神保健ソーシャルワークの動向を検討してみると、「PSW」という呼称は、「ケースワーカー」という呼称と同様に、1960 年代後半には時代遅れの用語となったことが確認できる。それは、人間の生活問題を対象とするソーシャルワークの専門性が、特定の分野や特定の方法に限定されるものではなく、もっと包括的なものであるという認識が定着してきたことを意味する。つまり、精神科ソーシャルワークが、精神科医療の枠を超えて、もっと広い対象の人たちの精神保健サービスに拡大するとともに、多様な介入モデルを駆使するようになったのである。

　日本においても、上述の流れに沿って、2020（令和 2）年、日本精神保健福祉士協会が、「精神科ソーシャルワーカー（PSW）」の名称を、「精神保健ソーシャルワーカー（MHSW）」に変更した。

　ところで、精神保健サービスは、「重い精神疾患をもつ人、情緒的・精神的に問題のある人、精神疾患に罹りやすい人々のニーズに応えることに焦点を置いている」ため、個人や家族、小集団にかかわるミクロなレベルでの介入が実践の中心となってきた。それは、彼らの情緒や精神内界の問題を理解し、アプローチする必要があるためであり、精神科ソーシャルワークの伝統的な実践を踏襲するものであった。そして、伝統的な実践は、

「臨床ソーシャルワーク」の実践として再構築され、現代に引き継がれているといえる。現代の臨床ソーシャルワークの実践には、対人関係、心的力動の理解、生活支援、ケースマネジメントなどの介入が含まれている。

注）
(1) 精神保健ソーシャルワーカーの位置づけには、アメリカのように「医療チームの一員」と位置づける考え方と、「医療機関における社会福祉の出張所」として、医療チームの外側に位置づけるイギリス流の考え方が存在する。日本の実践現場においては、それらの考え方が混在しているが、あまり論議されていない。
(2) 小関康之・西尾祐吾編『臨床ソーシャルワーク論』中央法規出版，1997, p.14, p.20.
(3) ジベルマン，M.著／日本ソーシャルワーカー協会訳『ソーシャルワーカーの役割と機能—アメリカのソーシャルワーカーの現状』相川書房，1999, p. 30.
(4) アメリカにおいても、「臨床」という言葉は、医療的処遇とエリート主義風であるとして、批判されてきたようである。それにもかかわらず、その用語は生き残っている。

5. 精神保健福祉士のアイデンティティ

A. 包括的な視点と精神保健福祉士の専門性

　精神保健福祉士は、精神保健福祉領域のソーシャルワーカーである。ソーシャルワークは、広大な活動範囲をもつ。そのため、精神保健福祉士は、包括的な視点を身につけた**ジェネラリスト**である必要がある。ジェネラリストとは、人間の発達から社会システム、人間関係から人間の動機づけまでの複数の理論やアプローチを理解し、個人に対応するミクロの場面から、集団、地域社会のようなメゾの場面、制度や政策などのマクロの場面で、多種多様な役割を果たすとのできる存在であることが期待されている。

ジェネラリスト
generalist

　しかし、人間の精神の障害や情緒の問題に対応する精神保健福祉士は、具体的な実践の場で、「臨床ソーシャルワーカー」という、**スペシャリスト**であることも要求される。精神保健の新しい潮流である、利用者主体の考え方やリカバリーの意義を理解するためには、利用者に深く共感し、彼らの個別的な主体的環境形成のプロセスに伴走する知識と技術、感性が必要である。精神保健福祉士は、ジェネラリストであると同時に、スペシャリストでなくてはならないのである。

スペシャリスト
specialist

B. ジェネラリストとスペシャリスト

　ジェネラリストのもつ包括的な視点は、ソーシャルワーカーが決して失ってはいけない基本であるが、実際の実践の場面では包括的な視点を深めながら、同時に専門に分化した高度なアプローチを使いこなすことが必要とされる。精神保健福祉士が専門家として成長することは、ジェネラリストとして全体を見渡す力をつけていくことであり、スペシャリストとして高度な介入技術を駆使できるようになっていくことである。精神保健福祉士の専門性には、以上のような二重の意味があるといえる。

　渡部律子はアメリカへの留学体験を基に、アメリカのソーシャルワーカー教育は、学部卒業のジェネラリスト実践と、大学院卒業の上級ジェネラリスト実践との二層構造になっていると報告している。彼女によると、大学院教育では、上級ジェネラリスト実践と銘打って伝統的なスペシャリスト実践の教育がなされているらしい[1]。ジェネラリスト・ソーシャルワークの特徴として、①領域を超えた多角的視点、②知識や技術を超えた総合的視点が挙げられる。つまり、この視点は、物事を広範に見渡す鳥瞰図の役割をもっている。ジェネラリスト・ソーシャルワークが鳥瞰図的な役割を果たすものだとすれば、具体的に物事に接する援助の現場では、スペシフィックな上級技術も必要になるといえるのである。

　すなわち、上級ジェネラリストは、スペシャリストでもあるのである。精神保健福祉領域のスペシャリストとしての実践は、臨床ソーシャルワークの知識や技術を学ぶことによって向上させることが可能である。

C. 臨床ソーシャルワークの理論基盤

　臨床ソーシャルワークの中心的概念は、「**状況の中にある人間**」と表現されている。この概念の意味するものは、①人間、②その人を取り巻く環境、そして、③人間と環境とのやりとりが、三者それぞれ相互に影響を与え合い、複雑に絡み合っているという現実認識である。このような複雑な全体関連性の中で、人間の**心理社会的機能**を促進させることが臨床ソーシャルワークの焦点である。

　臨床ソーシャルワークの基礎となる理論は、心理社会的脈絡における人間発達に関する諸理論である。古くは、**エリクソンのライフ・サイクル**モデル（段階モデル）がソーシャルワーカーや精神保健関係者の中に広く受け入れられていた。しかし、ジャーメインは、人生とは段階モデルほど周期的なものではないとして、変化する社会状況をもっと考慮した「**ライフ**

・コース」の概念を支持している。また、人間と環境との相互作用的な側面を説明する発達モデルとして、**ボウルビー**の「**愛着理論**」と、**スターン**の自己感と他者との関係性についての発達論に着目している[(2)]。両者は、人間と人間との関係性が、お互いの相互作用によって形成され、生涯にわたって重要な意味をもっていることを論じている。これらは、ソーシャルワーカーが、関係性を通して対象者の心理社会的機能を促進させるための理論的根拠として、優れた理論であるといえる。

　日本の精神保健福祉士の養成プログラムには、わずかに一部の科目でライフ・サイクルモデルが紹介されているにすぎない。しかし、精神保健福祉士は、クライエントの理解と心理社会的機能の促進のためのアプローチの開発のために、人間発達についてのいくつかの理論を学ばなくてはならないであろう。

注)

(1)　渡部律子「ジェネラリスト・ソーシャルワークとは何か」ソーシャルワーク研究所編『ソーシャルワーク研究』Vol.28. No.2, 中央法規出版, 2002, p.10. この報告は、2001（平成13）年12月に行われた公開シンポジウム「日本の社会福祉実践とジェネラリスト・ソーシャルワーク」（ソーシャルワーク研究所主催）における基調講演を基にしたものである。

(2)　ジャーメイン, C. B. 他著／小島蓉子編訳『エコロジカルソーシャルワーク―カレル・ジャーメイン名論文集』学苑社, 1992, pp.151-181.

6. 精神保健福祉士の課題

A. 「心理主義的偏向の克服」

　「臨床ソーシャルワーク」実践は、伝統的なケースワークの流れに位置しているので、日本においては「精神医学的・心理主義的偏向」という烙印を押され、克服されるべきものとして扱われてきた。

　繰り返しになるが、ソーシャルワーク実践は、人間生活の「内的」側面と「外的」側面とを統合的に扱うことにその独自性をもっている。しかし、両者を統合的に扱うことが容易でなかったために、ソーシャルワークは、ある時は「心理主義」に偏向し、ある時は「政策・制度論」に偏向した。そして、それぞれを克服する努力の中から新しい視点やアプローチを見出してきた歴史をもっている。包括的な人間生態学の視点も、そのようにし

ボウルビー
Bowlby, John
1907–1990

愛着理論
attachment theory

スターン
Stern, Daniel

て見出されたものである。偏向は、克服されなければならない。

　ところで、日本の実践現場のソーシャルワークが、かつて極端な「心理主義」に陥ったことは決してない。「心理主義」に陥ったことのない者が、どのようにして「心理主義的偏向」を克服するのだろうか。むしろ、日本のソーシャルワーカーは、「心理主義的偏向」を恐れるあまりに、「社会科学的偏向」とでもいえる状況に陥り、伝統的なソーシャルワークを学ばなくなってしまったといえる。そして、目の前のクライエントの生活の内的側面を、外的側面との全体関連のもとで深く理解することができなくなってしまった可能性がある。

　日本の現状に合ったソーシャルワークを構築していくためには、克服すべきものも含めて、系統的にソーシャルワークの歴史と知見とを学ぶとともに、新しい隣接科学の知見を吸収し消化していくべきであろう。

B. 価値を内面化するための課題

　精神保健福祉士がソーシャルワークの価値を咀嚼し、内面化していくプロセスには、いくつかの課題が存在している。

アガペー
agape
日本では、「性愛」に対する「神の愛」と説明されている。

　第1に、人間尊重は、「**アガペー**」と同様の意味合いをもち、共通の人間性を受容することを意味している。それらは、キリスト教的な人間観として紹介されることが多く、知識としては理解できるにせよ納得しきれない場合がある。日本の精神保健福祉士がこの価値観を消化し内面化するためには、人間尊重の意味について、もっと論議する必要がある。

　第2に、人間の社会性は、ごく当たり前の考え方であり、わかりやすいものであるが、「個人の充足」と「社会性」との間には、常に緊張関係が存在しているため、ソーシャルワーク実践のうえで、「社会統制」と「社会性」とを混同してしまうことも多い。つまり、「社会性を身につけなさい」という言葉が、「個人の充足をするよりも社会統制に従いなさい」という意味に使われてしまうことがあるのである。

　第3に、人間の変化の可能性に対する信念は、精神保健福祉士の実践において常に揺らぎやすいという問題である。この背景には、人間の変化を促進する知識の不足と、精神保健福祉士の権限の不足が存在する。したがって、精神保健福祉士の介入できる範囲も変化にかかわる範囲も限定されている。それらを自覚したうえで、小さな変化が大きな変革へとつながることを、丁寧に検証していく必要がある。それらが周囲から評価されなければ、実践現場の精神保健福祉士は無力感にさいなまれてしまう可能性がある。

C. 精神保健福祉施策とソーシャルワーク

　日本の精神保健福祉領域で活躍するソーシャルワーカーは、精神保健福祉士の成立以前も以後も、その内容の違いはあるものの、精神保健福祉施策に翻弄され続けてきた。

　精神保健福祉施策の遂行と、ソーシャルワークとを混同することは避けなければならない。精神保健福祉施策は、精神保健福祉の当事者の人たちに対して「社会」が提供しようとするサービスから成っているが、「社会」はケアを提供すると同時に、「社会」を守るために必ず彼らをコントロールしようとする。つまり、受診させ入院させようとか、立ち直らせよう、就労させようとかするのであるが、それは必ずしも当事者の人たちの都合ではなく、「社会」の都合かもしれないのである。

　ケアとコントロールの**アンビバレンス**は、人と人との関係（特に親子関係）でも、人と「社会」との関係においても、ソーシャルワーカーとクライエントの関係においても存在する。たとえば、躾は親から子に対する明らかなコントロールである。しかし同時に、躾は、愛（ケア）との絶妙なバランスによって効果を生むのである。このようなアンビバレンスを調整することこそが、ソーシャルワークの存在意義である。先に述べた「Y問題」は、ソーシャルワーカーが無批判的に「社会」のコントロールの側に加担してしまったために起きた事件である。

　これらの問題は、精神保健福祉士がソーシャルワークの価値、理論、実践をしっかりと身につけることによって解決可能である。

アンビバレンス
ambivalence
両価性と訳される。ソーシャルワークが精神分析から取り入れた概念。

▌理解を深めるための参考文献

●ジャーメイン，C. B. 他著／小島蓉子編訳『エコロジカルソーシャルワーク─カレル・ジャーメイン名論文集』学苑社，1992.
　ジャーメインの論文集。人間生態学的な援助について学ぶための必読書である。

●ブトゥリム，Z. T. 著／川田誉音訳『ソーシャルワークとは何か─その本質と機能』川島書店，1986.
　ソーシャルワークの価値と、ソーシャルワークの本質について深く追求した著書である。

●ドルフマン，R. A. 著／西尾祐吾・上續宏道訳『臨床ソーシャルワーク─定義、実践そしてビジョン』相川書房，1999.
　臨床ソーシャルワークについての訳書は、極端に少ない。平明な記述で臨床ソーシャルワークについて記述している。入門書として最適である。

ソーシャルワークのわかりにくさ

日本福祉教育専門学校精神保健福祉研究科 スーパーバイザー　坂野憲司

（1）ソーシャルワーカーの仕事のイメージ

　医療、教育、司法領域の専門職の中で、ソーシャルワーカーほどイメージしにくい仕事はないであろう。たとえば、世の中の人にとって、医師や看護師、教師や弁護士であれば、「ああ、あれか」という職業イメージが浮かんでくるものである。医師や看護師であれば、医療の領域において、病気の人たちに対し、特定の専門的行為（聴診器を当て診察する、あるいは脈を取る、注射する）を行っている姿を連想するであろう。教師であれば、児童や生徒に対して、教壇の上から特定の科目を教えている姿を、弁護士であれば、裁判所で被告人を弁護している姿などを連想するであろう。

　ところが、ソーシャルワーカーとなると、面接室でカウンセリングや心理療法の技術を駆使して心理士のような仕事をしているかと思えば、サービス制度と対象者との間のブローカー役を行い、地域の連絡調整役として営業マンのような仕事も行っている。また、社会福祉計画に参与し、政治家のような仕事もしている。それらすべてがソーシャルワーカーとしての役割と機能に含まれる。しかし、一般の人からみると、ソーシャルワーカーは「何でも屋」のようにみえることはあっても、「ああ、あれか」という職業イメージはつかめないであろう。

（2）境界の流動的な専門職

　一般に、専門職は特定の専門領域（特定の対象、特定の専門技術）をもっており、それらによって「ああ、あれか」という職業的なイメージが形成されている。しかしながら、ソーシャルワーカーの場合、専門領域は時代の要請に伴って流動的である。現代のソーシャルワーカーは、社会福祉施設や社会福祉機関だけではなく、病院や学校、裁判所の中で他の専門職の人たちと肩を並べて働いている。また、公的機関だけではなく、民間の組織、企業の中でもソーシャルワーカーが採用されつつある。そして、個人、家族、集団や組織、地域社会の諸問題に介入している。すなわち、ソーシャルワーカーは、人々が生活するあらゆる場所に出没し、生活にかかわる問題の発生予防と問題解決に関するあらゆる仕事をしている。このような、ソーシャルワーカーの仕事は、「境界のない専門職」といわれている。

（3）狭間の仕事

　以上のようにソーシャルワーカーの仕事は、医師や教師、弁護士など他の専門職の専門領域との境界線を越えて存在していると同時に、他の専門分野との狭間で多種多様の仕事をこなしている。たとえば、個人の心理と社会制度という、異なった原理で動いている現象の狭間で、両者の調整の仕事をこなしている。このように、ソーシャルワーカーは、異なった専門分野や異なった原理で動く事象の狭間で、目に見えづらい仕事をしている。それがソーシャルワーカーの仕事を簡潔に説明することを困難にしている。

第1章　対象者へのまなざし──利用者のリカバリー支援に向けて

精神保健の新しい潮流について説明する。新しい潮流とは、精神保健サービスを提供者主体の考え方から、利用者主体の考え方に変換していく流れである。その背景には、リカバリーやストレングスの概念の普及がある。それらの流れを解説しながら、サービス利用者と提供者の関係のあり方を変換させる必要性について説明する。

1

リカバリー支援のための専門職のあり方を検討する。リカバリーの定義、過程およびその構成要素を吟味し、ソーシャルワークが、価値、理論、技術のすべての面でリカバリー支援に貢献できることを明確化する。

2

精神保健ソーシャルワークにおいて、利用者の主体性を尊重する意義について考察する。そのため、ソーシャルワークの原理、精神障害者の置かれた状況、日本精神保健福祉士協会の、「自己決定の原理」へのこだわりとその意義について紹介する。

3

リカバリー支援のために、支援関係の重要性とその課題について解説する。とりわけ、利用者の目線に立つ必要性を強調する。また、日本のソーシャルワークの状況を概観し、臨床現場で、リカバリー支援を行う場合の課題を検討する。

1. 精神障害者支援のパラダイム変換

A. 提供者主体から利用者主体へ

[1] サービス提供者主体の考え方への疑問

　従来、精神障害者は、病者として治療あるいは保護の対象、あるいは不適応者として社会防衛の対象と見られてきた。日本が長年続けてきた「隔離収容政策」が、精神障害者を抑圧し続けてきたことは周知の事実である。精神保健の専門家（医療、保健、福祉分野）は、日本の隔離収容政策を批判してきた。しかし、専門家たちも精神障害者を病理と欠陥をもつ人たちだと規定して、治療と矯正、あるいは保護の対象としてきた。そして、種々の治療法や支援プログラムを工夫してきた。

エンパワメント
empowerment
「権力を付与する」という意味。ソーシャルワークでは、抑圧された人びとが、その状況を打開する力をもつという意味で使用され、支援の目標の一つとされている。

　ソーシャルワーカーも例外ではない。精神障害者支援として、脱施設化（地域移行・地域定着）、生活支援、**エンパワメント**、権利擁護などの方策を、他の専門家と協働して実施してきた。しかし、近年、それらの支援が、利用者の人たちの役に立っていたか否かの疑問が提示されつつある。それらは、「何のための支援か」という疑問である。本来、脱施設化、生活支援、エンパワメントなどの用語は、ある目的を達成するための方法概念である。目的について十分に論議しないまま、上記の用語はそれ自体が目的であるかのように使用されてきた。精神保健の専門家の支援の意義と、有効性とが問われているのである。それを問うてきたのは、「あなたたちは、それほど役に立っていないよ」と暗に訴える利用者からの声である。それどころか、精神障害者を治療や保護の必要な社会的弱者と見なすこと自体が、彼らに「病者」としてのレッテルを貼り、弱い立場に追い込んできたという。つまり、専門家主体の支援が、個々の精神障害者の欲する人生の道を阻んでいるということである。

[2] 利用者主体の考え方

リカバリー
recovery

　前世紀の終わり頃より、精神保健の分野で、**リカバリー**という用語が着目されてきた。リカバリーの概念は、1980年代の後半、セルフヘルプ活動を背景にして、利用者の人たちの手記活動から生まれたものである。そこには、病気の症状や障害があっても、希望をもち、自分の人生を取り戻していく記録がつづられていた。このような、主観的で個別的な「人生の

回復プロセス」がリカバリーである。その後の研究で、リカバリーの有用性に気づいたいくつかの国では、精神保健施策の中に「リカバリー」を支援する、あるいは邪魔をしない方策を取り入れている。これが、利用者主体の考え方の基本である。

　リカバリー概念の要点はいくつかあるが、その１つは、病気や障害などの弱みに圧倒し尽くされないということである。病気や障害は自分や自分の人生の一部であるかもしれないが、それが自分や人生のすべてではないという感覚である。これは、病気や障害を克服しようという努力ではなく、抱えて生きようという覚悟に近い。そして、人間としての望みや喜び、意味ある人間関係や仕事、活動を取り戻すことができるという信念である。リカバリーの要は、利用者のストレングス（強味）に注目することである。利用者のリカバリーを志向する支援モデルとして、「**ストレングスモデル**」が提唱されている。

　ストレングスモデルは、1982年、カンザス大学社会福祉学部の**ラップ**が請け負った精神障害者のケースマネジメント事業に端を発する。カンザス州はアメリカの中西部に位置し、精神保健サービスの整備が最も遅れていた地域である。しかも修士および学士課程の学生が主力スタッフである。そこで、彼らは従来のケースマネジメントの手法を捨て、利用者と地域社会のストレングスを活用することで意外な成果を得た。これらの成果は、スタッフが利用者と「真に友好的な関係」を作り、彼らの希望とストレングスを発見し、地域の諸資源とつなぐことによって成し遂げられたものである。地域の諸資源とは、精神保健システムが作り上げた特別なサービス資源ではなく、地域の人たちが利用する職場、アパート、交流の場などのごく普通の諸資源である。ストレングスモデルは、支援する側と利用者の人たちが共に視点を変え、お互いの相互作用のあり方を変革することで、誰もがリカバリーすることができることを証明したのである。

［3］支援関係のあり方の変換

　リカバリー概念のもう１つの要点は、利用者とそれを取り巻く環境との関係のあり方の変換である。その中には、精神保健システムと利用者との関係も含まれるし、専門家と利用者との関係のあり方も含まれている。精神保健の専門家と利用者との関係は、対等なものではなく、サービス提供者と受給者との間に見られる上下関係が存在していた。このような関係の下では、利用者が十分に納得できないサービスを押しつけられ、それに異議を申し立てることも容易ではなかった。このようなサービスは、利用者のリカバリーに役に立たないだけではなく、かえって簡単には越えられな

リカバリーの有用性に気づいた国々
ニュージーランドは、1998年、精神保健施策の中心にリカバリーを据え、専門職に対するリカバリーアプローチを指導した。また、1990年代後半、アメリカの複数の州で精神保健施策にリカバリー概念を導入した。

ストレングスモデル strengths model
日本でも、今世紀初頭にはストレングスモデルが紹介され、リカバリーの概念とあいまって、精神保健分野のソーシャルワーカーのバイブルの一つとなっている。また、当事者主体の実践活動として、北海道、浦河の「べてるの家」の活動が注目された。

ラップ Rapp, Charles A.
1939-2019
ストレングスモデルの提唱者。

い関門を設けてしまうことになる。

　たとえば、病状の悪化の可能性を理由に、せっかく始めたアルバイトを禁止されてしまうという保護的な対応、仕事に出るためには生活リズムが必要なので、退屈でつまらないデイケアに長期間通い続けなければいけないという、リハビリテーションの段階設定などが例に挙げられている。利用者は、専門家の病理に焦点を当てた考え方と、保護的な対応によって、可能性の閉じられた空間に閉じ込められてしまうのである。

　リカバリー支援の要は、支援者と利用者の「パワーと責任の共有」である。具体的には、お互いに対等な立場で、お互いが納得したうえで、どうするかを決めていこうということであるが、このような支援関係のあり方は、パートナーシップと呼ばれている。

B. 精神保健の専門職のあり方

[1] 専門職の自覚の必要性

　利用者のリカバリーのためには、精神保健および福祉サービスは必要であるが、そのサービスは、利用者とソーシャルワーカーとがよく話し合い、お互いに納得したうえで提供されたサービスこそが役に立つといえる。利用者主体というと、利用者が望むものをできる限り提供すればよいと誤解するかもしれないが、これは単に上下関係が逆転しただけであって、リカバリーにとっては逆機能的である。お互いによく話し合い、共通の目的に向かって協働できる関係こそが対等な関係である。このような関係のあり方が、パートナーシップである。ソーシャルワーカーは、従来の業務と支援関係のあり方を問い直す必要がある。

　臨床実践のレベルで、精神保健の専門家がリカバリーを取り入れることは、治療や支援をめぐる従来の考え方を変換することである。保護や世話、治療や訓練を過剰に加えてしまうことで、「ひょっとすると当事者がリカバリーすることを邪魔しているかもしれない」[1]ということに気づくことが手始めである。

[2] リカバリーの定義

　精神疾患の特徴は、療養生活の期間がとても長いことにある。好発年齢が若い時期であることも関連して、たとえ症状が緩和しても元の生活に戻ることはできない。しかし、リカバリー運動は、病気や障害が完全によくならなかったとしても、自尊心や自分の人生を取り戻すことができると主張している。そして、そのプロセス（過程）を重視している。

リカバリーの定義として確定したものはないが、よく引用されるのは、ディーガンの記述である。彼女は、次のように述べている。

「リカバリーは過程であり、生き方であり、構えであり、日々の挑戦の仕方である。それは直線的な過程ではない。ときに道は不安定となり、つまずいて止まってしまうが、気を取り直してもう一度歩き始める。必要としているのは、障害への挑戦を体験することであり、障害の制限のなか、あるいはそれを超えて、健全さと意志という貴重な感覚を再構成することである。求めるのは、地域の中で暮らし、働き、愛し、そこで自分が重要な貢献をすることである」と[2]。

[3] リカバリーの過程

リカバリーの過程は、発病したことへのショックから始まる。精神疾患をもつことは、自己感の喪失、結びつきの喪失、力の喪失、価値ある役割の喪失、希望の喪失として体験される。そして、抑うつ、絶望、悲嘆、怒りにかられる時期を通過する。次に、自分の状況を受容し、徐々に希望をもつ時期を経て、自分の価値を再発見し、障害や疾病を相対的に見ることができるようになる。そして、自分を肯定的に捉え、新たな目標を設定し、それに向かって努力するとともに、自分の病気や人生をコントロールする責任とリスクを引き受けられるようになる。そして、最終的に意味のある人生を生きられるようになるという過程である。このような過程は、直線的なものではない。また、専門家に導かれるものでもないが、たった一人で歩む過程でもない。傍にいて信じてくれる人の存在が大きく寄与することが特徴である。

[4] リカバリーの構成要素とソーシャルワーク

野中猛は、「リカバリー勧告団」のまとめたリカバリーの構成要素についての統一見解を紹介している[3]。それらの項目は以下のものである。

①自己決定が前提として欠かせない、②個別的でその人中心のありようである、③その人の全体的な現象である、④エンパワメント（有力化）の過程である、⑤経過は非直線的である、⑥ストレングス（強味）に注目する、⑦仲間の支えが欠かせない、⑧尊厳が重要な要素である、⑨自分の人生に対する責任をとる、⑩希望の存在が最も重要な要素である。

リカバリーの構成要素には、ソーシャルワーカーにとって馴染みの深い用語が並んでいる。それらは、自己決定、個別化、人間の尊厳などの価値や原理、人間の全体性という視点、エンパワメントやストレングスなどの実践モデルなどである。希望をもつことが人間の動機づけに大切なことや、

ディーガン
Deegan, Patricia E.
アメリカのリカバリー運動の推進者。統合失調症になってから、心理学博士号を取得。日本でも、日本精神障害者リハビリテーション学会第28回大会などで講演している。

第1章●対象者へのまなざし——利用者のリカバリー支援に向けて｜1・精神障害者支援のパラダイム変換

責任をとれることが「自己価値」の根源であることもソーシャルワークの中で論議されてきた。そして、人との関係の重要性は、ソーシャルワークの古くからのテーマである。そのように考えると、ソーシャルワーカーは、精神障害者のリカバリーのパートナーとなれる、価値・視点・実践モデルをすべて兼ね備えた専門職であるといえる。

[5] リカバリーとソーシャルワークのアプローチ

リカバリーは、利用者のエンパワメントの過程である。ソーシャルワーカーは、利用者のリカバリーの伴走者としてその過程を側面的に支援する。これが、ミクロなレベルにおける**エンパワメントアプローチ**の姿であろう。

そして、自信を回復し動機づけられた利用者は、外部環境と積極的に相互作用を開始し、それらを主体的に環境化（利用者が相互作用をする範囲）することによって「生活」を形成する。利用者が環境化できる外部環境の資源（収入、仕事、住居、人的資源）が豊かであるほど、利用者の生活は充実する。ソーシャルワーカーは、利用者が環境化しやすいように外部資源に働きかけ、環境そのものを機会あふれる豊かなものにしていこうと努力する。このように、利用者を「主体的環境形成者」と捉え、利用者とその環境資源とに包括的にかかわる方策が**エコロジカルアプローチ**である。

リカバリーへのソーシャルワーカーの伴走は、利用者の主体性を尊重しながら、それらのアプローチを縦横無尽に駆使することでもある。

2. 精神保健ソーシャルワークにおける主体性の尊重

A. 主体性の尊重の哲学

[1] 人間の社会性と独自性

ソーシャルワークが生まれたのは、人間の作り出した社会システムが不完全であるという現実に直面したからである。たとえば、現在日本が進めている高齢者・障害者・その他すべての人びとを包含する「地域包括支援システム」の試みについて、それが完全に機能するという前提であれば、ソーシャルワークは必要がない。システムを作る人と運用する人がいればよいわけである。

しかし、ソーシャルワークの存在意義について、**ティリッヒ**は次のよう

ティリッヒ
Tilich, Paul
1886-1965
著名な神学者、宗教哲学者。久保紘章は、彼の講演を翻訳し、「ソーシャルワークの哲学」として紹介している（久保紘章『ソーシャルワーク—利用者へのまなざし』相川書房、2004, pp.109-116）。

な趣旨を述べている。どのように優れた制度やシステムが存在していても、すべての個人が独自の問題を抱えているという事実が存在する。どのような法律、制度やシステムも、人と人、人と集団との個別な状況を完全には支配できない。そして、そこに人間の自由が存在する。彼によれば、自由とは人びとの独自性を意味している。そして、それが「人間の偉大さ」であると強調している。その独自性が、「人が人としてとどまる限り、社会の機構の中に自己の存在を吸収させることを拒否している」(4)と。つまり、人間は、社会システムの一部という側面と、それには支配されない独自な側面とをあわせもつ存在であって、その両面をもつことが人間の偉大さであるという主張である。人間は、社会なくしては生きられないが、単なる社会の歯車ではなく、独自性をもつことによって、社会や自分自身を変化させることができるのである。

[2] ソーシャルワークの哲学

ティリッヒは、ソーシャルワークの存在意義として、人間を物として知るだけではなく、内面的参与を通して人間として理解（独自の世界をもつ存在として）することであるとしている。その理解を基盤として**傾聴**し、応答することが、相手を変容させるのだと述べている。さらにソーシャルワーカーは、人間を人間として理解することにより、関与を干渉に変えるという、ソーシャルワーカーの陥りやすい誘惑に打ち勝たなければならないと警告している。人を物として理解することによって、ソーシャルワーカーは利用者をコントロールの対象と見てしまい、支配や干渉をしてしまうのである。

> 傾聴
> listening love

困難に陥った人を、社会の責任として一律に処遇するだけではソーシャルワークとはいえない。利用者に、内面的参与することによって、相手の主体的な活動を賦活させることが伴ってこそ、ソーシャルワークである。ソーシャルワークの存在意義は、ティリッヒによると、人間が社会の歯車として見なされ、扱われがち（人を物として理解する）な現代社会において、人間を回復していく活動であることによる。

[3] ソーシャルワークの目標

さらにティリッヒは、ソーシャルワークの目的として、①の段階として直接的な要求を満たすこと、②の段階として可能な限り自立できる人間に導くことによって、彼らが社会的援助から自己を克服すること（すなわち社会的援助がなくても生きていくことができると思えること）、③の段階は、自分の存在価値を見失いがちな、この時代の人に、「**自分はなくては**

> 自分はなくてはならない存在であるという感情
> feeling of being necessary

ならない存在であるという感情」を喚起させることなどを挙げ、それらの活動を通して、普遍的な共同社会の実現を支援することが、ソーシャルワークの最終目標であるとしている。

B. 精神障害者の主体性

[1] 抑圧による主体性の喪失

　精神保健領域のソーシャルワークは、重篤な精神病理をもつ人たちから、情緒の障害をもつ人たちまでの広範な範囲の人たちを対象としてきた。彼らの生活上の困難は、精神、心理、社会的な諸問題が複雑に絡み合い、主体的に生きられないことにある。

　ストレングス理論では、精神障害者の生きづらさを生み出した要因として、その属する社会からの継続した「抑圧」を挙げている。その抑圧とは、欠陥に焦点を当てたかかわり、レッテル貼り、犠牲者非難（障害を欠陥と考え矯正しようとすること）などである。それらの抑圧は、抑圧された人びとの「居場所、時間、活力、移動性、絆、そして主体性を侵害する」[5]と指摘している。精神障害者としての烙印を押され、問題や欠陥を指摘され続けた利用者は、「自分は問題をもった欠陥者」だという自己定義をしてしまい、多くのサービスによって成り立つ「障害者としての生活」の枠組みに入れられることによって、無力感を体験する。そして、主体的に生きる力をそがれてしまうのである。

[2] 安心感の喪失

　人間の生活は、家族や友人たちとの関係、同僚や教師、地域の人たち、利用するお店やサークルとの関係、制度や役所との関係などから成っている。誰もが、何らかの形で他者との間に相互依存な関係を形成して生活している。そして、それが当たり前であると思っている。その根拠は、自分の存在を周囲が承認し、依存することを基本的に保証してくれているという大前提にある。**経験的に**、精神の障害をもつ人たちは、この大前提が崩壊しているように思われる。つまり、「自分は安全なのか、受け入れられているのか、存在そのものを受け入れられているのか」という、生存にかかわる信念の崩壊である。

　滝川一廣は、この安全や受容や承認にまつわる信念の崩壊が統合失調症の「被害妄想」の内容と関連している可能性があると述べている[6]。生存にかかわる信念は、生後すぐの母性的ケアによって形成されると想定されており、生涯続くものであるが、疾病や失業、挫折、パワハラやいじめな

経験的に
ここで、「経験的に」というのは、筆者が精神の障害をもつ人たちに共感することで知りえた情報という意味である。

26

どの生活上の危機や抑圧によっても揺らぐことが多い。

彼らは、他者との関係の中で、**安全を脅かされ、恐れと不安が支配する世界**で生きている。そのような世界に拘束されている限り、主体性を発揮し、周囲との安心できる相互関係を創造し維持していくことは困難である。

[3] 二重の自己否定

精神障害者を一律に論ずることはできないが、ソーシャルワーカーが精神科病院に長期入院している人たちの地域移行を支援しようとしたとき、「退院したくない」と懇願されて困惑する場面は枚挙にいとまがない。病院内では、従順な「模範的患者」であり、「退院可能」な社会的入院者と判断されても、自分の意思で生活を組み立てることを恐れ、避けようとしているかのように見える人たちが存在する。

尾崎新は、彼らの生活様式を「**自己の透明化**」と呼んだ。尾崎によれば、長期に管理され続けた人間は、個別的な生き方を実現させようとして、治療・管理する側との軋轢を引き起こすよりも、「患者」としての生き方を採用することで生き残ろうとする。そして彼らは、①病理を伴う自己否定を内的に体験するだけではなく、②現実の対人関係や入院環境との相互作用においても他者から規定された生き方を採用し、「二重の自己否定」に陥ってしまうのである。その結果が「自己の透明化」であるとした[7]。慢性の統合失調症の方々に限らず、精神や情緒の障害をもつ方々の多くは、自分が何を望んでいるのかを明確に自覚し言葉にすることができず、主体的に自己の人生を実現できずに苦しんでいる。「自己の透明化」という生き方のほかにも、すべてあきらめ、周囲との相互作用を避け閉じこもっている人びとや、周囲の環境との終わりなき戦いを続けている人もいる。

C. 日本精神保健福祉士協会と「自己決定の原理」

[1] 日本精神保健福祉士協会の基本姿勢

日本精神保健福祉士協会は、自らの基本姿勢を「本人の立場に立つ」ということに置き、倫理綱領（1986〔昭和61〕年）を制定している。日本精神保健福祉士協会の前身は、1964（昭和39）年に発足した「日本精神医学ソーシャル・ワーカー協会」である。協会は、発足当時から「クライエントの自己決定の原理」を尊重することを第一の拠り所としてきた。その背景には、①「自己決定」が、アメリカで生まれ育ったソーシャルワークの基本原理であったことのほかに、②日本の精神保健政策が、精神障害者の人権を無視した隔離収容主義をとっていたことへの疑問、③他の医療

専門職とは異なる独自性（当時の精神保健ソーシャルワーカーは、精神医療を主な職場としていた）をそこに見出そうとしていたことなどが考えられる。

しかし、協会は、10年も経たないうちに、発足以来のこの伝統を揺るがす試練に遭遇した。自分たちの業務遂行が、利用者の方々の「自己決定」を踏みにじっているという事態に直面したのである。

［2］精神衛生相談員による人権侵害

Y問題
1973（昭和48）年、日本精神医学ソーシャル・ワーカー協会第9回全国大会において、Y氏本人から、ソーシャルワーカーの活動が対象者の人権侵害になるとの告発がなされた。

1973（昭和48）年、公的機関の精神保健ソーシャルワーカーの活動が「人権侵害」として訴えられる事態（Y問題）が勃発した。これは、当時の精神衛生相談員が、医師の診察のないまま、強制的にある当事者を精神科病院に入院させてしまったという事態である。これは、「自己決定の原理」を精神保健分野の福祉職が尊守していないことを意味する。そして、ソーシャルワーカーの存在意義にかかわる一大事であった。ソーシャルワーカーは、単なる組織の職員ではなく行政施策の遂行者でもない。独自の価値と知識と技術とをもつ専門職のはずである。「精神医学ソーシャル・ワーカー協会」は、自らの存在意義をめぐって約10年間紛糾し続け、「本人の立場に立つ」専門職として立て直しを図った。これが、1986（昭和61）年の倫理綱領成立の背景である。したがって、日本精神保健福祉士協会の倫理綱領には、「**自己決定の尊重**」が明記されている。

自己決定の尊重
これは、日本社会福祉士協会が採択した倫理綱領には見られないものであり、日本精神保健福祉士協会の倫理綱領の特徴であるということができる。

日本精神保健福祉士協会の50年史
日本精神保健福祉士協会50年史編集委員会編『日本精神保健福祉士協会50年史』2014.

日本精神保健福祉士協会発行の50年史によると、「本人の立場に立つ」とは、「ソーシャルワーカーがそのままクライエントの立場に直接的、同時的に入れ替わるということではなく、クライエントの立場を理解しその主張を尊重することを意味している」としている。そして、その理念には「人権を尊重するという観点が当然含まれてくる」としている。「人権」とは、精神障害者の生活上の諸権利すべてを指しているとしている。

［3］自己決定へのこだわり

「自己決定の原理」は、ソーシャルワークの中心的な原理であるため、こだわり続けて当然ではあるが、精神保健ソーシャルワークの臨床を考察すると、以下のような理由を付け加えることができる。それは、精神障害者の人たちが、とりわけ「自己決定」が苦手であるということである。自我の障害のため、自己決定はできないという見方もあった。

精神障害者の自己決定を阻む要因は、①精神障害者を抑圧してきた精神医療と精神保健システム、②精神病理に伴う安全感の喪失、自己の不明確さ、③周囲の人びとや環境との相互作用の悪循環などの項目にまとめるこ

とができる。これらの要因は、複雑に絡み合い、精神障害者の主体性を損ない、自己決定を困難なものにしてきたといえる。逆説的になるが、精神保健領域のソーシャルワーカーは、この困難をどう克服するか模索し続けたために、「自己決定の原理」にこだわってきたといえる。

　ソーシャルワーカーは、利用者を「病者」としてではなく、「生活者」として支援する視点をもっている。そのためには、利用者が安心して自己主張し、「自己決定」できる環境が必要であると認識してきた。そして、支援サービスの充実と拡大、偏見や差別の解消、権利擁護などの活動を展開してきた。

3. 日本の精神保健ソーシャルワークの課題

A. 支援関係の重視

[1] 利用者との関係性

　前節で紹介した、海外の精神保健活動の新しい動向が、臨床現場でも知られるようになった。それらは、ストレングス、エンパワメント、パートナーシップ、リカバリーなどの諸概念である。これら、新しい動向が提示する課題の共通点は、サービスの利用者と提供者との相互作用の悪循環である。この悪循環を解消するために、法制度の改革を進めることは当然である。それに加えて、ソーシャルワーカーは、ミクロなレベルで利用者との相互関係のあり方を問い直し技法化しなくてはならない。その技法とは、利用者が自己決定できるような支援関係の創出と維持である。柏木昭は、支援関係のあり方について、「自己決定の権利」を力説する「静態的権利論」とは異なるものであるとして、次のように述べている。「私の自己決定論の論調は、ソーシャルワーカーとクライエントの『かかわり』の構築とともに生じてくる相互主体的関係性に位置づけるものである。『自己決定の原理』は、『かかわり』が成熟する結果、生じてくるゆえに『力動的関係論』として位置づけられなければならないのである」と[8]。

[2] 利用者の目線に立つこと

　利用者主体の支援を実りあるものにしていくためには、対等な支援関係の下で利用者が「自己決定」していくことが必要条件である。しかし、対

等な支援関係が具体的にどのような関係のあり方（関係性）を指している
のかについては明確ではない。単純に、利用者の言いなりに物事を進めれ
ばよいということでもなさそうである。また、お互いに主張し合えればよ
いというものでない。経験的に、「対等な関係」とは、お互いの役割や立
場も含めた全体としての人間対人間として、お互いに尊敬し、尊重し合っ
ている、主観的な相互作用状況を表現しているようである。

　「対等な関係」をそのように理解するとするならば、関係形成のために
必要なのは、ソーシャルワーカーが利用者と同じ目線に立つことである。
日本精神保健福祉士協会の「本人の立場に立つ」専門職という自己認識は、
よく練られたものである。しかし、提供者主体のフレームを脱していると
は言えない。そこには、「立場を理解」してあげる、「主張を尊重」してあ
げる、というニュアンスが含まれている。同じ目線に立つということは、
異なった主観をもつ他者として、利用者の立場に「直接的・同時的に入れ
替わる」という相互主観的な体験である。ソーシャルワークの理論では、
これを「**共感**」と呼び、古くから援助技術の中心に位置づけてきた（共感
の技術については、第5章で詳述する）。

共感
empathy

　「利用者主体」の支援関係は、利用者とソーシャルワーカーとの「対等
な関係」を基盤とした「自己決定」によって成立するものであるが、「対
等な関係」は、ソーシャルワーカーの「共感」によって育まれるものであ
るといえる。

［3］変化の焦点としての支援関係

　精神保健ソーシャルワークは、臨床経験の中で、利用者とソーシャルワ
ーカーとの関係のあり方（関係性）が大きな力をもつことを実感してきた。
ソーシャルワーカーと利用者との関係は、情緒と態度の相互作用である。
バイステックによると、「ケースワーク関係」は、親子関係、友人関係、
師弟関係、上司と部下との関係など、世間一般の関係とは多くの点で異な
っていると述べている。親子関係に比べると、援助（支援）関係は一過性
の関係であり、情緒的要素はより少ない。友人関係のように平等性や相互
依存性は存在しないとしている。ただし、精神科医（バイステックのイメ
ージとしては精神分析医）と患者との関係に限っては、情緒的要素がかな
り強くなると述べている。

バイステック
Biestek, Felix Paul
1912-1994

　精神保健領域のソーシャルワークの特徴は、利用者が長期にわたって支
援を必要とすること、および、支援関係の中に情緒的要素が大幅に入り込
んでくることにあるといえる。利用者を無条件に受容し、相手の感情に
「**関与**」し、適切に反応する技術は、ソーシャルワークの中で最も難しい

関与
involved

技術の一つとされている⁽⁹⁾。それは、利用者の情緒的な問題に巻き込まれることを意味する。そして、恐らく、それらを一緒に乗り越えることを期待されているのである。臨床経験の長い精神保健ソーシャルワーカーが、「関係性の力」を実感するのは、そのような修羅場を乗り越え、利用者とソーシャルワーカーとが共に成長・変化する体験を通してである。利用者の「自己決定」も、そのような体験を通して育まれる。

B. ソーシャルワークと精神保健福祉

[1] 日本のソーシャルワーカーの位置づけ

　日本の社会福祉学は、社会福祉実践の技術（ソーシャルワーク）が伴わないまま、社会政策論から始まった。ソーシャルワークが導入されたのは、第二次世界大戦後である。そして、当初、福祉事務所のケースワーカーに代表されるように、法律に規定された行政職と位置づけられることになった。そして、社会福祉制度によって規定された職場や機関が増えてくると、そこでの職名（指導員、相談員、寮母、ケアマネジャー）をもって、「福祉の仕事」と認識されるようになった。しかし、その仕事がソーシャルワークなのか否かは論議されない傾向があった。むしろ、給与の財源が福祉予算によって決まるため、人員配置も含め、制度的な規定によって、業務内容が固定的に解釈される場合が多かった。社会福祉士や精神保健福祉士などのソーシャルワーカーに付与された国家資格は、必須の任用資格となっていない場合が多い。窪田曉子は、「いわば行政的に定められた専門職という存在形態が多くの場合原型となる」⁽¹⁰⁾と述べている。このような業務内容は、個別的な人間の尊厳を尊重するソーシャルワーク理論との間で、しばしば矛盾を生じさせている。

[2] 精神保健分野のソーシャルワーク

　精神保健分野は、長らく社会福祉政策の及ばない領域であった。精神障害者は、精神保健福祉法の成立まで法的な意味での「障害者」と認定されておらず、「病者」とみなされ、社会福祉サービスの対象とはなっていなかった。したがって、精神保健領域のソーシャルワーカーの仕事は、主な勤務先であった精神科病院の裁量によって決められていた時代があった。ソーシャルワーカーの業務内容は、職場によってかなりの差があり、医事課に属して福祉事務所との調整を主な業務とする職場が存在すると思えば、医局に属して医療チームの一員として遇されている職場など、さまざまなバリエーションが存在した。しかし、「行政的に定められた専門職」とい

う色合いは濃くなかった。しかも、Y問題に見られるように、実際の業務とソーシャルワーク理論との間の矛盾に直面する試練を乗り越えている。

したがって、精神保健福祉分野は、「自己決定」へのこだわりと、それを育む「援助関係」の重視など、日本の中ではソーシャルワーカーとしてのアイデンティティ（職業同一性）の濃厚な分野であったといえる。1997（平成9）年、この分野のソーシャルワーカーの念願であった、精神保健福祉士の国家資格が成立した。それ以降、精神保健福祉施策の充実に伴い、精神科病院以外の職場が増えソーシャルワーカーの数も増加した。しかし、業務は、医療・福祉行政と制度適応要件の認定に忙殺され始めている。精神保健分野のソーシャルワーカーの特徴であった、「かかわり」（援助関係）の部分が薄まり、効率的で目に見える成果を重視する傾向にあるようである。

［3］臨床現場とソーシャルワーク理論

古典的なケースワーク論
F. ホリス、H. パールマン、H. H. アプテカーなどの著書が邦訳されている。

利用者の目線に立つために参考になる理論は、**古典的なケースワーク理論**（力動的関係論）である。しかし、日本の臨床現場では、それらの理論は「心理学的偏向」という烙印を押されて、あまり読まれていないようである。世界的にも、1970年代の「統合化」の流れを受けて、生態学的ソーシャルワーク論など、包括的で抽象的なものになっている。このような包括的理論は、全体論的な視点を提供してくれるが、具体的な技術を伴うものではない。ストレングス理論は、具体的な支援関係についてかなりの記述があり、古典的なケースワーク論を彷彿させるものがある。古い理論を否定して、新しいものができたというより、しっかりとした基礎の上に積み重ねられてきたという重厚さがある。

ソーシャルワーク教育の課題として、しっかりとしたベースの上に、専門領域を超えた新しい知見を取り入れて、考察を深めていく必要がある。そうでなければ、新しい概念が導入されても、本質を見抜けず、流行のように通り過ぎていくだけで、ソーシャルワーカーの自己変革のために活用することはできないであろう。日本精神保健福祉士協会のこだわり続けてきた「**自己決定**」についての論議も、柏木昭が「静態的権利論」と命名した論議で止まっているように思われる。その論議は、利用者と具体的にどのような支援関係を創造し、それをどのように成熟させて、「自己決定」への支援へとつなげていくのかという、「力動的関係論」の方向に展開するよりも、精神障害者を抑圧してきた政策や制度、システムを批判し、その変革の方向に展開する傾向がある。

日本精神保健福祉士協会の「自己決定」についての論議
この協会の論議は、社会的発言を使命とする専門職団体として当然の方向性であるといえるが、臨床現場では、目の前の利用者に具体的に役に立つ道具としての技術を開発する必要がある。

C. リカバリーを志向した実践の課題

[1]「物語」としてのリカバリー

　日本の臨床実践の中で、利用者のリカバリーにソーシャルワーカーが貢献していくためには、いくつかの課題が存在する。その1つが、リカバリーの過程が極めて主観的で個別的なことに由来する。リカバリーは、目に見えないプロセスであり、なかなか成果が出てこないうえに、そのプロセスには波があり（非直線的）、時間がかかり、非効率的である。見方によっては、このリカバリーのプロセスは、個人の「物語」にすぎない。しかし、臨床現場のソーシャルワーカーは、人間が人生の苦難に立ち向かうための希望や勇気などの力が、この「物語」の中から生まれてくることを、利用者から教えられてきた。

　一方、ソーシャルワーカーに期待される仕事は、客観的なデータに基づき、制度や政策を見据えながら資源を動員し、具体的な支援を効率的、合理的に組み立てていかなければならない。これも当然のことである。しかし、この方向が行き過ぎると、人間を物のように扱ってしまう恐れがある。それを踏みとどまらせているのは、人間の尊厳、主体性、自己決定などを尊重するソーシャルワークの原理である。それが、ソーシャルワークを構成する価値・理論・技術のうち、「価値」の部分である。ソーシャルワークは、主観的な「個人の物語」と「合理的・効率的支援」との間の狭間に立つ仕事である。

　このような、狭間に立つ実践を、日本のソーシャルワーク業務の中で、どのように実現できるかについて、もっと臨床現場のソーシャルワーカーは論議しなければならないであろう。

[2] パートナーシップの難しさ

　リカバリー支援におけるもう1つの課題は、パートナーシップ（伴侶的関係）の難しさである。そもそも、利用者は、「仲間の支え」を求めてはいるが、ソーシャルワーカーを指名しているわけではない。片思いである。告白するにしても、彼らにとって有用な支援関係を、どのように提供できるのかについて論議しなければならない。利用者とソーシャルワーカーとの関係は、対等であり、親密さも重要である。しかし、利用者とソーシャルワーカーとの関係は決して友人関係ではない。役割関係でありながら、自然な人間関係であることも要求される。従来の援助観をもっている臨床現場のソーシャルワーカーは、混乱してしまうことと思われる。

　臨床現場のソーシャルワーカーは、「利用者に近づき過ぎないように距

離をとる」「巻き込まれないように注意しなさい」と後輩を指導すること
が多い。これは、利用者の情緒的問題に巻き込まれることを避けるためで
ある。しかし、同じ目線に立つということは、内面的に参与することを意
味している。つまり、利用者の情緒的問題に巻き込まれることを意味して
いる。当然、支援関係に波乱が起きる。このような波乱が起きることが、
精神保健領域のソーシャルワークの特徴である。積極的にその波乱に向き
合っていこうとする活動の例として、北海道、浦河のべてるの家の活動が
挙げられる。利用者のリカバリーのために、その波乱を一緒に乗り越える
のであれば、何が起きているのかを理解し、一緒に乗り越える技術を身に
つける必要があろう。

べてるの家の活動
べてるの家の活動記録な
どには、このような波乱
と、それに対する個別の
対処法が記録されている
（浦河べてるの家『べて
るの家の「非」援助論』
医学書院, 2002. など）。

間主観性
intersubjectivity
お互いに交流する主観的
世界からなる関係様式。

[3] 問われるソーシャルワーカーの人間観

　リカバリーの概念は、利用者自らが自分のやり方で人生を再構築してい
くという、個別的で主観的な過程である。そして、疾病や障害にかかわら
ず、生活のあらゆる分野（心理・社会・精神）がかかわる全人的過程であ
る。したがって、精神障害者のリカバリーの伴走者になろうと志す支援者
は、今までの支援の仕方をハウ・ツー的に変えるだけではなく、人間の
「生活（人生）」に対する全体論的洞察を深めると同時に、生きることの
意味について彼らと率直に話し合い（日常的で具体的な話題の中で）、彼
らから教えを乞う必要がある。それがなければ、彼らを個別に理解し、共
感していくことはできないであろう。

　リカバリーの概念は、相手の存在を生かすことが本当の支援[4]になるの
だという、ソーシャルワークの究極の哲学を再確認させてくれるものであ
る。また、利用者との率直で相互的な関係こそが、利用者と支援者の双方
を成長させてくれることを教えてくれるものである。まさに、ソーシャル
ワーカーの人間観が問われているのだといえる。

注）

(1) 野中猛『図説リカバリー——医療保健福祉のキーワード』序文, 中央法規出版,
2011.
(2) Deegan. P. E., Recovery: The lived experience of rehabilitation, *Psychosocial
Rehabilitation Journal*, 11（4）, 1988. ここでは、野中猛の訳出したものを引用。
野中猛『心の病　回復への道』岩波新書, 2012, pp.182-183.
(3) 野中猛『図説リカバリー——医療保健福祉のキーワード』中央法規出版, 2011,
p.47.
(4) 久保紘章『ソーシャルワーク——利用者へのまなざし』相川書房, 2004, p.111,
解説 xvi.
(5) ラップ, C. A. & ゴスチャ, R. J. 著／田中英樹監訳『ストレングスモデル——リカ
バリー志向の精神保健福祉サービス（第3版）』金剛出版, 2014, p.15.

(6) 滝川一廣『「こころ」の本質とは何か——統合失調症・自閉症・不登校のふしぎ』ちくま新書，2004，pp.70-71.

(7) 尾崎新『臨床・精神科デイケア論——デイケアの「ほどよさ」と「大きなお世話」』岩崎学術出版，1992，pp.26-27.

(8) 柏木昭「クライエント自己決定の原理」『精神保健福祉』Vol.45，No.4，2014，p.277.

(9) バイステック，F. P. 著／尾崎新・福田俊子・原田和幸訳『ケースワークの原則——援助関係を形成する技法（新訳改訂版）』誠信書房，2006，p.76.

(10) 窪田曉子「ソーシャルワーク業務の形成とソーシャルワーク理論」久保紘章『ソーシャルワーク——利用者へのまなざし』序文，相川書房，2004.

▌理解を深めるための参考文献

● **村上靖彦『ケアとは何か——看護・福祉で大事なこと』中公新書，2021.**
「人間とは何か」について、多くの示唆を与えてくれる著書である。高齢者、障害者当の事例を通して、ケアが人間性の回復に大きな役割を果たしていることを実証している。

● **山竹伸二『こころの病に挑んだ知の巨人』ちくま新書，2018.**
森田正馬、土居健郎、河合隼雄、木村敏、中井久夫の5人の精神科医、心理学者の言説を整理し、人間理解臨床に根ざした共通の人間理解を導き出している。精神の病をもつ人たちの苦悩は、自己価値とその承認をめぐる関係論的な苦悩であるとしている。

利用者との仲間体験

日本福祉教育専門学校精神保健福祉研究科　スーパーバイザー　坂野憲司

　私は、40年以上前、八王子の「丘の上病院」という、当時ではめずらしかった全面開放制の精神科病院にソーシャルワーカーとして就職しました。前任者から引き継いだ仕事は、初診の方々の予診（インテークと呼んでいたが、診察前の情報収集）と、外勤作業（入院中の患者さんをリハビリの一環として外部の職場に通わせる）の運営でした。

　入院患者さんたちは、比較的若い方が多かったので、そのうちに、外勤作業に通っていた人たち（入院している人、外来の人も含めて数人が主力メンバー）のレクリエーションの一環として、ハイキングの同好会のようなものが結成されました。そして、日曜、祭日を利用して、年に数回、八王子近辺の低山に登り、皆で豚汁を作って山上で食べました。このハイキングには、私以外にも、薬剤師さんや精神科医、レクリエーションスタッフが同行することもありました。

　しかし、この同好会は、病院の行事ではなく、全くの私的な行事でした。よく病院が黙認していてくれたと思います。参加されていた方は、自己責任と自覚していたと思いますが、何かあれば、恐らく私が責任をとらなくてはいけなかったかと思います。

　私としても、「この同好会は、私の欲求充足のために利用者の人を巻き込んでいるだけではないのか」という後ろめたさが常に存在していました。その後、私の職場は変わりましたが、この同好会は存続しました。その

間、メンバーの人生はいろいろなことがありましたが、結局30年くらい同好会として存続していました。私は、長い間、これでよかったのかモヤモヤしていましたが、最近、純粋に自分が仲間を欲していたことを自覚しました。単純に、彼らとは仲間だったのだと悟りました。

　そして、私が、徹底したソーシャルワーク教育を受けていたならば、決してやらなかったとは思います。反面、「それはそれでよかったのだ」とも思います。

　利用者の手記などでは、利用者が求めているのは、支援者が「何かをしてくれた」ことではなく、支援者と「どのような関係を持てたか」ということのようです。マーク・レーガンは、その著『ビレッジから学ぶリカバリーへの道』（前田ケイ監訳、金剛出版、2005）で、次のようなエピソードを紹介しています。

　「私がビレッジのメンバーに、スタッフがどういうところで一番役に立っているか聞いてみると、彼らは決して『あなたが処方した（中略）絶妙な薬の組み合わせだ』とは言いません。必ず思い出すのは、親切にしてもらったあの人間的な心温まる出来事とか、私たちが彼らを信じてあげた時のことでしょう。思い出すのは、私たちの間の壁がなくなった時、私たちが心から彼らのことを喜んであげた時、彼らのために涙を流した時のことでしょう。本当の自分である時、私たちはメンバーの助けになれます」と。

第2章　ソーシャルワークの価値前提と原則

ソーシャルワークの構成要素である原理、理念、視点、知識、技術は、ソーシャルワーカーが実践活動をするうえでの基盤である。第2章では、特にソーシャルワークの価値基盤と原則の内容を理解し、精神保健福祉分野におけるソーシャルワーク実践の視点を養うことを目的とする。

1

ソーシャルワーク専門職である精神保健福祉士にとって価値がなぜ大切であるのかを理解する。ソーシャルワーク専門職としての精神保健福祉士の価値の意味を学ぶ。

2

ソーシャルワークを実践するうえで「プライバシー尊重と秘密保持」のような倫理的ジレンマが発生する状況を学習し、ソーシャルワーク実践と原則の関係を理解する。

3

「精神保健福祉士の倫理綱領」と価値の関係性、ソーシャルワークの原則とバイステックの7原則について、具体的なイメージを描きながら理解を深める。

4

ソーシャルワークにおける人と環境の相互作用について、実践モデルの特徴と相違を理解し、ソーシャルワークの実践目標に照らし合わせながら人と環境の相互作用の関係を理解する。

A. 専門職としての精神保健福祉士—価値はなぜ大切か

精神保健福祉士は、1997（平成 9）年に「**精神保健福祉士法**」が制定される以前から「**精神医学ソーシャルワーカー（PSW）**」の名称を用い、精神保健福祉分野での実践を行ってきた。当時より専門性について議論を重ね、「**社会福祉学**」を学問基盤とした専門職であるとの自負をもち、活動してきた。1964（昭和 39）年、**日本精神医学ソーシャル・ワーカー協会**（現、**日本精神保健福祉士協会**）は、設立時に学問の体系を社会福祉学に置くと明言し[1]、精神保健福祉士法の定義にも「社会福祉学」を基盤とする専門職との考え方が反映された。

社会福祉士も精神保健福祉士も、日本では法的な棲み分けがあるものの、同じ「社会福祉学」を学問基盤とした専門職である。そこでソーシャルワークの理論を基本に価値前提と原則の説明をする。

ソーシャルワーカーは、**慈善事業**の時代を経て、有給化と学問知識体系を整備する段階から「何をもって専門職といえるのか」と常に問われてきた歴史がある。その理由の 1 つには、ソーシャルワークが社会生活上の課題を扱うために、支援対象の広さと課題の多様性、社会の変化の影響を受けやすい特徴がある。また、ソーシャルワーカーの専門性を他の伝統的な専門職と比べて説明しにくい点も、専門職としての認知を妨げてきた。

ソーシャルワークと専門職の議論は、主に北米の 1915 年の**全米慈善・矯正会議（NCCC）**における、**フレックスナー**の「ソーシャルワークは専門職か」と題した講演、1957 年の**グリーンウッド**の「専門職の属性」と題した論文、1959 年の**ベーム**の研究などがある[2]。

フレックスナーは、医師をモデルに検討し、ソーシャルワーカーが専門職に至っていないと論じたが、グリーンウッドは弁護士、聖職者、医師、教師など 19 職種と非専門職の差異を検討し、すべての専門職は①体系的理論、②権威、③コミュニティの認可、④倫理綱領、⑤文化を有しており、ソーシャルワーカーも専門職であると位置づけた[3]。

専門職には専門的な知識と技術だけではなく、それらを支える価値基盤が大切であり、それらを具体化したものが**倫理綱領**である。

精神医学ソーシャルワーカー（PSW）
精神保健福祉士の略称として、長年「PSW（psychiatric social worker：精神医学ソーシャルワーカー）」が用いられてきた。公益社団法人日本精神保健福祉士協会は、2020（令和 2）年 6 月の総会で英文名称としては「MHSW（mental health social worker：メンタルヘルスソーシャルワーカー）」に変更することを決議し、以降は「MHSW」の略称を用いることを推奨している。

全米慈善・矯正会議
NCCC: National Conference of Charities and Corrections
1879 年に発足した全米慈善・矯正会議は、1917 年に「全米ソーシャルワーク会議（National Conference of Social Work）」、1957 年「全米社会福祉会議（NCSW: National Conference on Social Welfare）」へと発展した。

フレックスナー
Flexner, Abraham
1866–1959

グリーンウッド
Greenwood, Ernest
1884–1955

ベーム
Boehm, Werner
1913–2011

倫理綱領
専門職として職務を遂行するための基本的な価値基準や職業倫理を明文化したもの。

B. ソーシャルワークと価値

「価値」とは、個人、集団、社会などがもつ規範、主義、目的を支える「望ましいもの」「信条」「信念」である[4]。ソーシャルワークにおける価値とは、ソーシャルワーカーがもつべき「規範」であり、「信念」である。

ソーシャルワークが取り組むターゲットは、時代の影響を受けやすい。たとえば、精神保健福祉士の活動の場は、**精神衛生法**の時代と現在の**精神保健福祉法**下と比べると、国民のメンタルヘルスへの関心の広まり、引きこもり、自殺、**8050問題**など多様な課題への対応を求められ、医療や福祉の枠を超え、司法、労働、教育の現場へと広がりつつある。1987（昭和62）年の**精神保健法**を契機に**社会復帰施設**が法定化され、精神保健福祉士の活動の場も医療と福祉の両面に拡大した。「ソーシャルワークは流動的な境界をもつ特異な専門職」[5]と表現され、その特徴ゆえに専門職性や価値、原則の検討が重ねられてきた。ここでは、ソーシャルワークの転換期を中心に価値概念を整理する。

[1] リッチモンド（1910年代後半〜）

ソーシャルワークの体系化に貢献した**リッチモンド**は、1922年に『ソーシャル・ケース・ワークとは何か』を著し、ソーシャルワークの基本原理として①相互依存、②個別化、③自律の3点（表現は筆者が修正）を挙げた。

リッチモンドは価値について、「ソーシャル・ワーカーは、われわれに共通の人間性が無限の価値をもっていることに関する民主主義の信念を心の底にもたなければならないが、そうすることではじめて、どのような形態のソーシャルワークであろうとも適切に実行できるのである」[6]と述べた。

[2] バートレット（1960年代後半〜）

1960年代後半からのソーシャルワークの分化を危惧した**バートレット**は、1970年に『**社会福祉実践の共通基盤**』を著し、分野や方法を超えたソーシャルワークの基盤についての概念整理を行い、ソーシャルワークの本質的要素に知識と価値を位置づけた。

バートレットは価値を、「ソーシャルワークは人間のもつ潜在的可能性の達成をその究極的な価値としてその達成に向かって進んでいくといってもいいだろう。その他の価値はそのような包括的な価値から引き出されたり、関連づけられたりしているのである」[7]と述べた。

精神保健福祉法
正式名称は「精神保健及び精神障害者福祉に関する法律」。

8050問題
80代の親が50代の子どもと同居して、結果経済的に支援する状態となる中高年の引きこもりを抱える世帯を象徴した表現。

社会復帰施設
1987（昭和62）年の精神保健法において、精神障害者生活訓練施設、精神障害者授産施設、精神障害者福祉ホーム、精神障害者福祉工場の4種の社会復帰施設が法定化され、1993（平成5）年に精神障害者地域生活援助事業（グループホーム）、1999（平成11）年に精神障害者地域生活支援センターが法定化された。

リッチモンド
Richmond, Mary Ellen
1861-1928
アメリカの慈善組織協会に所属し、実践家、指導者・理論家として活動し、ケースワークを初期に科学体系化し「ケースワークの母」と呼ばれた。1917年に『社会診断』、1922年に『ソーシャル・ケース・ワークとは何か』を著した。

バートレット
Bartlett, Harriett Moulton
1897-1987

ブトゥリム
Butrym, Zofia T.
1927-2017

［3］ブトゥリム（1970 年代〜）

　イギリスで医療機関のソーシャルワーカーとして勤務したのち、ロンドン大学経済政治学部でソーシャルワークの教鞭をとった**ブトゥリム**は、ソーシャルワークは価値を担う活動であると論じ、その価値前提として以下の 3 点を取り上げた[8]。

①**人間尊重**：人間のもって生まれた価値

②**人間の社会性**：人間はそれぞれに独自性をもった存在であるが、独自性を貫くために、他者に依存する

③**変化の可能性**：人間の変化、成長および向上の可能性に対する信念

　この 3 つの価値前提は、ソーシャルワークの固有の価値とはいえないが、ソーシャルワークに不可欠な価値であると位置づけた。

　三者の概念からソーシャルワークの「**人間に対する尊厳**」と「**価値の尊重**」「**人間の潜在能力と可能性**」、それらに対するソーシャルワークの「**信念**」はソーシャルワークの普遍的な価値といえる。

C. ソーシャルワークと価値のタイプ

　価値には、①**根本的価値**、②**中核的価値**、③**手段的価値**の 3 つのタイプが存在する[1][9][10]。

［1］根本的価値

　根本的価値とは、究極的価値ともいわれ、最も抽象的だが合意しやすい傾向をもつ。また、人間の基本的な権利と読み替えることもできる。根本的価値には、「人間の尊厳」「人間の社会性」「人間の変化の可能性」「生存権」「自由」「富」「正義」が含まれる。

［2］中核的価値

　中核的価値とは、ソーシャルワーク実践の具体的な目標を導くものであり、ソーシャルワークの望まれる目標に対して個々に導き出されるものである。具体的には「**自己実現**」「**エンパワメント**」「**ストレングス**」「**アドボカシー**」などであり、社会情勢や社会の考え方により新たに加えられる。

［3］手段的価値

　手段的価値とは、道具的価値ともいわれ、目標に対して望まれる手段を導くための価値であり、ソーシャルワーカーの行為の前提となる価値であ

自己実現
self-realization
精神医学や心理学などの分野で使われてきたが、社会福祉分野でも使用されるようになった。人間の可能性や内面的な願いを実現すること。

エンパワメント
empowerment
さまざまな状況から社会的な弱者に置かれた人びとが自身の能力、強さを自覚し、社会的な障壁を主体的に乗り越えること。

ストレングス
strengths
個人のもつ能力、才能、強さ、プラスな側面。

アドボカシー
advocacy
さまざまな状況によって社会的な弱者に置かれた人びとに対して、その権利を代弁、擁護すること。

る。手段的価値は、根本的価値や中核的価値から導き出される。「自己決定」「プライバシーの尊重」などをいう。「援助原則」という論者もいる。

D. 精神保健福祉士としての価値とは

> **事例：メンバー間の意見のちがい**
> 　ある精神科医療機関で実習を行ったXさんが実習中に気になったインシデント（場面）の話である。
> 　**デイケア**で文化祭にイベントを企画して参加することになり、数グループに分かれて企画を検討することになった。Xさんは、1つのグループの話し合いに参加した。メンバーのYさん（40代男性）は、「どんなイベントが喜ばれるか他の人たちからリサーチして検討しよう」と発言した。一方、Wさん（30代男性）は、「別に自分たちが面白いものを企画すればいいんじゃない」と発言した。Yさん、Wさんどちらも意見を譲らず、2人の意見に引っ張られ、次第に他のメンバーは下を向き押し黙ってしまった。Yさんから「Xさんはどう思いますか？」と聞かれ、Xさんは「どちらの意見もそれぞれもっともだと思います」と発言した。それを聞いたWさんは、「ちゃんと自分の意見を言ってほしかった」と席を立ってしまった。

精神科デイケア
精神科の通院による治療プログラムであり、日中のプログラム活動を通して、生活リズムの獲得、再発予防や社会復帰を目指すリハビリテーション。診療報酬では、精神科デイ・ケアと表記。

　Xさんは、「あのとき自分の意見を言えばよかったのか」と悩んだ。Xさんは、個人の考えと精神保健福祉士としての考え方に整理がつかないせいだと感じた。このような思いは、Xさんだけが抱くのだろうか。また、知識を得れば解決したのであろうか。事例の表層にあるのは意見のちがいへの対応であるが、背景にはそれぞれがもつ価値を吟味する必要がある。

　白澤は価値について「社会福祉実践における価値は、①現実の社会が有している社会的価値、②ソーシャルワーカー個人の有している個人的価値、③専門職が有している価値、④機関が有している価値、から影響を受ける。しかしながら、社会福祉援助においては、当然専門職としての価値が他の価値よりも優先されることになる」[10]と述べている。

　Xさんが「**社会的価値**」「**個人的価値**」「**専門職の価値**」「**機関の価値**」のそれぞれを理解し、実践にうまく活かせれば葛藤は少ないであろう。しかし、「社会的価値」や「個人的価値」は、個々に生活経験から身につけたものが多い。精神保健福祉士が対応するのは生活上のニーズや課題であり、それらは、事例のような対人関係や仕事、お金、住居から日々の暮らし方に至るまで幅が広い。また、クライエントもそれぞれが生きてきた「個人的価値」をもち、「社会的価値」の影響を受けて生活をしている。クライエントの生活パターンや言動の背景には、クライエント自身の価値

が反映される。クライエントを支援していくには、精神保健福祉士が自他の価値に敏感であり、率直であることが求められる。精神保健福祉士に自己覚知やスーパービジョンが必要とされる理由の一つでもある。

E. 精神保健福祉士の価値と倫理綱領

ソーシャルワークの「価値」、それだけでは専門職としてアイデンティティをもち活動するには抽象的である。専門職としての価値を活かして実践するには、具体的な行動の規範や指針が必要となる。多くの専門職が倫理綱領を定めている理由でもある。

日本精神保健福祉士協会では、1988（昭和63）年に「日本精神医学ソーシャル・ワーカー協会」が倫理綱領を制定し、その後数回の改訂を経て、2018（平成30）年に「**精神保健福祉士の倫理綱領**」[11]として現在に至っている。

「精神保健福祉士の倫理綱領」は「**前文**」「**目的**」「**倫理原則**」「**倫理基準**」から構成され、「倫理原則」「倫理基準」には、①クライエントに対する責務、②専門職としての責務、③機関に対する責務、④社会に対する責務が掲げられている。

「目的」に「この倫理綱領は、精神保健福祉士の倫理の原則および基準を示すことにより、以下の点を実現することを目的とする」とあり、

①精神保健福祉士の専門職としての価値を示す

②専門職としての価値に基づき実践する

③クライエントおよび社会から信頼を得る

④精神保健福祉士としての価値、倫理原則、倫理基準を遵守する

⑤他の専門職や全てのソーシャルワーカーと連携する

⑥すべての人が個人として尊重され、共に生きる社会の実現をめざす

と、精神保健福祉士としての価値を基盤とした実践が示されている。

「精神保健福祉士の倫理綱領」には、1973（昭和48）年の第9回横浜大会で提起された保健所の精神衛生相談員が本人の意向を確認することなく無診察で強制的な入院を行った「Y問題」が深くかかわっている。

2. ソーシャルワークの原則

A. ソーシャルワークの原則の背景にあるもの

　多くのソーシャルワークの文献には、「価値・倫理」と「原則」にページが割かれている。しかし、その内容は特定の知識や特別な技法に言及しているわけではない。では、なぜ原則が重要なのだろうか。

　ソーシャルワークの源は、1869年にイギリス、1877年に北米に誕生して活発化した**慈善組織協会（COS）**の活動にある。当時、慈善組織協会はキリスト教精神の博愛に基づいて活動し、支援は個々の**友愛訪問員**の価値判断に任されていた。しかし、**慈善事業**から**社会事業**へと社会システムが変化するに伴い、友愛訪問員の博愛や道徳心による個人の判断の是非が問われ、援助の基準や対応に「客観性」「科学性」が求められるようになった。

　ソーシャルワーカーが特定の宗教、思想、主義・原理、人種・国籍・社会的地位、階級などに左右されず支援をするためには、「客観性」や「科学性」は欠くことができない。その一方、ソーシャルワークは「多様性」に応じる実践活動である。さらにソーシャルワークは、人（ソーシャルワーカー）が人（クライエント）との対人関係を介して、クライエント個々の状況に応じた生活上のニーズの充足や課題の解決へ向けた実践活動である。ソーシャルワークはクライエントのニーズや課題に対して同じ人間であり、同じ生活者であり、「他人事ではない」という視点を大切にする。一見すると、「客観性」「公平性」と「多様性」「個別性」は矛盾するように思われる。客観性を追求しすぎると非人間的な対応となり、クライエントの個々の状況に巻き込まれてしまうと専門職としての支援にはならない。大事なのは両者のバランスを意識して実践活動に携わることである。

B. ソーシャルワークの原則とその運用

　ソーシャルワークの原則について、日本では多くのソーシャルワークの文献に、のちに触れる**バイステック**が著した原則が取り上げられてきた。また、専門職化に伴い、その実践原則は専門職団体の倫理綱領に反映されている。ソーシャルワークの原則を倫理綱領との関係で捉えていく。

　倫理綱領は、日本精神保健福祉士協会のほか、1961（昭和36）年に日

慈善組織協会（COS）
Charity Organization Society
1869年、イギリスにおいて個々別に行われていた慈善活動を適正な活動を行うために組織化された団体。のちにアメリカで発展。

友愛訪問員
慈善組織協会に所属し、友愛の精神をもって貧困家庭に訪問し、個別に対応した。

バイステック
Biestek, Felix Paul
1912–1994
イエズス会の神父であり、シカゴにあるロヨラ大学で教鞭をとった。1957年に『ケースワークの原則』を著し、援助関係を形成することがケースワーク実践の最も重要な基礎であると論じた。

日本医療社会事業協会
（現、**日本医療ソーシャルワーカー協会**）
1953（昭和28）年に設立された医療ソーシャルワーカーの職能団体。

日本ソーシャルワーカー
協会
1960（昭和35）年に設
立された社会福祉従事者
の職能団体。

国際ソーシャルワーカー
連盟
IFSW: International
Federation of Social
Workers

国際ソーシャルワーク学
校連盟
IASSW：International
Association of School
of Social Work

本医療社会事業協会（現、**日本医療ソーシャルワーカー協会**）、1986（昭和61）年に**日本ソーシャルワーカー協会**、1995（平成7）年に**日本社会福祉士会**からそれぞれ策定・採択され、その後改訂が行われている。

　国際的には、**国際ソーシャルワーカー連盟（IFSW）**は、2000（平成12）年に「ソーシャルワークの定義」をまとめ、定義の基本とした倫理綱領を2004（平成14）年に国際ソーシャルワーカー連盟（IFSW）と**国際ソーシャルワーク学校連盟（IASSW）**の総会において「**ソーシャルワークの倫理・原理についての表明**」として採択し、日本も批准した。2014（平成26）年に、ソーシャルワークの定義は「**ソーシャルワーク専門職のグローバル定義**」として改訂された。

　「ソーシャルワーク専門職のグローバル定義」は、グローバル（世界）のほか、リージョナル（地域）、ナショナル（国）のレベルの定義を認める重層定義である。つまり、西洋中心主義を批判し、地域・民族固有の知、特に先住民の知を尊重する知識ベースの幅広さに着目している。2000年のソーシャルワークの定義でも重視された多様性の尊重に加え、社会変革・**社会的結束**と**マクロレベル（政治）の重視**、当事者の**力**と**主体性**を重視した定義に改定された。

〈**ソーシャルワーク専門職のグローバル定義**〉[12]
ソーシャルワークは、社会変革と社会開発、社会的結束、および人々のエンパワメントと解放を促進する、実践に基づいた専門職であり学問である。
社会正義、人権、集団的責任、および多様性尊重の諸原理は、ソーシャルワークの中核をなす。
ソーシャルワークの理論、社会科学、人文学、および地域・民族固有の知を基盤として、ソーシャルワークは、生活課題に取り組みウェルビーイングを高めるよう、人々やさまざまな構造に働きかける。
この定義は、各国および世界の各地域で展開してもよい。

日本ソーシャルワーカー
連盟（旧　社会福祉専門
職団体協議会）
1958（昭和33）年、第9
回国際社会福祉会議およ
び国際ソーシャルワーカ
ー連盟（IFSW）総会が
東京都内で開催、各国か
ら日本にソーシャルワー
ク専門職の組織を設立す
ることが要請され1960
（昭和35）年、日本ソ
ーシャルワーカー協会が
発足。日本社会福祉士
会、日本医療ソーシャル
ワーカー協会、日本精神
保健福祉士協会が加盟し
現在に至る。

　この定義にある「**社会正義**」「**人権**」「**集団的責任**」「**多様性尊重**」は、ソーシャルワークの中核的な原理であり、「**社会変革**」「**社会開発**」「**社会的結束**」「**人々のエンパワメントと解放**」は、専門職としての役割であり、それらはソーシャルワークの価値が基盤にある[13]。

　ソーシャルワークの定義に関する国際的な動向は、日本のソーシャルワークの価値や倫理へ影響を与えた。新グローバル定義を受け、**日本ソーシャルワーカー連盟**[12]が倫理綱領改訂に向けた検討を行い、2020（令和2）年に「**ソーシャルワーカーの倫理綱領**」が改訂された。

　「ソーシャルワーカーの倫理綱領」は、「前文」「**原理**」「**倫理基準**」から構成され、「原理」に「**人間の尊厳**」「**人権**」「**社会正義**」「**集団的責任**」

「多様性の尊重」「**全人的存在**」[13] が掲げられ、これらの原理に基づいて
実践原則が導き出されている。

C. ソーシャルワークの原則とジレンマ

　ソーシャルワークの原則を尊重し、実践をするのは決して容易ではない。
なぜなら、ソーシャルワークは、すべき原則と即時に対応しなければならな
ない現実があり、両者の間にギャップが生じる可能性がある。ソーシャル
ワーカーがクライエントとの「対等」な関係を目指しても、ソーシャルワー
カーが情報や資源の活用や、その判断を握っているというパワーバラン
スの問題もある。また、個人の権利の尊重と社会的な責任のバランスも考
慮しなければならない。ソーシャルワーカーが組織の方針、規則に葛藤を
抱えないとは限らない。これらの葛藤は**ジレンマ**と呼ばれる。特に精神保
健福祉士は状況によっては、個人の自己決定の尊重と健康な生活維持の尊
重という2つの原則の優先にジレンマを抱えやすい。これらの倫理・価
値・原則とそのジレンマは、ソーシャルワーカーが実践上直面する課題で
もある。

　リーマーは、ソーシャルワークが陥りやすい倫理上のジレンマを以下の
7点に分類している[14]。

①プライバシーと秘密保持：クライエントの権利が脅かされている状況、
　クライエントに自傷他害のおそれがある、子どもや弱者への虐待の場合
　など情報の開示を求められたとき。

②クライエントの自己決定と専門職の**パターナリズム**：クライエントの権
　利や自己決定の限界を考えるとき。

③二者関係と境界：たとえば、かつてのクライエントとの個人的関係、ク
　ライエントへの告白、サービスへの対価、クライエントからの贈り物や
　ライフイベントへの招待などのとき。

④法、政策、規則の厳守：法、政策、規則がクライエントに不正義で有害
　だと思えたときは、ソーシャルワーカーがそれらを破るのは倫理的に許
　されるのか。

⑤告発：同僚や上司が倫理的違法行為を犯した際の告発する義務。

⑥限りある資源の分配：たとえば、組織の資金や住居への助成など不足す
　る資源の配分のためのベストな倫理的な方法について。

⑦個人的価値と専門的価値の葛藤：たとえば「死ぬ権利」のようなソーシ
　ャルワーカーの個人的価値と専門的価値の間に衝突があるとき。

　また、リーマーはそれらの倫理上のジレンマを解決するための倫理的意

ジレンマ
dilemma
相反する2つのことの板
挟みになっている、どち
らとも決めかねる状態。

リーマー
Reamer, Frederic G.
1953–

パターナリズム
paternalism
権力を行使する側とされ
る側の特別な関係、専断
的（自分だけの考えで勝
手に物事を決めて行うこ
と）な保護の関係として
現れる。たとえば、支援
者が、本人の利益のため
として、本人の意思を聞
かずに介入、交渉、支援
すること。

45

思決定のプロセスについて７点を提示している⁽¹⁵⁾。

①衝突するソーシャルワークの価値と義務を含む倫理的問題を特定化すること。

②倫理的意思決定によって影響を受けそうな個人、グループ、組織を特定化すること。

③各々のすべて実行可能な行動の道筋や参加者を、潜在的な益とリスクと共に試験的に特定化すること。

④適切と考えられる各々の行動の道筋に対する賛成と反対の理由を入念に検証すること。

⑤同僚や適切な専門家に相談すること。

⑥意思決定をし、意思決定のプロセスを文章化すること。

⑦決定をモニター化し、評価し、文章化すること。

D. バイステックの７原則⁽¹⁶⁾

　バイステックは 1957 年に『ケースワークの原則』を著し、1929 年から 1951 年までのケースワークの定義を分析した。その結果、援助関係はケースワーク（原文のまま）全体の目的の一部分であり、援助関係は援助を効果的に開始することが当面の目的ではあるが、援助関係はケースワークの「魂」である。援助関係を構成するものは、ケースワーカーとクライエントのあいだに生まれる態度と情緒による相互作用である。いかなるクライエントも彼らに共通する情緒と態度の基本的な傾向があり、心理・社会的な問題を抱えるクライエントが共通にもっている人間としての基本的な７つのニーズがあると整理した。

　彼の著書は半世紀以上経ち、当時のソーシャルワーク理論に対する批判、バイステックが聖職者であるために一般原則として疑問視する声もある。

　しかし、ソーシャルワーク実践は、目に見えない行為の連続であり、一つひとつの状況は千差万別である。クライエントのニーズの充足や課題解決のためには、クライエントとソーシャルワーカーが効果的な援助関係を形成するのは必須である。バイステックの原則は、現在でもソーシャルワーカーが困難感や悩みを抱えたときに具体的な思考の枠組みを提供する役割がある。以下、７つの原則について、当時の「ケースワーク／ケースワーカー」ではなく「ソーシャルワーク／ソーシャルワーカー」を使用する。

(1) クライエントを個人として捉える（個別化）

　人間は誰もが生まれながらにして社会的存在であり、一人ひとりが固有な存在である。また、誰もが一人の人間として認められたいとの欲求があ

る。人間はそれぞれの心身の状態や能力のちがいによる個性をもち、異なった生活経験や価値がその言動に影響を及ぼす。個別化の原則とはこのようなクライエントの欲求や個性、個別性を理解し支援に活かすことをいう。

(2) クライエントの感情表現を大切にする（意図的な感情の表出）

　福祉サービスを利用するクライエントは、自分の肯定的・否定的感情を表出したいというニーズと他者とその感情を分かち合いたいというニーズがある。ソーシャルワーカーは、そのようなクライエントのニーズを感知し、「彼らの感情表現を妨げたり、非難するのではなく、彼らの感情表現に援助という目的をもって耳を傾ける必要がある」[16]。この原則は支援の目的に応じたクライエントの感情表出が必要であると論じた。つまり、支援の意図を超える感情表出は、支援の妨げとなる可能性もあり、そのような場合には支援の目的に沿って抑制する必要がある。

(3) 援助者は自分の感情を自覚して吟味する（統制された情緒的関与）

　ソーシャルワーカーがクライエントの感情についての敏感さをもち、その意味を理解し、クライエントの感情について意図的で適切な反応を示すことである。そのためにソーシャルワーカーは自己理解を行い、自分の反応をクライエントのニーズに向けながら、目的をもったかたち、感情レベルでクライエントに反応をすることが求められる。

(4) 受けとめる（受容）

　「受けとめる」は「受容」とも表現され、バイステックは「クライエントの人間としての尊厳と価値を尊重しながら、彼の健康さと弱さ、また好感のもてる態度ともてない態度、肯定的感情と否定的感情、あるいは建設的な態度および行動などを含め、クライエントを現在のありのままの姿で感知し、クライエントの全体にかかわること」[16] と述べた。「受容」は原則の中心的な位置を占め、ソーシャルワークの目的を達成するためには不可欠なソーシャルワーカーの態度でもある。また、受容はクライエントがソーシャルワーカーの態度を感知し反応して初めて成立するのである。

(5) クライエントを一方的に非難しない（非審判的態度）

　クライエントは、サービスを利用できる資格があるのか、失敗を責められるのではないか、非難されるのではないかなどの不安を抱いている。そのため、クライエントが抱く不安を受けとめ、よりよい関係を形成するには、クライエントを一方的に非難しない態度を示す必要がある。ただし、クライエントを一方的に非難しない態度とソーシャルワーカーが社会的・法的・道徳的な規準に無関心でいることは別の次元である。

(6) クライエントの自己決定を促して尊重する（自己決定）

　自己決定とは、人間には自ら選択し、決定する自由と権利とニーズを有

すると認め尊重することである。そして、自己決定は、クライエントの決定をソーシャルワーカーも承認し、双方の了解のもとの判断でもある。

精神保健福祉分野での支援では、「自己決定の尊重」の概念は実践原則の中核的な位置を占める。精神保健福祉士は、クライエントの個々人のストレングスと「自己決定」できる環境を保障、作り出すことを大切にする。

(7) 秘密を保持して信頼感を醸成する（秘密保持）

人間は誰でもプライバシーを尊重される権利があり、支援の関係の中でのクライエントのプライバシーの尊重はクライエントの権利でもある。プライバシーの保全は、ソーシャルワーカーに限らず、多くの専門職が職業倫理として有する原則でもある。ソーシャルワークの場合、クライエントの生活上のニーズや課題に対して、クライエントとその周囲から家族関係、経済状況、生活習慣など普段はプライベートと呼ばれる情報にかかわる。精神保健福祉士はこれらの情報の意味を理解し、必要最低限の情報の収集とクライエントの生活に土足で入らないマナーが必要になる。

バイステックは7つの原則を個々に論じているが、相互の関連も強調している。また、原則はソーシャルワーカーのとるべき態度だけではなく、クライエントのニーズに対し、ソーシャルワーカーがそれを察知し、適切な反応を示し、それを受けとめたクライエントが安心して問題解決に取り組めるという双方向な関係を示している。

3. 人と環境の相互作用の視点

A. 治療モデルから生活モデルへの転換

歴史上、ソーシャルワークは、人間の生活とその課題に関心が向けられてきた。生活上の課題に介入するためには、人間とその人が生活している環境の両方に目を向ける必要があり、人間と環境を捉える視点や介入については、その時代の社会的価値観、課題をめぐる社会の考え方の影響を受けてきた。そのため「人間」に力点を置いて介入するのか、「環境（社会）」に力点を置いて介入するのか、論争が続いていた。「人間」に力点を置いて介入する理論は、のちに「**生活モデル（エコロジカルアプローチ）**」（以下、「生活モデル」）が登場したことによって、「**治療モデル（医学モ**

デル）」（以下、「治療モデル」）として整理された。

　そこで、視点のちがいが、ソーシャルワーカーの介入にどのような影響を及ぼすのかを明らかにするために「治療モデル」と「生活モデル」における人間と環境の関係性について見ていこう。

　「治療モデル」は、リッチモンドが『**社会診断**』（1917）において、ソーシャルワークの**支援プロセス**を医学の治療をモデルにして説明したことに遡る。リッチモンドは、人間（個人）と制度（環境）の双方にアプローチする必要性を喚起していた。しかし、問題状況に関する情報を集め、問題の原因を特定し、問題を改善するために人間と環境に働きかける「**社会調査**」「**社会診断**」「**社会治療**」のプロセスは、のちに**精神分析学**などの**精神医学**を導入したモデルへと発展した。そこでは、人間（個人）の抱える「問題」に着目し、その「問題」の「原因」である背景を精神医学や心理学の知識を用いて探求し、支援の目標は人格変容または人間の社会適応力の強化に置かれた。

　「治療モデル」では、「問題」と「原因」の関係を**因果論**的に、「人間」と「環境」の関係を直線的、決定論的に捉えるため、介入は「人間」または「環境」の二者択一的になりやすい（**図2-3-1**）。また、支援は専門家が主導することになる。

因果論
問題には原因があり、原因を取り除くことによって問題が解決すると捉える考え方。

図2-3-1　治療モデルにおける人と環境の捉え方

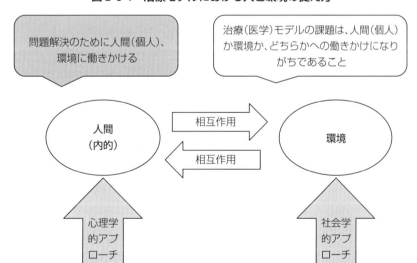

問題解決のために人間（個人）、環境に働きかける

治療（医学）モデルの課題は、人間（個人）か環境か、どちらかへの働きかけになりがちであること

人間（内的）　相互作用　環境

心理学的アプローチ　　社会学的アプローチ

出典）ジャーメイン，C. B. 他著／小島蓉子編訳『エコロジカルソーシャルワーク—カレル・ジャーメイン名論文集』学苑社，1992，p.235 より筆者作成.

ジャーメイン
Germain, Carel Bailey
1916–1995

生態学
1866 年、ドイツの生物
学者ヘッケル（Haeckel,
Ernst Heinrich）によっ
て命名された、生物とそ
の生活環境および生物相
互に着目して体系化させ
た学問。

「生活モデル」は、1970 年代後半からソーシャルワークが社会の流動性、多様性に対して呼応できているかと疑問視した**ジャーメイン**が、**生態学**理論を用いて新たな視点の必要性を論じた。生態学的視点では、問題を病理の反映としてではなく、人・物・場所・組織、思考・情報・価値を含む生態系の要素の相互作用の結果と捉える。ジャーメインの概念はのちに「生活モデル」へと発展した。そして、ソーシャルワークの活動指針として、①人間の成長力と適応への潜在的可能性にかかわっていくこと、②援助媒体としての環境を動かすこと、③環境の要素を変えていくことの 3 点を挙げている[17]。

「生活モデル」では、クライエントが直面するニーズや問題は、人びとの生活する「人間」と「環境」の間の交互作用の結果としてみなされる。つまり、「生活モデル」では「治療モデル」の「問題」と「原因」の直線的な因果関係を示す相互作用ではなく、人と環境の接触面において相互的な因果関係をもたらす循環フィードバック過程であると捉える（**図 2-3-2**）。

そして、問題は、人間が生活において対応すべき内的・外的資源の範囲を超えたときに「**生活ストレス**」として現れると捉えている。「生活ストレス」の発生要因を生活の相互に関係する①生活の変化、②環境の圧力、

図2-3-2 生活モデル（エコロジカルアプローチ）における人と環境の捉え方

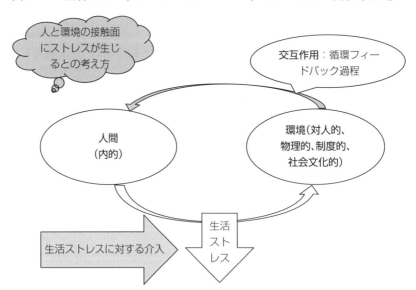

出典）ジャーメイン，C. B. 他著／小島蓉子編訳『エコロジカルソーシャルワーク—カレル・ジャーメイン名論文集』学苑社，1992，pp.8-12 より筆者作成．

③不適応な対人過程の３つの領域に規定した(17)。

「生活モデル」では、まず、**アセスメント**の局面において、出てきたニーズに対してストレスを引き起こす**ストレッサー**を突き止め、「人間：環境」の両者の均衡状態と交互作用を力動的に評価していく。ソーシャルワーカーの介入は、不適応な交互作用を修正するために、直接・間接的な介入を行う(17)。支援は、クライエントとソーシャルワーカーの**パートナーシップ**のもとで展開される。

「生活モデル」は、具体的な実践の展開への批判はあるものの、「人間」と「環境」の関係性に対する理論的枠組みを提供し、**ジェネラリストソーシャルワーク**の概念に取り入れられ発展している。ジェネラリストソーシャルワークは、生活を構成するシステム状況を説明する**システム理論**を加えた「**エコシステム**」を概念に取り入れ、「**環境の中の人（person in environment)**」の視点を重視し、ソーシャルワークは人間と環境のシステムの**接触面（インターフェース）**に介入すると捉えている。

B.「ストレングスモデル」にみる人と環境の相互作用の視点

「ストレングスモデル」は、**ラップ**と**ゴスチャ**が 1980 年代後半にカンザス大学で重度の精神障害者の**ケースマネジメント**研究の成果をもとに体系化され、現在は、広くソーシャルワークや精神保健福祉分野で活用されている。

「ストレングスモデル」では、すべての人が目標や自信を有しており、すべての環境には、資源や人材の機会が内在しているという視点に立つ(18)。その背景には、「治療モデル」も「生活モデル」も理論的な立場は異なるものの、支援の焦点が「問題」の解決に置かれていることへの批判であった。「ストレングスモデル」では、「仕事の最大の焦点を、可能性の開かれた**生活の場**を発見し、共に創造すること」に置いている(18)。

「**個人のストレングス**」に「**熱望**」「**能力**」「**自信**」を、「**環境のストレングス**」に「**資源**」「**社会関係**」「**機会**」を挙げ、個人のストレングスも環境のストレングスも相互に作用し、それらが生活の場へ影響し、結果、望まれる成果として**生活の質の向上や達成**、**有能感**、**生活の満足**、**エンパワメント**につながると捉えている。

支援は、ストレングスのアセスメントを行い、クライエントが何を望んでいるか、過去に活用された資源や活動の情報を理解し、個人と環境のストレングスについて包括的に明らかにする。そして、クライエントが設定した目標の達成のための個別計画を作成し、資源を獲得していく。

ストレッサー
stressor
ストレスは、心身の負担になる刺激・出来事・状況によって個体内部に生じる緊張状態を指し、ストレスを生じるような外部からの刺激をストレッサーという。

エコシステム
ecosystem
1983 年にメイヤー（Meyer, Carol H.）が生態学的視座とシステム理論の双方の流れを統合し、エコシステムとして紹介。エコシステムとは、人間と環境におけるすべての相互作用を行っているシステムと、人とシステム間の交互作用を含む諸システムからなる一つのシステム。

ラップ
Rapp, Charles A.
1939–2019

ゴスチャ
Gosghe, Richard J.
1933–2021

熱望
人は、欲望、目的、野心、希望、夢をもっており、精神障害者は発病後、苦痛と苦悩、失意と失敗の結果、願望が少ししかない状態に置かれているため、夢や希望をもつことに関心を向ける必要がある。

能力
技能、力量、素質、熟達、知識、手腕、才能が含まれ、すべての人が、広範囲にわたる才能、力量、技能、資源願望を備えていると説明している。

自信
力、影響力、自己信頼、自己肯定感を指す。

「ストレングスモデル」では、（**表2-3-1**）の6つの実践原則にあるように、クライエントが**支援過程**の監督者であり、クライエントとソーシャルワーカーのパートナーシップによる支援が重視される。

表2-3-1　ストレングスモデルの6原則

1. 精神障害者は**リカバリー**し、生活を改善し、高めることができる。 2. 焦点は、欠陥でなく個人のストレングスにある。 3. 地域を資源のオアシスととらえる。 4. クライエントこそが支援過程の監督者である。 5. ワーカーとクライエントの関係性が根本であり本質である。 6. われわれの仕事の主な場所は地域である。

出典）ラップ, C. A. & ゴスチャ, R. J. 著／田中英樹監訳『ストレングスモデル（第3版）』金剛出版, 2014, pp.67-86 より筆者作成.

　以上、「治療モデル」「生活モデル」「ストレングスモデル」における人間との相互作用に触れてきたが、人間は環境によって影響を受け、人間の行為は環境に影響を及ぼしている。ソーシャルワーカーは、人間と環境は、さまざまな部分が相互に依存する総合体[9]として理解し、人間と環境のシステムの相互作用に目を向け、その人らしい生活ができるよう支援していくことが大切である。

注）
(1) 北島英治・副田あけみ・高橋重宏・渡部律子編『ソーシャルワーク実践の基礎理論（改訂版）』有斐閣, 2010, pp.31-59, pp.347-348.
(2) 太田義弘・佐藤豊道編『ソーシャル・ワーク―過程とその展開』海声社, 1984, pp.131-135.
(3) グリーンウッド, E. 著／高沢武司訳「専門職の属性」ワインバーガー, P. E. 編／小松源助監訳『現代アメリカの社会福祉論』ミネルヴァ書房, 1978, pp.335-350.
(4) 太田義弘・秋山薊二編『ジェネラル・ソーシャルワーク―社会福祉援助技術総論』光生館, 1999, pp.62-82.
(5) ジベルマン, M. 著／日本ソーシャルワーカー協会訳『ソーシャルワーカーの役割と機能―アメリカのソーシャルワーカーの現状』相川書房, 1999, p.1.
(6) リッチモンド, M. E. 著／小松源助訳『ソーシャル・ケース・ワークとは何か』中央法規出版, 1991, p.155.
(7) バートレット, H. M. 著／小松源助訳『社会福祉実践の共通基盤』ミネルヴァ書房, 1978, pp.59-85.
(8) ブトゥリム, Z. T. 著／川田誉音訳『ソーシャルワークとは何か―その本質と機能』川島書店, 1986, pp.55-85.
(9) ジョンソン, L. C. & ヤンカ, S. J. 著／山辺朗子・岩間伸之訳『ジェネラリスト・ソーシャルワーク』ミネルヴァ書房, 2004, pp.64-73, p.205.
(10) 白澤政和・尾崎新・芝野松次郎編『社会福祉援助方法』有斐閣, 1999, pp.2-3.
(11) 日本精神保健福祉士協会ウェブサイト「精神保健福祉士の倫理綱領」.
(12) 日本ソーシャルワーカー連盟ウェブサイト「ソーシャルワーク専門職のグローバル定義」,「日本ソーシャルワーカー連盟設立までの経緯」.

(13) 岡本民夫監修／平塚良子・小山隆・加藤博文編『ソーシャルワークの理論と実践—その循環的発展を目指して』中央法規出版，2016，pp.71-72.

(14) Reamer, F. G., "Ethics and Values", *Encyclopedia of Social Work*, 20th ed, NASW, 2008, pp.143-151.

(15) リーマー，F. G. 著／秋山智久監訳『ソーシャルワークの価値と倫理』中央法規出版，2001，pp.107-130.

(16) バイステック，F. P. 著／尾崎新・福田俊子・原田和幸訳『ケースワークの原則—援助関係を形成する技法（新訳改訂版）』誠信書房，2006，pp.54-55，p.113.

(17) ジャーメイン，C. B. 他著／小島蓉子編訳『エコロジカルソーシャルワーク—カレル・ジャーメイン名論文集』学苑社，1992，pp.8-12，pp.207-208，pp.221-237.

(18) ラップ，C. A. & ゴスチャ，R. J. 著／田中英樹監訳『ストレングスモデル—リカバリー志向の精神保健福祉サービス（第3版）』金剛出版，2014，pp.45-66，pp.67-86.

▌理解を深めるための参考文献

●シャイン，E. H. 著／金井真弓訳／金井壽宏監訳『人を助けるとはどういうことか—本当の「協力関係」をつくる7つの原則』英治出版，2009.
　組織心理学の創始者である著者が、日常的な例示を活用しながら、支援の基盤にある考え方を整理した「支援学」の本。

●東畑開人『居るのはつらいよ—ケアとセラピーについての覚書』医学書院，2019.
　心理学者である著者が臨床心理士として沖縄の精神科デイケア施設での実践からケアとセラピーの価値について考えた内容であり、精神保健福祉士にも、実習の意味や「支援」のあり方のヒントが得られる本。

●村上靖彦『ケアとは何か—看護・福祉で大事なこと』中公新書，2021.
　ケアを受ける人や医療従事者、ソーシャルワーカーへの聞き取りを通じてよりよいケアのあり方を模索した書。「当事者主体の支援」について考えられる本。

現場実習は「宝の山」

淑徳大学総合福祉学部　教授　齊藤順子

　現場実習の記憶は、何年たっても色あせることなく鮮明に蘇るものらしい。ベテランの精神保健福祉士を授業に招聘した際にも、過去の実習体験を昨日体験したかのように語りだす。その後の人生やキャリアを思うと現場実習の期間はごくわずかで、学生生活の1ページにすぎないはずである。

　筆者自身も夏になると大学3年生に行った実習の記憶が今でも蘇る。外来のざわめき、相談室のドア、相談に訪れた人の表情、相談を終えて退出する人の声、1日の実習を終えた外の空気。どうして現場実習は記憶に残るのだろう。現場実習は「机上で学べない貴重な機会」と一括りにしてしまえない体験なのではないだろうか。

　支援者になるための実習をイメージしていたが、実際は、フリースペースで誰にも声をかけられない実習生の姿を見た利用者から声をかけてもらった、慣れない作業に戸惑っていたらコツを教えてもらった、緊張している様子に励ましてもらったなど、そのようなエピソードはたくさん出てくるだろう。また、それまでの人生経験では想像もしなかった人生を歩んできた人の話に触れ立ちすくむ想いをすることもあるだろうし、利用者から指摘を受け落ち込むこともあるだろう。実習指導者や職員から問われた内容に戸惑い、「精神保健福祉士に向いていないのでは？」と思い悩むことも、利用者からたくさん話をきかせてもらって利用者とともに過ごす時間が楽し

いと感じることもあるだろう。現場実習の期間は短いが、出会いや刺激、価値観が揺さぶられる濃密な時間なのだ。

　しかし、現場実習の期間だけで濃密な時間になるのではない。実習は事前の準備➡現場実習➡事後の振り返りの一連の流れがあるから、単なる体験のまま終わるのではなく、「自分の実習」としてまとめ上げ、「自分のもの」として刻まれるのである。

　勤務校では、現場実習後、実習体験を語る機会が何度も設けられている。現場実習直後の新鮮な体験を語る機会、実習報告書のために報告書の内容を語る機会、後輩たちに実習体験を語る実習体験報告会、実習指導者に実習報告を語る実習懇談会。最初は、同じ話を繰り返すだけだと思っていた学生も自身の体験を語り、他者の体験を聞き、意見を交換する作業を通して、実習の体験が重層的に膨らんでくる。「そういえば、あの時」「同じ思いをしたんだ」といった実習渦中では、はっきり気づけなかった内容にも到達していく。実習訪問時に実習指導者から「あとはよろしくお願いします。12月を楽しみにしています」とよく言われる。実習懇談会では、現場実習の半年後に声を張り上げ堂々と自身の体験を語る学生の姿に実習にかかわった全員が何らかの達成感を得て終了する。

　「実習体験を語る」、それは実習生だけではなく、実習にかかわる人にとっても「宝」になるのだ。

第3章 出会いから支援関係形成までの実際

　本章では、ソーシャルワークの展開過程の前半にあたるアウトリーチからプランニングまでの流れを概説する。ソーシャルワークの展開過程は、それぞれの局面で「何を」するとともに、「どのように」するかが重要である。これを踏まえ、本章では2節で各局面の実務的な内容と、3節ではそれを遂行するうえで必要となるワーカーとクライエントの関係のあり方について学ぶ。

1

　ソーシャルワークは「実務の過程」と「関係の過程」が両輪となって進行していくことを理解する。

2

　ソーシャルワークの展開過程の前半にあたるアウトリーチ、インテーク、アセスメント、プランニングの各局面の目的、機能、ワーカーの役割を学ぶ。

3

　アウトリーチからプランニングまでの実務を遂行していくプロセスの底流にある、クライエント−ワーカー関係について学ぶ。具体的には、利用者とのエンゲージメント、信頼関係の形成、利用者の動機づけや自己効力感を高めるかかわりについて学ぶ。

1. ソーシャルワークの２つの過程

A. ソーシャルワークの両輪をなす２つの過程

ソーシャルワークの展開過程には、実務的な作業（業務）を遂行していく過程と、利用者との関係を形成していく過程という２つの側面がある。**図3-1-1**はこれらの関係を図で示したものである。図の上段に示されているのがソーシャルワークの展開過程における各局面で、中段には各局面に対応する具体的な実務と達成課題を示した。そして下段に示されているのは、目に見える実務の底流にあるワーカーとクライエントの関係のプロセスと達成課題である。

この図に示した「実務の過程」と「関係の過程」は１つの軸でつながったソーシャルワークのいわば両輪である。つまり、個々の実務的な達成課題を首尾よく遂行するためには、それぞれの課題に応じた適切なクライエント－ワーカー関係が同時進行していく必要がある。たとえば、よい情報収集をするためには利用者との信頼関係が必要であるし、利用者とともに

図3-1-1　アウトリーチからプランニングまでの実践過程

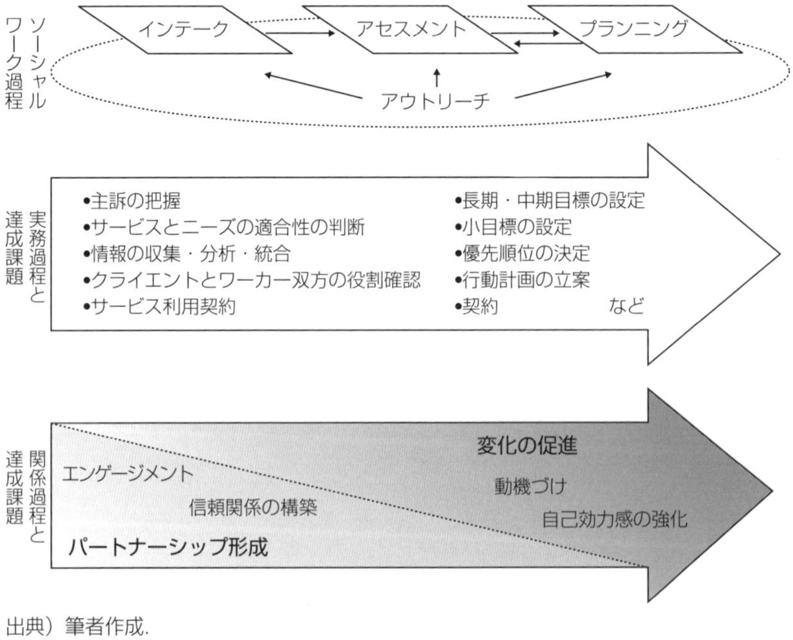

ソーシャルワーク過程
インテーク → アセスメント → プランニング
アウトリーチ

実務過程と達成課題
- 主訴の把握
- サービスとニーズの適合性の判断
- 情報の収集・分析・統合
- クライエントとワーカー双方の役割確認
- サービス利用契約
- 長期・中期目標の設定
- 小目標の設定
- 優先順位の決定
- 行動計画の立案
- 契約　　　　　　など

関係過程と達成課題
変化の促進
エンゲージメント
信頼関係の構築
パートナーシップ形成
動機づけ
自己効力感の強化

出典）筆者作成.

目標設定をする局面では本人の動機づけや自己効力感が高まるようなかかわりをもたなくてはならない。したがって、実践ではソーシャルワーク過程における実務的課題と関係上の課題の両方に目を向け、個々の実務的課題を遂行するのに必要な関係が整っているのか、そうでなければ関係づくりのために何をしなければならないかを理解し取り組む必要がある。そこで本章では、2節で実務の過程について、3節ではクライエント－ワーカー関係の過程について整理し解説する。

B. 螺旋的に進行するソーシャルワークの展開過程

本章では便宜上ソーシャルワーク過程を静的に図示・解説しているが、実際のソーシャルワーク過程の各局面には明確な境界があるわけではなく、複数の局面が同時進行したり、反復しながら螺旋的に経過していく。アセスメントやプランニング（およびそれに続く実行、評価）は一度行って終わりという作業ではなく、修正・更新を繰り返しながら深まっていくダイナミックなものである。したがって、どのアセスメントもプランも、その時点での暫定的なものであるといってよい。同様に、ここでは実務過程と関係過程の達成課題も時系列的に解説しているが、実際にはその時々で比重は異なるものの、複数の課題と同時に向き合ったり、何度も繰り返し取り組んだりするものである。

また、本章では**アウトリーチ**を「**ケース発見**」の局面として、ソーシャルワーク過程の入り口に位置づけている。後述するように、当事者が自ら名乗り出る、あるいは第三者によって照会されるところから始まるソーシャルワーク実践のみでは、結果として多くの当事者を疎外してしまうことになる。ソーシャルワークにはサービスに未だつながっていない当事者を発見し、平等なサービスへのアクセス機会を保障する責務があるという認識から、ここではアウトリーチをソーシャルワーク過程で活用される手法であるとともに、ソーシャルワークのプロセスそのものとして扱った。

最後に、本章の解説は自発的利用者を想定したものであるが、実際には強制入院させられたり選択の余地がない中でサービスにつながった人など、私たちが出会う人びとには非自発的な利用者も少なくない。本章では紙面の都合上解説できなかったが、自発的な利用者を想定した支援は非自発的な利用者に対し必ずしも有効でないことを心に留め、関連する文献などを参照いただきたい[1]。

アウトリーチ
outreach

ケース発見
case finding

2. アウトリーチからプランニングまでの実際

A. アウトリーチ

　アウトリーチとは、支援が必要であるにもかかわらず何らかの理由で自発的にサービスを利用することが困難な当事者を発見し、支援者が能動的に彼らと接触し、サービスにつなげていく活動である。支援を必要とする人びとのうち、自らの生活課題やニーズを自覚し、サービスに関する知識をもち、自発的にサービスを求めて来談できる人はそう多くはないだろう。ことに精神保健福祉サービスの対象となりうる人びととは、病識をもちにくいという精神疾患の特性や精神疾患に対する社会の差別や偏見、サービス利用にかかる手続きの煩雑さなどから、自発的にサービスにつながることは簡単ではない。単に事務所を構え相談者が訪れるのを待っているだけでは、結果として支援を必要としている多くの人たちを蚊帳の外に置いてしまうことになる。アウトリーチは、すべての人に対しサービスをアクセス可能なものにすること（**アクセシビリティ**）を目指す重要なソーシャルワーク実践であり、ソーシャルワーク過程はここから始まると考えるべきだろう。

アクセシビリティ
accessibility

　アウトリーチは、支援を必要としている潜在的利用者がどこにいるかに思いを寄せ、そこに自ら出向いていくことから始まる。アウトリーチの場となりうる場所は公園、炊き出し会場、学校や職場などさまざまである。これらの場で潜在的利用者とすでにかかわりがある関係者や地域住民の協力を得て仲介をしてもらうことも有効である。これらの場にサービスに関するパンフレットを置かせてもらうなどして情報提供することもアウトリーチの一つだが、そうした間接的な活動よりも、当事者と直接かかわりながら働きかけるアウトリーチのほうが効果があると言われている。

　また、アウトリーチは未だサービスにつながっていない人だけを対象とした実践ではなく、すでにサービス契約を結んでいるもののサービス利用に消極的だったり、アクセスが困難な利用者に対し能動的に働きかける実践でもある。家庭訪問などがその代表例だが、たとえば、生活支援センターのフリースペースにいる人に声をかけるなど、ワーカーが意図をもって能動的に当事者とかかわろうとする行為のすべてが広義のアウトリーチといってよい。

アウトリーチはサービスを押し売りすることではなく、当事者の自己決定の尊重が大原則であることはいうまでもない。また、アウトリーチはその人の生活の場にワーカーが言わば踏み込んでいく行為であることから、接触を試みる際には相手に許しを求めることや、プライバシーへの格段の配慮が必要であることにも留意していただきたい。

B. インテーク、アセスメント

アセスメントとは、利用者と利用者を取り巻く環境および両者の相互作用に関する情報を収集・分析・統合する過程で、その後のプランニングや実行の土台となる。利用者とワーカーがパートナーとしてともに歩んでいくためには、利用者のもつ強さ、生活の全体像、利用者が何をどう変えたいと願っているのかといったことについて共通理解をもつ必要がある。つまり、アセスメントは利用者とワーカーが同じ地平に立つこと、わかり合うことを目指す共同作業である。

アセスメントのプロセスのうち、提供できるサービスと本人のニーズが適合しているかを判断し契約の可否を決定する作業を「インテーク」と呼び、区別することもある。本章でもインテークを独立した局面として解説するが、インテークで行うことも情報の収集・分析・統合であることには変わりなく、アセスメントという大きな流れの一部として理解するとわかりやすいだろう。

[1] インテーク
(1) インテークの内容

インテークとは「受理面接」「初回面接」などと訳され、相談を受けた機関が来談者に適切な支援を提供することが可能かどうかを双方で判断することが主な目的の局面である。サービスとニーズの適合性を判断するためには、来談者の生活状況、来所経由、サービス利用の資格要件といった基本情報に加え、主に以下の情報のやりとりが必要となる。

①来談者の主訴、希望

本人が自ら語る問題や希望は何かを理解する。ここでは本人が困っていること、こうありたいと思うこと、現状に対する思い、これまでとってきた対処の方法、問題の緊急度（危機介入の必要性の有無も含む）やそれが本人の生活に及ぼしている影響の大きさなどを確認する。

②来談者がサービス機関やワーカーに対し期待していること

来談者がみな相談を受けた機関で提供できるサービスやワーカーの役割

インテーク
intake

を正しく理解しているとは限らない。問題状況を支援者が手っ取り早く解決してくれることを期待している人もいるだろう。来談者が支援関係に何を求めているかをここで的確に把握する必要がある。

③当該機関が提供できるサービスやワーカーの役割、支援関係の説明

　来談者に対し、相談を受けた機関が提供できるサービスの内容や機能、サービス利用者としての権利や責任等をわかりやすく説明する。また、福祉サービスと初めてかかわる来談者に対しては、ワーカーと利用者がどのような関係を結び、それぞれが何を担っていくのかを説明し、ソーシャルワーク過程をできる限りイメージできるよう助ける。

　インテークではこれらの情報交換を通して、来談者が抱いているサービスへの期待と、実際に支援機関が提供できるサービスの内容、ワーカーと利用者双方の役割などを充分にすり合わせ、食いちがいがないようにすることが重要である。ここで充分な**インフォームドコンセント**がないままサービス利用に至った場合、サービスに対する不信や不満が後々生じる原因ともなる。こうした情報交換を通じて暫定的な目標が明らかになり、支援関係を結ぶことに両者が合意すれば**サービス利用契約**をすることになる。逆に相談を受けた機関では適切なサービスが提供できないと判断された場合は、しかるべき他機関に来談者がスムーズにつながれるように支援する。

　インテークはサービス提供側による一方的な審査の場であってはならない。当事者主体の原則からいえば、本人が充分な説明を受けたうえでサービスを利用するかどうかを自己決定する場面と考えるべきである。しかし、福祉の現場ではサービスの圧倒的な不足から、利用者に選択の余地がないことも往々にしてある。そのような状況では、ともするとインテークが支援者側にとって都合のよい人だけを選別する場になる危険をはらんでいることも心に留めていただきたい。

（2）　インテークでの留意点

　来談した人は本人であれ家族であれ、多くの不安を抱きながらやっとの思いで来ていることが多い。インテークではそうした来談者の緊張を少しでも和らげ、話がしやすい雰囲気をつくるところから始めたい。来談者は面談者と言葉を交わす以前に、物理的空間から多くのメッセージを感じとる。面接場所の温度、採光、調度品、机や椅子の配置、清潔度、プライバシーが保たれているか、中断が入らないかなど、面接環境に配慮することで、相手を大切に思う気持ちを伝える努力が大切である。

　また、面接に臨むに当たっては来談者への**波長合わせ**が重要である。来談者は相談機関に辿り着いたことで安堵しているのか、それとも不本意で屈辱的な気持ちを味わっているのだろうか？　来談者は相談機関について

どのような評判を耳にしているだろうか？　こうした問いを立て、信頼関係形成を困難にするような要因（マイナスからのスタートもありうるということ）にも注意を払いつつ、相手の気持ちに寄り添うことが求められる。

　実際の面接では、来談した相手の労をねぎらい、相手が緊張しているようであれば雑談から始めるなどの工夫をする。インテーク用紙の項目順に次々と質問していくような面接ではなく、本人のペースを大切にしながら必要な情報を自然な形で確認していく面接の技量が求められる。ここでは紙面の都合で解説できないが、**かかわり行動、質問法、クライエント観察技法、明確化、要約、反映**などの面接技法を学習しておいていただきたい[2]。

　最後に、初回面接で最も重要なことは、次回があることだといってもよい。1回の面接であれもこれも達成しようと考えるよりも、本人にまた次も会ってもよいという気持ちになってもらえることが大切である。ここでいう次回があることとは、来談者の命や心身の安全をおびやかすような重大な危機的状況がないかを見落とさないということも含まれる[3]。

［2］ アセスメント

（1）本人とワーカーが同じ地平に立つための共同作業

　アセスメントでは、インテークで共有された当事者の生活状況や目標をさらに掘り下げていく。アセスメントはワーカーが一方的に本人の問題探しをしたり分析したりする作業ではなく、本人とワーカーの共同作業によって行われる。真のパートナーシップにおいては、双方が互いのもつ知識や経験を価値あるものとして認め合い、互いが支援関係に貢献できる存在であると感じているはずである。ワーカーには本人のことを知りたいという純粋な気持ちが必要である。また、3節で解説する「**本人のいるところから始めよ**」というソーシャルワーク原則がここでも重要である。

知識・経験の等価性

（2）ソーシャルワークの実践理論に基づいたアセスメント

　実際のアセスメントで何に重点的に着目するかは、依拠する理論モデルによって若干異なってくる。たとえば、「**生活モデル**」[4]なら本人と環境の交互作用、本人と環境の不調和を引き起こした生活ストレス、本人の対処能力などに着目する。「**ナラティブ・アプローチ**」[5]なら本人が語るその人の物語の背景にある政治的・社会的影響や、本人の偏ってしまった自己像とは矛盾する"**ユニークな結果**"などをともに探索する。これらの理論モデルはケース現象を理解するための枠組みであり、当然ながらその後の計画と実行を方向づけるものでもある。諸々の実践モデルは互いに対立するものではなく、実際にはいくつかのアプローチを組み合わせて用いること

生活モデル
life model

ナラティブ・アプローチ
narrative approach

ユニークな結果
unique outcomes
たとえば、「自分は全く役立たずだ」という極端で否定的な自己像をもつがゆえに本人が見落としてしまっているその人が誰かの役に立ったエピソードなど。

61

が多い。大切なのは、利用者とその目標にあわせて適切なアプローチを活用することだろう。

(3) ストレングス・アセスメント

ここでは、**ラップらのストレングスモデル**[6]に沿ったアセスメントの概略を紹介する。詳細は参考文献を参照していただきたい。

ストレングスモデルは病理や問題に焦点を当てるのではなく、本人や環境のストレングスに焦点を当てることを原則とする。これは単にアセスメントの視点のちがいではなく、欠陥の克服によって問題解決を目指してきた従来のソーシャルワーク実践から、その人の夢や希望の実現を目指す実践へという、ソーシャルワーク実践そのもののパラダイム転換の提唱である。このスタンスは、当事者が抱える困難状況を無視することではなく、「問題を主役にしないこと」だとラップらは説明している。

ストレングスモデルでは、個人のもつストレングスを①夢や抱負、②能力、③自信、そして環境のもつストレングスを①資源、②社会関係、③機会と定義している。これらの要素は掛け算の関係にあり、人びとは、個人と環境のストレングス要素をそれぞれ掛け合わせることによって、自分の望む目標や生活を獲得していくと考える。つまり、これらの要素のどれか1つでもゼロでない限り、自己実現は可能だというのがストレングスモデルの考え方である。私たちが出会う利用者のストレングスは、たとえ潤沢でなかったとしても、みなそれぞれの要素で必ず何か1つはもっているはずであり、そこを掘り起こして目標の実現に動員していくのがストレングスモデルの手法である。

ストレングスモデルのアセスメントでは、7つの生活領域（①日常生活状況、②経済状況・社会保障、③教育・職業、④社会的支援、⑤健康、⑥余暇、⑦スピリチュアリティ）におけるストレングスを、3つの時間軸（①現在活用しているもの、②本人が将来望むもの、③過去に活用した資源）の中で捉えていく。また、これに加え、①本人のよいところ、②本人にとっての優先順位、③両者の署名（アセスメントが利用者とワーカーの共同作業であることの証として）も記入する。ストレングスアセスメントはできる限り詳細で具体的であること、本人の言葉を使うこと、対話形式で本人のペースで進めることを大切にする（**図3-2-1**）。

(4) アセスメントツール

アセスメントを補助するツールは、先に紹介したストレングスモデルのアセスメントシート以外にも多数開発され活用されている。たとえば、利用者の生活領域ごとに問題を分類しコード化する**PIE**、**家族療法**の分野で開発された家系図の一種である**ジェノグラム**、個人や家族とその環境との

図3-2-1　ストレングスアセスメントのワークシートの簡略例

生活領域：教育・職業		
現在の状態	将来の希望	過去に活用した資源
3年前から作業所に週3日通ってDMの封筒詰めの作業をしている。手話サークルに週1回通っている。パソコンが使える。家で家族のごはんを作ることもある。	まずはポスティングのバイトができるようになって、それから精神障害のある人のためのヘルパーさんになりたい。	XX年に高校を卒業。花屋さんでバイトをしたことがある。調子が悪くて布団から出られなくなっていた友人の部屋の掃除とご飯を作ってあげたらすごく喜ばれた。
優先順位　1．ヘルパーの資格を取って困っている人の役に立ちたい。 　　　　　2．貯金がしたい。		
本人のコメント：彼氏が応援してくれているのでうれしいです。 ワーカーのコメント：佐藤さんはお料理が上手でひょうきんなところがあります。		
利用者署名：　__佐藤　花子__　　　ワーカー署名：　__山田　太郎__		

出典）筆者作成.

関係を図式化する**エコマップ**、ソーシャルネットワークのサイズ、構成、およびネットワーク内の関係を図式化する**ソーシャルネットワークマッピング**などが一例である。また、各機関で独自の**フェイスシート**や**アセスメントシート**が作成されていることも多い。こうしたアセスメントツールは重要な情報を漏らさず整理するうえで便利である。ただし、これらのツールは理論モデルと同様に、ケース現象を見る一種のフィルターであり、ツールによってあらかじめ設定されていない事柄は見落としやすい点や、当事者をツールに沿ってラベリングしてしまう危険性があることにも留意しながら活用しなければならない。

　図式のアセスメントツールは情報を視覚的に示すのでわかりやすく、利用者とともに記入・作成することも容易なので、共同作業によるアセスメントを実践するうえでも役立つ。共同作業によってアセスメントをするということは、単にアセスメントの内容を共有するだけでなく、アセスメントの**オーナーシップ**やコントロールをも含めた、利用者と支援過程の共有を目指すことでもある。そして、このようなプロセスを経ることが、利用者との信頼関係やパートナーシップ形成に資することはいうまでもない。

　ただし、ここでも留意しなければならないのは、自分のことを図式化されることに抵抗感をもつ人もいるであろうことや、世間でいう「普通」に当てはまらない人にとっては、**スティグマ**を伴う可能性があるという点である。マッピング技法の多くは、そのモデルが「正常」「健全」とみなす家族関係や社会関係からどれだけ逸脱しているかを探り、それを可視化す

エコマップ
eco-map

オーナーシップ
ownership
所有者としての意識をもち、この作業に対して主体的に取り組む構え。

スティグマ
stigma

63

るという意図を含んでいるといってもよい。したがって、これらのアセスメントツールを活用する際には、必ず本人の了解を得ていただきたい。マッピング技法の活用を利用者に提案する際には慎重さが必要だというのが筆者の考えだが、本人の許可を求めるワーカーの行為が本人の意思や尊厳を尊重する姿勢として、また本人の心情への配慮の表れとして伝わったなら、それは、本人がワーカーに信頼を寄せる材料ともなりうる。このワーカーへの信頼を通して、初めは躊躇のあった利用者も未知のものを試してみる気になるということもありうる。

C. プランニング

[1] 目標設定と計画策定の共同作業

　プランニングはアセスメントで共有された情報をもとに、具体的な目標とそれに向けての行動計画を、利用者とワーカーが話し合いながら決めていく過程である。本来、ワーカーが作成したプランを本人に単に確認・承諾してもらうというものではないことを強調したい。プランはアセスメントと介入（実行）をつなぐもので、プランを作成することによって、利用者とワーカーが合意した目標が明確になり、またその後のプロセスの、モニタリングと評価が可能になる。プランには、主に、①本人がこうありたいと思う将来像・夢・希望（長期目標）、②夢や希望に近づくための短期・中期目標、③短期・中期目標を達成するための小目標と、④これに取り組むための具体的な行動計画が含まれる。

[2] 目標設定のポイント

①本人にとって意味のある目標であること

　　本人が一番取り組みたいと思っていること、最も望んでいることが尊重されなければならない。ソーシャルワークは本人に許されてその人の人生の一時期を伴走させてもらう仕事である。人の生き方に正解・不正解はないことを考えたとき、どう生きるかは本人にしか決められないということに私たちは気づかされるだろう。私たちは、ともすると症状の管理や生活技能の獲得などを本人に求めがちだが、彼らは病気を治すために生きているのではなく、一度きりの人生を自分らしく生きることを望んでいることを忘れてはならない。本人の思いが充分に引き出され、大切にされている目標は、「その人らしさ」が現れているユニークなもののはずであり、逆に病理や問題に焦点化された目標は、当事者が誰であれ似通ったものになってしまうだろう。

個別化

ストレングスモデルは、精神障害のある人たちは特殊な人たちではなく、誰もが願うような願い（住む場所、仕事、社会に貢献する機会、友人など）をもっていると述べている。つまり、目標は障害のある人の特殊なものではなく、個別的でありながらも普遍的であるはずだということである。また、精神障害のある人たちは"成果"を望んでおり、対処技能の獲得といったことは、最終的な成果のための当面の目標となり得ても、それ自体を成果と思う人は稀であるとも言っている。ゆえに、繰り返しになるが、スキル獲得といった通過点の先にある本人の望む生き方を大切にしたい。

②本人の言葉で語られ、本人を主語にしたものであること

目標を記入するときは、本人の言葉を専門用語に置き換えず、そのまま用いることが大切である。目標を達成するうえで、本人が自分の目標を言葉にして語るということ自体が重要なステップであり、本人の価値観・世界観をワーカーが尊重するという点でも大切なことである。

③否定的な言葉ではなく、肯定的な言葉を用いること

目標は、「～をしない・なくす」といった内容よりも、「～をする・増やす」というように望ましい行動や状態の獲得や強化を目指すのがよい。たとえば、「母に暴言を吐かない」ではなく、「母に1日に1回、その日、自分にしてくれたことでうれしかったことを伝える」などのようにである。

④ワーカビリティがあり、達成することによりシステム全体にインパクトのある目標であること

システム論には、目指す目標（変化）にたどり着くための出発点や道筋は1つではなく、システムの中にたくさん存在する（**等結果性**）という考え方がある。この理論に従えば、本人とその環境、支援ネットワークのもつ資源からみて、すぐに取りかかることが可能で、本人や支援ネットワークにとって少ない負担で大きな成果が得られる最も効果的な出発点から始めることが賢い選択ということになる。また、その目標を達成することによって、本人や周囲にとって目に見えるような具体的で意味のある変化が生じることが、意欲や達成感につながることはいうまでもない。

ワーカビリティ
利用者が目標に向けて主体的に取り組む力。

等結果性
equifinalilty

⑤緊急性が高い事柄を見落とさないこと

放置しておくと重大なマイナスの結果をもたらす可能性があるような事柄（家賃滞納による立ち退きの危機など）について両者で話し合い、合意していくことが大切である。また、他の課題や目標に取り組むためには、まず先に取り組まなければならないような事柄（携帯電話を手に

65

入れるためにお金を貯めるなど）についても話し合い、確認していく。

⑥小目標は具体的、短期的、測定可能、達成可能なものであること

「千里の道も一歩から」という諺のように、遠大な長期目標も小さなステップの積み重ねによって実現されるわけで、プランニングでは目標達成に必要な行程を細かく同定していくことが非常に重要である。小目標は、本人が達成感を味わい成功体験を積み上げていくための重要な道具でもある。したがって、その時点での本人の自己効力感やストレングス、環境状況などを勘案し、そのケース独自の達成可能な射程内にその都度設定していくことが肝心である。この細分化された目標は1週間程度を達成期日とし、達成できたかどうか、またどの程度達成できたかが本人や周囲にはっきりとわかるような具体性のあるものにする。

［3］実行計画を立てるうえでのポイント

①具体的、短期的、測定可能、実行可能な計画であること

実行計画は細分化された小目標に付随するものであるが、誰が、いつまでに、何を、どの程度の頻度・時間で行うかを具体的に決めていく。本人の動機づけ、自己効力感、能力、環境条件に見合った実行可能な計画を立て、これを達成していくことで、本人が夢や希望に向かって着実に前進していることを実感できるようなプランであることが大切である。

②本人の意思やストレングスが反映された計画であること

目標達成のための手段をなるべく多く検討し、複数ある選択肢の中から本人が選べるようなプランニングのプロセスがエンパワメントや意欲の向上につながる。また、本人のストレングスを最大限動員していく方法を常に模索することが大切である。ワーカーは社会資源などに関する情報を提供し、アセスメントで同定された本人や環境のストレングスを目標にリンクさせていく創造性を発揮することが求められる。

③本人が主たる担い手であること

ソーシャルワークは、本人が目標実現に向けて自ら取り組むことを側面から支援する実践である。したがって、ワーカーなど周囲の人間が本人のためにすることばかりを列挙したプランではなく、本人が何をするのかが中心となるようなプランを目指さなければいけない。

④一般的な社会資源やインフォーマルなサポートを優先する

ストレングスモデルは、障害者専用の施設のような特殊な資源の活用はなるべく避け、地域にある一般的な社会資源やインフォーマルなサポートを優先して活用することを提唱している。これはたとえば、「自炊ができるようになりたい」という目標をもつ人に対し「生活訓練サービ

スを利用する」というような発想ではなく、「図書館で料理の本を借り
てみる、友だちに教えてもらう、町内会主催の料理教室に参加する」と
いった身近で一般的な資源を利用してできることから行うという発想を
もつということである。それこそが障害者として生きるのではなく、一
人の市民としての生活を実現していくということであり、ノーマライゼ
ーションの実現といえるのではないだろうか。

[4] 契約のプロセスとしてのプランニング

　プランニングは利用者とワーカーが話し合いながら合意形成していくプ
ロセスで、その到達点として作成されたプランは、両者が交わした契約と
位置づけることができる。ここでいう契約とはサービス利用契約とは別で、
利用者固有の目標とその目標達成のための手段や、利用者とワーカーがそ
れぞれ果たしていく責任や役割について、両者が合意したことを書面に書
いて確認し合う行為を指す。したがって、プランは利用者とワーカーが共
著し、両者がそれに署名することが望ましい。プランを契約とみなすとい
うことは、その後のプロセスが両者の合意のもとに展開されるものである
こと、そして利用者とワーカー双方が対等な責任の主体であるということ
を意味する。**ヘプワース**[7]らによれば、契約は援助プロセスの中核であり、
その後のプロセスの成否はこの契約が成立しているかどうかにかかるとさ
れる。プラン自体が利用者と話し合われていない、利用者がプランの内容
に納得していない、利用者とワーカーの間に認識のずれがある、利用者が
主体者として位置づけられていないなど、利用者との間に契約が成立して
いない場合、援助活動は得てして行き詰まってしまうものである。

ヘプワース
Hepworth, Dean H.
1928–

3. クライエント – ワーカーの関係過程

A. パートナーシップの形成（アウトリーチ、アセスメントの段階）

[1] パートナーシップとは

　ソーシャルワーク過程の入り口には、利用者と**パートナーシップ**を築く
という重要な達成課題がある。では、パートナーシップの関係とはどのよ
うなものだろうか？　パートナーシップ関係には、①対等である、②互い
に信頼し、理解され、価値を認められ、受け入れられていると感じている、

治療的親和関係
therapeutic alliance
ここで使われている治療
的という言葉は医療的な
ものではなく、癒し、回
復といったニュアンスを
もつ。

③協働することでより大きな力が発揮できる、④目標が共有されている、などの特徴がある。このような利用者とワーカーの信頼と尊重に基づいた関係を**治療的親和関係**とも呼ぶ。治療的親和関係、あるいはパートナーシップはソーシャルワークにおける最も重要な媒体であり、前提条件でもある。パートナーシップを築かないままに支援を展開しても、本人の主体的な参加を得ることも支援が充分な成果を上げることも難しいだろう。

　ソーシャルワーク過程の、ことに入り口の段階では、利用者はワーカーがパートナーに値する相手かどうかを判断する材料を注意深く探している。ワーカーが利用者を観察しているように、利用者もまたワーカーを注意深く観察しアセスメントしているのである。以下にパートナーシップを形成するうえで重要な臨床課題である、エンゲージメントと信頼関係の構築について解説する。

［2］エンゲージメント

エンゲージメント
engagement
日本ではエンゲージメン
トを「契約」と解説して
いるテキストもあるが、
本節では筆者がアメリカ
で受けたソーシャルワー
ク教育に準じた解説を行
った（アメリカでは通
常、「状態」としてのエ
ンゲージメントは信頼関
係が確立されるよりも手
前の状態を指し、ワーカ
ーの「行為」としてのエ
ンゲージメントは利用者
とかかわりをもつための
働きかけを指す）。

　エンゲージメントとは、「かかわりをもつ、言葉を交わす」といった意味で、利用者との出会いのフェーズにおける重要な臨床的課題である。信頼関係に向けた下地づくりのようなもので、互いの存在を認知し、ある程度緊張せず雑談ができるというような関係をイメージしていただきたい。

　私たちは、実践の中でサービスの利用や支援者とのかかわりを拒む人に出会うことも少なくない。これは支援者にとってしんどいことで、そのような相手に対し失望、怒り、苦手意識などを抱き、できることならかかわりたくないという気持ちが働いたとしても無理もない。その結果、相手を拒否的な人とラベリングすることでかかわりを避けることを正当化したり、本人不在のまま支援を展開してしまうことにもなりかねない。利用者が拒否的だと感じられたときは、利用者の言動・感情・思考はワーカーと無関係に起こっているのではなく、ワーカーとの相互作用の中で起こっている現象だという基本視座に立ち返る必要がある。そしてこれはたやすいことではないが、自分の感情、思考、かかわり行動に率直に向き合うところから始める。

ロングホファ
Longhofer, Jeffrey Lee
1955-2023

**本人のいるところから始
めよ**
**Start from where the
client is.**
アメリカのソーシャルワ
ーク実践の原則として広
く使われている標語。エ
ンゲージメントの際に限
らずソーシャルワーク過
程全体を通して貫かれな
ければならない。

　以下に**ロングホファ**[8]らが挙げたエンゲージメントの段階におけるワーカーのかかわり行動の留意点をいくつか紹介する。

①"**本人のいるところから始めよ**"

　これは利用者にとっての現実や、本人が「いま・ここ」で感じていることや話したいことを理解し、そこから出発することを指す。本人から見た現実や課題と、ワーカーから見たそれとが一致しないとき、ワーカーはまずは自分の思惑を脇に置いて、本人のいるところに歩み寄れとい

うことである。また、一つひとつのかかわり場面でも、「今日は○○の申請手続きを済ませる」など、自分があらかじめ立てていた予定に固執せず、本人の「いま・ここ」での気持ちに寄り添うところから始めるということでもある。

②行為に走らない

出会いの時期では、お互いにまだ慣れていないぎこちなさから逃れたいという思いや、成果を早く出したいという焦りから、相手のために何かをするなど、行動を起こす衝動に駆られることがある。しかし、エンゲージメントの段階では行為に走ることによって「いま・ここ」から逸れたり、管理的になったりしてしまわないように気をつけ、むしろ「聞く」「見る」ことを大切にする。相手のしぐさ、声の調子、言葉の選び方など、相手に注意を払い、それを省察することで、やがて相手が発するこれらのメッセージのもつ意味が見えてき、相手を理解すること、ひいては相手が自分をより深く理解する助けへとつながっていく。

③自分の感情、思考、行動に注意を払う

自分が相手とのかかわりの中でしているしぐさ、言葉の選び方や発するタイミング、身体感覚などを自覚し、それが自分のどのような感情や思考を象徴するものなのか省察する。自分の感情や思考を理解することは、投影などの負の防衛機制を抑制することに役立つとともに、相手の感情や思考を理解する手がかりともなる。

[3] 信頼関係の構築

パートナーシップ形成のプロセスでは、エンゲージメントを図りつつ信頼関係の構築にも取り組んでいく。では、人はどのような相手に対し信頼を寄せるのだろうか。ロジャーズ[9]は、人はある種の関係の中で、自分を見直し変えていくという不安な作業に取り組む勇気が得られ、成長を遂げることができると述べている。そして支援者の役割は、そのような関係を提供することであり、そのために必要な支援者の基本姿勢として次の3つを挙げている。

①自己一致

これは簡単にいえば、心の中で考えていること・感じていることと、言葉や態度が裏腹でない状態を指す。ワーカーは利用者との関係の中で嘘のない自分であり続け、正直でオープンであることによって、利用者にとって腹の内を探らないでよい安心できる相手となることを目指す。ただし、これはワーカーが利用者に対する否定的な感情をそのままぶつけてよいという意味ではない。ワーカーは自分の感情に気づき、利用者

省察的実践
reflective practice
専門的な技術や知識を手がかりに、実践の中で瞬時的に自分に問いを発し、答えを模索する作業を通して、実践の中で知の体系を作り上げていくこと。

ロジャーズ
Rogers, Carl Ransom
1902–1987

自己一致
congruence

自分への波長合わせ

に対し否定的な感情があれば、まずはそれを率直に受け止めることで自分自身の中で自己一致することから始める。そして相手なりの世界観を理解しようとすることで、否定的な感情を少しでも中立的なものにしていく努力をする。

②無条件の肯定的関心

無条件の肯定的関心
unconditional positive
regard

相手の言動にかかわらず存在そのものを大切に思い積極的関心をもつことであり、本人が自分のやり方で自分の内面や世界を体験することを心から歓迎する姿勢を指す。これは利用者にとって自分自身や自分の考えが審判されたり、相手にとって取るに足らないものだと受け取られないという安心・安全な関係を提供するということである。

③共感的な理解

共感的な理解
empathetic under-
standing

共感とは相手の感情や思考を的確に理解し、あたかも自分自身の体験であるかのように感じ取り受容する能力である。これは相手の感情や主観的体験に同意することと同じではなく、ワーカーが自分の感じ方・考え方を脇に置き、相手が独自の感情・思考・体験をもつ権利があることを受け入れることといえる。「私もそう思う」ことが同感だとすれば、共感は「あなたはこう思っているんですね」と感じ取ることといえる。

B. 変化を促進させる関係（プランニング、実行の段階）

[1] 人が目標をもち、目標に向かって行動するための必要条件

信頼に象徴されるパートナーシップ関係を確立し、アセスメントを通して共通理解を得た利用者とワーカーは、次の段階、すなわち目標に向かって取り組む変化のフェーズ（プランニング、実行）へと進むことが可能になる。変化のフェーズでは、ワーカーは利用者が生来もっている成長・成熟していく力が呼び覚まされ活性化されるような関係を目指す。精神障害のある当事者の中には、さまざまな喪失体験をしたり、他人に管理される生活を強いられてきた人も少なくない。そのような状況に対して、夢や希望をもつことや自分の意志で行動することをあきらめることで対処してきた人も少なくないだろう。利用者のことを「やる気がない、長続きしない」と感じたときは、ここでも人間を環境との相互作用の中で理解するという視座に立ち返る必要がある。そして、本人が生きてきたこれまでの歴史を理解するとともに、いま現在の自分と利用者との間の相互作用に自らの利用者とのかかわりをも見直す必要がある。

では、利用者が目標をもちそれに向かって行動することを助けるようなかかわりとは具体的にどのようなものだろうか。人間の行動の発現・遂

行・継続には、動機づけと自己効力感が不可欠な要素であるといわれている。したがって変化を目指すフェーズでは、本人が動機づけと自己効力感を高めていけるようなかかわりを意識的にもつことが大切となってくる。

［2］ 利用者の動機づけを高めるかかわり

（1） 内発的動機づけを引き出す要因

動機づけとは、人を目標に向かう行動へと駆り立てる欲求・意志のようなものである。動機づけには**外発的動機づけ**と**内発的動機づけ**があるが、内発的動機づけによって自発的に行動している人は、外部から統制されている人よりも生き生きとしてより高い能力を発揮することができ、自信、創造性、自尊感情、包括的健全性などが高いといわれる。このことからも、本人の内発的動機づけを大切にする必要がある。内発的動機づけは誰もが生来もっている資質であり、①その行動に対する**コンピテンス（有能性）**の感覚、②自分の意志でその行動をとっているという感覚（**自己統制感**）、③安心感や情緒的なつながりのある他者との関係などが、内発的動機づけを引き出し保持する役割を果たすとされている。したがって、ワーカーは本人自身が望む目標を尊重すること、その目標に向かって起こした行動に対し肯定的なフィードバックを提供すること、相手にとって安全で確かな存在であることが大切である。

（2） 動機づけ面接

動機づけ面接[10]は、利用者の内発的動機づけを引き出し、行動変容を促進させる対話の手法で、本人が変化へと向かっていくプロセスのどの段階にいるかを的確に判断し、ワーカーはその段階にふさわしい働きかけをしていくというものである。動機づけ面接の主な基本哲学は、①行動変容は強制できるものではなく、行動変容の決定権、責任、能力は本人にある、②共感し受容する、③本人が自分の内なる矛盾に気づくことを助ける、④口論、審判をしない、⑤抵抗に対して正面対決せず受け止める、⑥本人の自己効力感を支持するなどである。

動機づけ面接では、本人が現状を変えることを全く考えていない段階（**前熟考期**）では相手を変えさせようとしないことが重要で、本人の自己決定権を尊重し、本人の心情や経験を審判せず受容する姿勢をもち続ける。次に、本人が現状に対し問題意識をもち始め、それを変えようかどうか迷っている段階（**熟考期**）では、本人が安心して**両価性**と向き合い、自分なりの結論を出せるような関係をもつ。具体的には、この段階では情報提供などをしながら本人が現状を維持することと変えることのメリット・デメリットをあらゆる角度から検討するための支援をする。本人が現状を変え

外発的動機づけ
extrinsic motivation
報酬や罰など、外部からの誘因によって引き出される意欲。

内発的動機づけ
intrinsic motivation
その活動自体から得られる喜びや満足によって駆り立てられる意欲。

コンピテンス
competence

行動変容ステージモデル
プロチャスカ（Prochaska, James O.）らが提唱した人間の行動変容の段階モデルで、前熟考期、熟考期、準備期、行動期、維持期、リサイクル期の段階があるとする。

両価性
アンビバレンス。1つの対象に対して相反する感情や思考が同時に生じている状態。「働きたいけど、働きたくない」「退院したいけど、退院したくない」など。

71

ることを決断し、その準備をする段階（**準備期**）では、目標を具体的に絞り込み、目標達成のための具体的なプランや優先順位を決めることを手伝う。また、目標達成の障壁となりそうなことを事前に想定し、それを回避する方法を考え、必要なサービスとの仲介やソーシャルサポートを確認する。以上がソーシャルワーク過程のプランニングまでと連動する動機づけ面接の概略であるが、ポイントとなるのは「本人がいるところ」を的確に捉え、それにあった働きかけをすることで、本人が次のステージに向かっていくことを後押しするということである。

［3］　利用者の自己効力感を高めるかかわり

自己効力感
self-efficacy

　　自己効力感とは、人が目的のために必要な行動を首尾よく遂行できるという自分への期待・自信のことである。平たく言えば「やればできる」という感覚で、人は大概やればできると思うことにしか挑戦しない。ゆえに、人が目標をもちそこに向かって行動するかどうかは、その行動に対する自己効力感の程度によって大きく規定される。たとえば、オリンピックは素晴らしいから出場を目指せと誰かに盛んに勧められたとしても、ほとんどの人はそうしようとは思わないだろう。つまり、目標のもつ魅力だけでは人は突き動かされないということである。自己効力感が低い利用者に対して退院や就労などをいくら勧めても、それは本人にとってはオリンピックを目指せといわれていることと変わりないのかもしれない。利用者が目標をもち目標達成のための具体的計画を立てるプランニングの段階では、本人が自己効力感を高めることをサポートするかかわりが必要である。

バンデューラ
Bandura, Albert
1925-2021

　　バンデューラ[11]によれば、自己効力感は①**成功体験**、②**代理体験**、③（他者からの）**言葉による説得**、④**情緒的高揚**（の抑制）によって形成される。特に、自分が実際に何かをやってみて達成できたという成功体験は、自己効力感を形成・定着させる最も強い要因といわれている。

成功体験
過去に自分が実際に何か行動して達成できた体験。

代理体験
他人ができているのを見て、自分にもできそうだと思うこと。

言葉による説得
周囲からきっとやれると励まされること。

情緒的高揚
緊張や不安が高まり過ぎるとできないという気持ちが高まるが、逆にリラックスした状態だとやれるだろうという気持ちが高まること。

　　そこで、ワーカーはこれまで見落とされてきた利用者の過去の成功体験を掘り起こすことや、現在の日々の生活の中で利用者が小さな成功体験を実感できるようなかかわりを心掛ける必要がある。成功体験を積み重ねていく手段としては、目標への道筋を達成可能な小さなステップに細分化し取り組むことが有効である。また、たとえば約束の時間通りに来た利用者に感謝の意を伝えるなど、日々のかかわりの中でも、本人が目的に向かって遂行できた行動にスポットライトを当てていくことも大切である。

注)

(1) トロッター，C. 著／清水隆則監訳『援助を求めないクライエントへの対応』明石書店，2007.

(2) アイビイ，A. E. 著／福原真知子他訳編『マイクロカウンセリング—“学ぶ—使う—教える”技法の統合：その理論と実際』川島書店，1985.

(3) 河西千秋・平安良雄監訳「自殺予防—プライマリ・ヘルスケア従事者のための手引き（日本語版第２版）」横浜市立大学医学部精神医学教室（2022年5月19日取得）.

(4) ジャーメイン，C. B. 他著／小島蓉子編訳「第9章　治療モデルから生活モデルへ」『エコロジカルソーシャルワーク—カレル・ジャーメイン名論文集』学苑社，1992.

(5) ホワイト，M. ＆エプストン，D. 著／小森康永訳『物語としての家族』金剛出版，1992.

(6) ラップ，C. A. ＆ゴスチャ，R. J. 著／田中英樹監訳『ストレングスモデル—リカバリー志向の精神保健福祉サービス（第3版）』金剛出版，2014.

(7) ヘプワース，D. H. 他著／武田信子監修／北島英治他訳『ダイレクト・ソーシャルワークハンドブック—対人支援の理論と技術』明石書店，2015.

(8) Longhofer, J., Kubek, P. M. & Floersch, J. *On Being and Having a Case Manager: A Relational Approach to Recovery in Mental Health.* Columbia University Press, 2010.

(9) 佐治守夫・飯長喜一郎編『ロジャーズ　クライエント中心療法』有斐閣新書，1983.

(10) ミラー，W. R. ＆ロルニック，S. 著／松島義博・後藤恵訳『動機づけ面接法—基礎・実践編』星和書店，2007.

(11) Bandura, A. "Self-efficacy: Toward a unifying theory of behavioral change." *Psychological Review, 84*, 1977, pp.191–215.

■ 理解を深めるための参考文献

● 久保紘章・副田あけみ編『ソーシャルワークの実践モデル—心理社会的アプローチからナラティブまで』川島書店，2005.
個人や家族を対象とした主要な実践モデルが網羅されており、解説もわかりやすいので、理論に対し苦手意識のある方も手に取っていただきたい。

● アイビイ，A. E. 著／福原真知子他訳編『マイクロカウンセリング—“学ぶ—使う—教える”技法の統合：その理論と実際』川島書店，1985.
流派を超えてカウンセリングで広く活用されている技法を整理・解説したもので、実際にこれらの技法を身につけるための演習なども紹介されている。

● 伊藤絵美『マインドフルネス＆スキーマ療法—ケアする人も楽になる BOOK1・2』医学書院，2016.
心理療法の解説書だが、架空の事例を通して物語として書かれており、人が人との関係を通して回復・成長していくということがわかりやすく伝わってくる。

できないながらもなんとか続けています。

本章で解説した利用者とワーカーの関係は、永遠に目指し続ける目標のようなもので、現実にはこのような理想の関係にたどり着けることは稀なのかもしれない。かく言う自分も、本章で解説したことのどれ1つを取っても満足にできておらず、自分を棚に上げてあるべき姿を説くのはしんどい作業だった。

だめな自分を抱えながら、それでもこの仕事を続ける中で、筆者は多くの先人たちに励まされヒントを与えられてきた。臨床家であり教育者でもあるソーシャルワーカーのストリーンは、「心理療法（援助関係）とは、二人の脆くて不完全な人間が絶えず互いに影響し合っている相互作用だ」と言って、利用者に対して"逆抵抗"を起こしてしまう支援者に温かいまなざしを向けてくれている。日本の著名な精神科医であるN先生が講演の中で、「お前なんかと会っても時間の無駄、顔を見るのも嫌だ！」と患者さんにくる日もくる日も言われ続けたという話をされたときには、「こんな素晴らしい先生でも患者さんに拒否されてしまうなら、自分が拒否されても仕方ないな」と思えて気持ちが楽になった。

ベーカー・ミラーらは、愛着障害を抱えるクライエントにとっては、人とつながるということは切望と同時に恐怖でもあるという深い心の葛藤を、著書の中で臨場感をもって描いている。それを読んだとき、自分が関係づくりに悩んでいた利用者の方の心情に触れた気がして涙が溢れた。そして「クライエントとワーカーの関係は、"繋がり"と"隔たり"を繰り返しながら進んでいく」という解説を読んで、自分に対し"接近 vs 回避"、"親しみ vs 攻撃"を繰り返すその人にただ戸惑うばかりだったのから、その人の心の揺れを少しは穏やかに受け止められるようになったように思う。苦しいのは自分だけではないと気づいたとき、たとえ自分は無力でも、この人の手を自分から離さないでいようと思えた。

「実践現場は教科書通りにいかない」という言葉をよく耳にするが、その通りだと思う。だが、それは教科書に書かれていることが間違っているとか、役に立たないとかいうことではない。教科書が示すあるべき姿と、自分ができることの間にはギャップがあるということだ。これはもう仕方がない。自分を責め過ぎず、落ち込み過ぎず、でもあきらめず誠実に努力していかれたらいいと思っている。

ソーシャルワークの理論モデルやテキストの多くは、先人たちが現場で同じように悩み試行錯誤を繰り返した中から生まれている。筆者は現場で思い悩んだとき、初心に返りテキストを読み返すことでヒントを得たり励まされたりしてきた。それは憧れの大先輩との時空を超えた紙上でのスーパービジョンのようでもある。

第4章 支援の実施から終結に至るまでの実際

支援の実施から終結に至るまでのプロセスにおいては、さまざまな留意点がある。本章では、ソーシャルワーカーが身につけておきたい技術や視点について具体的に理解し、当事者主体の支援のあり方や、ソーシャルワーカーのかかわり方、さらにはソーシャルワーク全体への展開の意義について学ぶ。

1

支援の後半部分にあたる介入から終結に至る各局面の目的、機能、ソーシャルワーカーの役割について理解する。また、個別の支援をマクロレベルのソーシャルワークへ展開する意義を理解する。

2

ソーシャルワーカーが介入する際の支援戦略の実際とその焦点を理解する。また、チームによるアプローチの方法と留意点についても理解する。

3

介入のプロセスをモニタリングすることの意義と方法、また、介入の結果を評価するエバリュエーションの意義と方法について理解する。

4

支援が終結を迎えるターミネーション段階において生じる諸問題について理解する。

1. 介入から終結までのプロセス

A. インターベンションからターミネーションまでの実践過程

インターベンション
intervention

ターミネーション
termination

　ここでは、ソーシャルワーク過程の後半部分である**インターベンション**（介入）から**ターミネーション**（終結）までを、前章と同じく各局面での「実務の過程」と「関係の過程」の2つの流れに沿って捉えていく。

　インターベンションからターミネーションまでの実践過程は、**図4-1-1**に示す通りである。示しているソーシャルワーク過程は、ケースワークをベースにしたものであるが、個人を対象としたケースワークであっても、利用者の**自己実現**を目指すだけではなく、その活動を通じて福祉課題を社会化していくことにソーシャルワークの意義がある。

［1］インターベンション（介入）

　プランニングの過程で明確化された目標と、それを達成するための支援計画は、契約によって利用者とソーシャルワーカーで共有され、実行に移

図4-1-1　インターベンションからターミネーションまでの実践過程

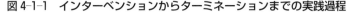

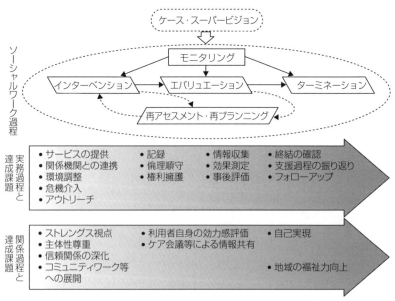

出典）川下維信「支援の実施から終結に至るまでの実際」坂野憲司・福冨律編『精神保健福祉援助演習（専門）』弘文堂, 2012, p.34.

される。この実行過程をインターベンション（以下、介入）という。介入では、プランニングで設定した目標を達成するための**支援戦略**を構築し、期間を定めて具体的な支援活動を展開することがソーシャルワーカーには求められる。

　介入に際しては、あらかじめプランニングされたサービスや資源などと利用者をつなげるための支援を行うほか、利用者の**権利擁護**、関係機関との**連携調整**、家族や地域など利用者を取り巻く**環境調整**、不測の事態が生じた場合の**危機介入**などを、実務過程として総合的かつ効果的に実行する。また、関係過程としては、ソーシャルワーカー自身も資源の一部としての機能を担い、利用者の主体性を尊重し、**ストレングス**を高める姿勢で臨む。さらに、そのケースの抱える問題が社会の中で生じていることを意識し、社会全体の福祉力向上を考えてかかわっていく。

ストレングス
strengths
人が本来もっている強み。

［2］モニタリング

　介入がプランに沿って効果的に行われているか、支援の方向性が利用者のニーズから逸れていないかなど、ソーシャルワークの過程を見守り、メンテナンスすることを**モニタリング（経過観察）**という。

　実際の支援活動では、プランニング段階で予測していなかった事態に遭遇することもあり得る。むしろ計画通りにいかないことを想定して、注意深くモニタリングを行い、支援の微調整を行い、明らかに支援が効果をなさないときには**再アセスメント**から支援の再構築を行う。

モニタリング
monitoring

［3］エバリュエーション

　当初予定していた支援期間の終了が近づいてきたとき、またはモニタリングの結果、支援目標が達成できたと考えられるとき、支援内容を振り返り評価する。この局面を**エバリュエーション（事後評価）**という。

　エバリュエーションでは、具体的事実に基づいた客観的情報と、ソーシャルワーカーなどの支援者および利用者による主観的評価を軸に検討を行う。検討した内容は経験の蓄積として関係者で共有される。

エバリュエーション
evaluation

［4］ターミネーション

　当初のプランで設定された期間が終わるとき、または期間内であっても目標の達成が確認できたとき、さらにはモニタリングの結果、プランの見直しが必要と判断され現在の支援が継続できなくなったとき、支援は終結を迎える。この終結をターミネーションという。

　ターミネーションでは、支援過程を利用者とともに振り返り、終結を共

有する。また終結後の**アフターケア**についても検討し、利用者が安心して次のステップを踏み出せるように配慮する。

［5］ ケース・スーパービジョン

　ソーシャルワーク過程では、ソーシャルワーカー自身も資源としての機能を担うことは先述したが、利用者―ソーシャルワーカー関係の中で、利用者の抱える問題に気づかぬうちに巻き込まれたり、どこまで支援すべきか、援助の**バウンダリー**が曖昧になったりすることがある。そのような事態から援助過程に支障を来すことがないよう、ソーシャルワーカーは個々のケースについて自身の援助を客観視し、望ましい方向へ軌道修正できる機会を確保する必要がある。

　また、支援における問題が複雑で、多くの心理的社会的資源を必要とするような困難ケースにおいても、直接関与する立場にいると全体像が見えにくくなり、目先の問題にとらわれ、長期的展望を見失いやすくなることがある。**ケース・スーパービジョン**は、そのような際に有効な方法であり、スーパーバイズを受けることによって、ソーシャルワーカー自身のかかわり方を俯瞰的に捉えることができる。またスーパーバイザーからの助言や指導によって、気づいていなかった視点を獲得することも可能となる。加えて、スーパーバイザーによる助言・指導だけでなく、日頃からスーパービジョンを意識した記録や情報整理を心がけることによって、ソーシャルワーカー自身の活動を客観的に省みる習慣ができる。

B. ソーシャルワークの展開

　個人に対するケースワークの過程は、たとえ数百人のケースを担当したとしても、関係性の面では個々の利用者との1対1の関係でしかない。しかし、個々の利用者のニーズの背後には同じようなニーズを抱えた多くの人が存在すると仮説を立てることは可能である。ケースの積み重ねを通して、仮説を検証し、一般化することによって地域社会の問題にアプローチしていくことが可能となる。むしろ、個別のケースが地域へのアプローチに展開することが多い。ソーシャルワーカーが直接援助技術だけでなく、**間接援助技術**にも長けていなければならない理由がそこにある。

［1］ コミュニティワーク

　利用者の抱える問題を、地域社会の問題として捉えた場合、地域の福祉力の向上が課題となる。その場合、利用者を含めた地域住民の視点に立っ

バウンダリー
boundary
境界のこと。特に福祉の支援の場面では心の境界を示すことが多い。意識しておかないと利用者に過度に感情移入してしまい、専門職としての支援の範囲を逸脱する事態につながりかねない。

て考え、行動する**コミュニティワーク**が求められる。たとえば、ある利用者にとって、その地域に利用できる資源がないということは、他にも同じニーズをもっている人びとがいる可能性を考え、その人びとにとっての**ニーズ充足**を目指す働きかけを進めていくことが大切である。

通常のコミュニティワークにおいて、地域で暮らす精神障害者のニーズはなかなか表面化しにくい。これは、今でも精神障害者に対する**根強い偏見**が残っているためであり、精神障害者にとって暮らしやすい地域環境を整えることは一筋縄ではいかない。

あるケースによって明らかとなったニーズが、その地域に暮らす多くの精神障害者に共通するニーズであると考えられるとき、そこを出発点として、ネットワークや**地域組織化（コミュニティ・オーガニゼーション）**などのコミュニティワークの技術を活用し、地域における問題解決へと展開させていく視点は、個別援助において常に意識しておきたい。

［2］ ソーシャルリサーチ

上に挙げたように、ニーズをもつ人びとがその地域に多くいると想定したとき、それは説得力のある事実として確認されなければならない。そのためには**ソーシャルリサーチ（社会福祉調査法）**を活用し、地域全体のニーズを浮き彫りにしていくことが求められる。ただし、一般的なアンケート調査等の手法は、時間的にも資金的な面でもソーシャルワーカー単独では無理である。個別のケース検討記録を積み重ねるなど、**量的調査**にこだわりすぎず、**インタビュー**などを用いた**質的調査**の方法を可能な限り工夫することが望ましい。

［3］ ソーシャルアクション

社会全体としてのニーズが明らかになったら、そのニーズを社会的に解決するための行動につなげていく。足りない資源を新たに創出するための**ソーシャルアクション**を起こしていくことも、ソーシャルワーカーの使命である。当事者団体の組織化や、当事者組織のエンパワメントを高め、当事者が主体的に地域の問題に取り組めるように成長を支えるとともに、行政等に積極的にアプローチして地域を動かしていく姿勢が必要である。

2. 介入戦術の実際

A. 支援戦略に基づく介入戦術とその焦点

支援の戦略（strategy）
と戦術（tactics）

[1] 支援の戦略と戦術

　介入に際しては、目標を達成するための現実的な戦略を前提に、具体的な戦術を検討していくところから支援活動が展開される。なお、戦略と戦術については混用されている場合もあるが、ここでは、戦略を「過程を通しての全体的な方策」、戦術を「戦略を達成するための具体的な方法」と位置づけておく。

　たとえば、東京から福岡へ移動する場合、目的地に早く到着するという前提（目標）だけであれば飛行機を使うのが最も現実的な手段であろう。しかし、交通費が乏しい、途中で京都に立ち寄り友人に会う、大きな荷物を持っている、などの要素が加われば、飛行機という手段は現実的ではなくなる。できるだけ早く目的地に着く（目標）ために、現実の問題を適切に処理していく方策（戦略）を考え、それに基づき、高速バスの切符を買う、京都の友人に到着時刻を連絡する、荷物を別便で発送するといった一連の行動（戦術）が求められる。さらに、高速バスは路線バスかツアーバスか、チケットはバス会社の窓口で買うのか金券ショップかといった、より具体的な行動（戦法）の積み重ねでその目標は達成される。

　支援活動についても同様であり、たとえば、利用者の自立を促すという目標があったとしても、利用者一人ひとりにさまざまな生活課題があり、生活環境や利用可能な資源も異なる。プランニングから介入へ展開していくうえでは、それらを十分に考慮し、その利用者にあった形での支援戦略を構築することと、ソーシャルワーカー自身による具体的な支援戦術が不可欠である。以下、具体的な戦術を活用していくためにソーシャルワーカーが身につけておきたい視点を挙げる。

[2] 支援の焦点

(1) 主体性の尊重とストレングス視点

　介入における支援の焦点としては、利用者を中心に据え、利用者の暮らしと生き方を尊重するという姿勢が何より大切である。ソーシャルワーカーの個人的価値による「常識的」な生き方を押しつけるのではなく、利用

者の人生観を重んじていくことが望ましい支援のあり方である。

たとえば、アルコール依存症で何度も再飲酒を繰り返す利用者に、力ずくでも酒を断たせようとすることは禁忌である。何度再飲酒しても、ソーシャルワーカーと接点が保てているという点に解決への力を見出し、ストレングス視点でかかわっていくことこそ、ソーシャルワークの価値を見出す姿勢である。

(2) 基本的人権の尊重と権利擁護の視点

前述した主体性の尊重の前提として、基本的人権を尊重する姿勢は常に保持していなければならない。仮にもソーシャルワーカーが利用者の人権を踏みにじるような行為があってはならないし、他者によって利用者の人権が侵害される事態が生じている、またはそのような恐れのあるときは毅然としてそれを守るべく活動することが求められる。

人権侵害は、社会的立場の弱い者が被害者になる場合が多い。精神障害者を含む障害者は、一般的に「社会的弱者」とされ、差別や偏見など**社会的不利**を受けやすい。またソーシャルワーカーとの関係においても「支援する者」と「支援される者」の関係は、支援する側からの一方向的な力が働きやすい。基本的人権が侵害されやすい構造があるゆえに、ソーシャルワーカーによる人権尊重の姿勢と権利擁護の視点は、すべてのかかわりの大前提であるといえる。

(3)「今、ここ」の視点

支援においては、「今、ここ（Here and Now）」の視点をもつことも大切である。インテークからアセスメントの過程で、ソーシャルワーカーは利用者の過去の事実を数多く知る。その際、過去の事実にとらわれ、現在の、そして未来の利用者を客観的に見ることができなくなってしまうことがあり得る。

たとえば、退院希望があるものの、入院歴が長く、生活スキルも低下している利用者に対し、退院は無理と決めつけてしまうのではなく、なぜ今、退院したいと思うようになったのかという気持ちに寄り添っていく。また、触法精神障害者の支援においては、法に触れた「過去」にとらわれ、「未来」における再犯可能性のみが焦点になってしまう場合がある。本来、ソーシャルワーカーは、**非審判的態度**[1]でその利用者と向き合い、その人らしい生き方を実現するために、「今」どんな支援が必要なのかを考えなければならない仕事なのである。

一方、利用者自身が過去の経験をいつまでも悔やんで前に進むことができないでいる場合や、支援の結果として生じる自分の将来の変化について、心の準備ができず、不安を抱えてしまう場合も少なくない。そのようなと

き、ソーシャルワーカーは、利用者の過去の感情を共有しつつ、また未来への不安を分かち合いつつ、常に「今、ここ」の場面に焦点を向けていくことを意識する。

(4) 医療の視点と生活者としての視点

　一般的に、ソーシャルワーカーは生活モデルによる支援を拠りどころとするが、それは医療の視点を軽視するという意味ではない。日常の支援においても**医療的ケア**の視点は必要であり、そのための情報収集や医療スタッフとの連携も欠かせない。**精神保健福祉士法**において、**主治医の指導**を受けなければならないこととなっているのもそのためである。精神障害者の生活困難の原因となりやすい医療上の問題については、きちんと理解し、関係職種と連携して対応できる体制を整えておくことが大切である。

(5) エコロジカル視点

　エコロジカルとは、「生態学的な」という意味であるが、ソーシャルワークにおいてエコロジカルアプローチ[2]といえば、**人と環境の相互作用**を念頭に置いた、その人を取り巻く環境に対する働きかけをいう。

　支援において、利用者の抱える問題は環境を整えることで解決や軽減が図られることも多い。**障害者差別解消法**では、**共生社会**の実現のため、**合理的な配慮**や環境整備により社会的障壁を除去することを求めているが、この視点はそれに通じるものであるといえよう。

B. チームによるインターベンション

[1] チームアプローチ

　近年、介入に当たっては、多職種でチームを組んだり、関係諸機関と合同で実施する**チームアプローチ**が多くなってきている。

　特に**障害者総合支援法**に基づくサービスの利用に当たっては、**特定相談支援事業者**による「**サービス等利用計画**」の作成が必要である。そして、「**ケアマネジメント**」の手法により、複数の事業所が計画に基づき調整されたサービスを提供する。その場合、関係する事業所の担当者が集まり「**サービス担当者会議**」が開催される。これもチームアプローチである。

　チームアプローチでは、利用者に関係する支援専門職が互いに対等な立場で、それぞれが専門性をもって意見を述べ、合意されたものをチームの方針として共有し、支援活動を展開していく。また、チームには専門職だけでなく、利用者自身や家族、ボランティアもそれぞれの立場でかかわることが原則である。

　チームアプローチのあり方については、主に以下のような形態がある。

精神保健福祉士法
精神保健福祉士法（平成九年法律第百三十一号）41条2項「精神保健福祉士は、その業務を行うに当たって精神障害者に主治の医師があるときは、その指導を受けなければならない」。

エコロジカル
ecological

障害者差別解消法
正式名称は「障害を理由とする差別の解消の推進に関する法律」（平成二十五年法律第六十五号）。

障害者総合支援法
正式名称は「障害者の日常生活及び社会生活を総合的に支援するための法律」（平成十七年法律第百二十三号）。

ケアマネジメント
care management

①ケアマネジメント

　利用者の生活を支援するために、利用者にさまざまなサービスや資源を結びつけ、その効果的・効率的な運用をケアマネジャーがマネジメントする。障害者総合支援法に基づく「サービス等利用計画」によってさまざまな事業所や機関がケースに対応する場合などがある。異なる組織がチームを組んで支援を提供するため、相互の情報交換・共有や定期的なモニタリングは欠かせない。

②コンサルテーション（助言）

　関連領域の専門職種から、その知識や技術についての専門的助言を受け、それを自身の専門領域での活動に活用していく。たとえば、利用者の服薬状況の確認の仕方について、ソーシャルワーカーが医師や薬剤師からコンサルテーションを受ける場合や、逆に医療スタッフに対して、生活支援の専門的立場からコンサルテーションを行う場合がある。いずれの場合も、それを採用するか否かはコンサルティ（コンサルテーションを受ける側）の判断によるし、また専門的見地からのコンサルテーションを受けたからといって、その専門職に成り代わって業務を行ってよいというわけではない。

③コーディネーション（調整）

　それぞれの支援者の間を状況に応じて調整し、全体としての方向性をまとめる働きかけを行う。特に異なる事業者がチームとして参画している場合、各事業者の利益上の思惑やスタッフ配置の都合など、本来の支援目的以外のところで離齬が生じる場合もある。そのような場合は、可能な限り状況を調整し、事業者の都合で利用者を振り回すことがないようにする。

④コオペレーション（連携）

　チーム内で互いに連絡を取り合い、共通する目的のためにかかわり合うことをいう。連携は、すべてのチームアプローチの基本となる部分でもあり、組織内の連携、多職種連携、多機関連携など、それぞれのレベルで達成されていなければ、円滑なチームアプローチは不可能である。不在時にかかってきた電話の伝言取り次ぎ一つでも、それは連携であり、そこが機能していないとチームに影響が出る。

⑤コラボレーション（協働）

　一致した目標を達成するため、それぞれの事業者・機関や支援者が、各自の役割を果たすべく協調して活動する。チームアプローチにおいては、多職種多機関が関与するために、それぞれの得意分野や専門性を活かし、互いに協調し合って活動することが求められる。

コンサルテーション
consultation

コーディネーション
coordination

コオペレーション
cooperation

コラボレーション
collaboration

⑥ネットワーキング

それぞれの事業所・機関や支援者間を結びつけ、情報を交換・共有し、全体が一つのシステムとして機能するようにする。よく「**有機的なネットワーク**」という表現が使用されるが、ネットワーク上では情報が機械的に伝達されるのではなく、ネットワーク自体がまるで生き物のように機能し、必要な情報が必要なところに届くようなかたちではたらくことが望ましい。

[2] チームによる介入の留意点

どのような形態のチームであっても、中心に据えるべきは利用者であり、チームの利益や、それぞれの機関の利益のために活動するのではない。

また、チームを構成するスタッフは、それぞれが自身の専門領域についての確かな専門性を有したうえで、互いの専門領域についても一定の理解をもっていることが前提となる。それにより利用者の抱える問題について、さまざまな角度から検討し、また多面的に捉えることで支援活動を重層的に構築することが可能になる。

3. モニタリングとエバリュエーション

A. モニタリングの意義と方法

[1] モニタリングの意義

介入は、事前のアセスメントに基づいてプランニングされた方針に従って実施されるが、細心の注意を払っていても、事前のアセスメントで把握できていないことがあったり、プランニングにおいて過大な目標が設定されていたりということが生じる場合がある。またチームでかかわる際、それぞれの機関が果たすべき役割を十分に果たしていなかったり、逆に過剰な支援になったりすることによって、利用者の**主体性**を脅かしてしまうことも考えられる。

このように支援活動は、ある一定方向への定まった展開が確定しているのではなく、第3章でも述べられているように修正・更新を繰り返し深めるダイナミックなものであり、常にその時点での状況変化を把握するため、支援過程の**モニタリング**が重要となる。

［2］ モニタリングの方法と留意点

　モニタリングは、支援に関する情報を収集するところから始まる。まず客観的情報として、プランの進捗状況、目標への到達程度、ニーズと支援の一致状況、介入内容の自己点検などが挙げられる。次に主観的情報として、利用者自身が感じる変化、支援活動に対する思いなどの把握がある。

　これらの情報をもとに、新たな問題が生じていないか、支援の方向性は妥当か、支援内容について利用者や関係者に不満が生じていないかといった内容について子細に点検し、必要に応じて修正を図っていく。微調整で済む場合もあれば、**再アセスメント・再プランニング**によって支援内容そのものを見直すこともある。

　この作業を進めるに当たっては、利用者や関係者との信頼関係に基づいた密なコミュニケーションが欠かせず、訪問活動や**ケア会議**の開催など積極的な**アウトリーチ**が求められる。また、情報を検討する際は、専門職の価値観や世間の常識といった基準で判断するのではなく、利用者の心情に寄り添った判断でなければ、支援過程への利用者の参加は望めない。

　たとえば、散らかった自室を片づけるためホームヘルパーによる支援を受けたが、いざ部屋が片づくと気持ちが落ち着かなくなり、かえって状況が悪化することがある。また別の例では、金銭管理のために**日常生活自立支援事業**を活用し、所持金の管理をしたところ、自分の金が自由にならないことから被害感が強まるということがある。そのようなとき、自立に必要なことだから我慢せよというのではなく、なぜそのような気持ちが生じたのかに立ち返り、場合によっては、支援内容を見直すことも求められる。

　ソーシャルワーカーの本音として、一度合意した支援内容の見直しに抵抗を感じるという声も耳にすることがあるが、誰のための支援活動かを考えたとき、ソーシャルワーカーの**自己覚知**も含め、利用者主体で取り組む姿勢を貫きたい。

アウトリーチ
outreach
自らサービスを求めにくい人に対し、援助者側が積極的にサービスを届けるように努めること。

日常生活自立支援事業
精神上の理由により日常生活を営むのに支障がある者に対し、福祉サービスの情報提供、日常的金銭管理、書類等の預かり等を行うことによって、判断能力の低下による不当な権利侵害から当事者を守る事業。実施主体は都道府県・指定都市社会福祉協議会であり、窓口業務は市町村の社会福祉協議会等が担っている。

B. エバリュエーションの意義と方法

［1］ エバリュエーションの意義

　ソーシャルワーク過程が、利用者との間で**契約**された行為として展開される以上、契約の終了時点で過程を振り返り、得られた効果、改善の必要な点、今後の課題などについて利用者とともに**事後評価（エバリュエーション）**し、その内容を共有することは、**利用者に対する責任（アカウンタビリティ）**として大切なことである。

　また、エバリュエーションによって、事前評価であるアセスメントから

アカウンタビリティ
accountability

導かれた目標についての達成状況や、利用者の満足度、介入の適切さ、費用対効果を把握することは、ソーシャルワーカーの経験をより高め、支援スキルを向上させることにもつながっていく。

[2] エバリュエーションの方法と留意点

(1) 効果測定

効果測定とは、実験・調査手法を用いて支援の効果を測定し、判断する方法をいう。数値データ化することにより客観的判断が可能となり、また他の利用者に対する支援との比較も容易になる。具体的には、「サービス満足度調査」のような形であらかじめ準備された質問紙や構造化された聞き取り調査によって行われる場合が多い。

(2) ケア会議

多職種や多機関で介入した場合には、担当者による**ケア会議**を開催し、その中で振り返りをすることもある。お互いの評価をもとに効果を確認し、改善点を共有することで今後のケースへとつなげていくことができる。

(3) 支援の評価

支援の評価をする際の視点については、以下の3点が挙げられよう。

①**計画についての振り返り**：計画に沿った介入ができたか、ニーズと支援内容が一致していたか、目標を達成したかなど。

②**専門性についての振り返り**：専門的な見地から介入できていたか、倫理的妥当性を保持していたか、ソーシャルワークのプロセスとして一般化できる内容であったかなど。

③**効率性についての振り返り**：支援に要した費用や人的資源は妥当であったか、無駄を省き合理化できる部分はないかなど。

(4) 留意点

アセスメントが事前評価であり課題や強みを捉えるための状況把握とすれば、エバリュエーションは、それらが支援の過程においてどのように変化したか達成度を点数化し、支援内容が適切であったか成績をつけるような評価である。そのため、エバリュエーションにおける評価軸は「できた－できなかった」などの**二項対立**になりがちであるが、利用者とともに支援過程全体を振り返り、**利用者と支援者の相互作用**によってもたらされた質的な部分も大切にしたい。結果として目標達成できなかった支援であっても、そのプロセスでは利用者にさまざまな変化が生じたと考えられ、その変化を捉えることが、次の目標設定につながっていくものである。

4. 終結（ターミネーション）の諸問題

A. 終結へのスムーズな移行

　利用者が目標を達成し、自己実現に向けた次のステップを踏み出すとき、それは現在のソーシャルワーク過程の終わりを意味する。利用者とソーシャルワーカーの間に強固な信頼関係が築かれ、よき**パートナーシップ**が形成されている場合ほど、利用者の心情に配慮した形で終結に導かなければならない。終結の局面へは、少しずつ徐々に移行していくことが望ましい。

　終結が近づくと利用者の心情には、達成感とともに、新たなステップへの不安や、それまでかかわっていたソーシャルワーカーを始めとする専門スタッフへの別れの気持ちが生じてくる。ちょうど卒業式の心情に似ているかもしれない。この局面で、そのような**マイナスの感情**の高ぶりに利用者が巻き込まれてしまうと、達成したことまでが無に帰す恐れがある。ソーシャルワーカーは、そのような利用者の気持ちをくみ取り、**シェアリング（気持ちの共有）**することで、スムーズに終結へと導き、自信をもって次のステップに進めるように注意深くかかわっていく。

シェアリング
sharing

B. アフターケア

　終結後も当然、利用者の人生は続く。そして、そこでは新たな問題に直面する可能性もある。そのため、**アフターケア**についても利用者との間で確認をしておくことが大切である。

アフターケア
after care

　困りごとや悩みごと、自分だけでは解決できない問題に遭遇したときに、再び支援を求めることができる関係性を築くとともに、利用者の暮らす地域社会に、利用者が接点をもてるさまざまな資源を整えておくことで、緊急時などに**早期介入**を可能とする体制を整えておく。自ら支援を求めることができるスキルを獲得することも大切な支援目標である。

注）
(1) バイステック，F. P. 著／尾崎新・福田俊子・原田和幸訳『ケースワークの原則
　―援助関係を形成する技法（新訳改訂版）』誠信書房，2006.
(2) 仲村優一・一番ヶ瀬康子・右田紀久恵監修／岡本民夫・田端光美他編『エンサイ
　クロペディア社会福祉学』中央法規出版，2007.

▍理解を深めるための参考文献

● 倉知延章・柳政勝編『精神保健福祉士のためのコーディネート実践ハンドブック』中
央法規出版，2006.
　実践場面で出会うさまざまなコーディネート場面について、具体的なポイントを例示
し、必要な技術が身につくように構成されている。

● ラップ，C. A. ＆ゴスチャ，R. J. 著／田中英樹監訳『ストレングスモデル―リカバ
リー志向の精神保健福祉サービス（第 3 版）』金剛出版，2014.
　ストレングスモデルの考え方や介入の方法について、初学者にもわかりやすく具体的
に解説されている。

● 野坂達志『事例で学ぶ統合失調症援助のコツ』日本評論社，2009.
　統合失調症者への支援に当たっての着眼点が豊富な事例によってわかりやすく示され
ている。

畑のソーシャルワーク

四天王寺大学人文社会学部　准教授　川下維信

勤務先は郊外の大学なので敷地が広く、キャンパスのはずれには農園もある。しばらく活用されず荒れ地になっていたところを、地元の就労支援事業所と共同で耕し、学生や事業所の利用者さんと一緒に花や野菜を育てることにした。

取り組んで感じたのは、作物を育てるのはソーシャルワークに重なることが多いということである。そもそも、畑を耕し、種をまき、肥料や水をやり、間引きや剪定をし、収穫するというプロセスは、そのままソーシャルワークのプロセスでもある。計画を立て、目標に向けて適時適時に必要な介入をするが、育っていく主体は作物自身である。農薬などは極力使用せず、自然の力を信じて育てるのは、クライエントのエンパワメントを引き出す支援に似ている。

忙しい日が続き、手入れが疎かになったときはあっという間に雑草が蔓延る。水やりもうっかり忘れてしまうことがある。そうすると作物はたちまち元気がなくなり、中には枯れてしまうものもある。そんな場面に出くわすと、まるでネグレクトの結果、わが子を死なせてしまったような罪悪感にとらわれてしまう。「ちょっと目を離しただけ」「まさかこんなことになるとは」……今まで共感することが難しかった、虐待をした親の気持ちにちょっとだけ接近できた気がする。

せっかく育ったトウモロコシをカラスにすべて食べられてしまったときは、自分でも驚くほど強いカラスへの憎しみが生じた。そのとき、クライエントの問題に巻き込まれている自分を感じた。落ち着け、距離を置かねば。その直後、冷静になってカラス対策をしたブルーベリーを小鳥にやられた。悔しい。ブルーベリーのアドボカシーは無力だったのか。

筋蒔きしたホウレンソウが少し育ったところで間引きする。なるべく大きな芽を残し、育ちの悪い芽を抜いていく。何となく優生思想につながる気がして心が落ち着かない。

たぶん、ソーシャルワークについて学修の途上にある学生たちは、そんな見方をしていない。もっとも、作物に対してそんな見方をするソーシャルワーカーは、自分だけかもしれない。しかし、作物もかけがえのない生命の一つであり、その成長に携わった学生たちは、将来、自身のソーシャルワーク活動にこの体験を重ねて考えてくれるかもしれない。

初めは農福連携の機会などと気楽に考えていた畑の作業であるが、根本的な部分にこれほどソーシャルワークと共通する要素があり、ソーシャルワーカーがクライエントにかかわる際の姿勢や、そもそも他者の人生にかかわることの難しさを教えてくれることにつながっていたとは、恥ずかしながら自分自身が経験するまで考えもしなかった。

汗をかきながら雑草取りを頑張っている学生たちに、この気づきをどのように伝えていこうか、いや、伝えなくても気づいてくれるだろうか。

第5章　面接技法および支援関係の展開と自己決定への支援

本章は、精神保健領域で使用される基本的な個別支援技術を解説する。単にそれらを列挙するだけではなく、精神保健福祉の新しい潮流である、ストレングスやリカバリーの概念との関連で、どのように基本的な技術を活用していくかについて考察する。

1

ソーシャルワークにおける面接の形態と、構造とについて説明し、それらが利用者にどのように機能するかについて理解する。また、面接の中でやりとりされているコミュニケーションの意味、言語化の必要性について学ぶ。

2

ケースワークのさまざまな技法を、ホリスの技法分類に従って体系的に学び、それらの技法の今日的意義についても考察する。

3

支援関係の展開に伴い、利用者とソーシャルワーカーとの間で展開される自己概念の立て直しと、ストレングスへのプロセスについて学ぶ。また、実務の過程に影響を与える転移と逆転移の概念と、その意味について考察する。

4

自己決定への支援のプロセスと、その技術について学ぶ。また、自己決定の支援に関連した事例を紹介し、支援関係のあり方が自己決定を育てることを確認する。

1. 支援関係と面接

A. 面接の特徴

［1］面接とは何か

　ソーシャルワークにおいて使用される「面接」という用語は、interview の訳語である。日本語の面会、面談、会見などの用語もすべて英訳すれば interview である。利用者とソーシャルワーカーとの間では、単なる情報のやりとりだけではなく、情緒と態度のダイナミック（力動的）な相互作用が生じる。その通路となるのが「面接」である。ソーシャルワークでは、支援関係を形成し、それを展開させる技術として「面接」を活用してきた。**面接**は、利用者を支援するための最も基本的な方法である。支援関係を形成し発展させることの意義は、利用者を精神的に支えること（支持）と、利用者の変化・発展を促すこと（洞察）である。

面接
面接は、ソーシャルワークに限らず、医師、心理士、看護師など、精神保健領域の対人援助職すべてにとっての最も基本的な方法といえる。

［2］言語的・非言語的コミュニケーション

　面接は、主として言葉（言語）を介したコミュニケーションによる支援方法である。面接は、情報の収集と評価、あるいは情報の提供など教育的な目的に使用されてきた。しかし、面接の中では、言語化された情報だけではなく、情緒や態度などの非言語的な相互作用が生じる。

　人間の欲動や感情の表現チャンネルは、①言語化、②行動化（ひきこもり、暴力、非行など）、③身体化（種々の身体症状）である。これらのうち、行動化や身体化は、その人と環境との相互作用を著しく阻害する。そのため、面接においては、利用者がそれまで自分では気づけなかった感情や欲動を言葉にしていくことで、行動化や身体化の表現チャンネルを言語化に変換していくことが目標となる。

［3］面接の情緒的要素

　面接には、決まりきった型があるわけではなく、利用者の目的やソーシャルワーカーの所属機関の機能によって、さまざまなバリュエーションが存在する。「面接の内容と進め方は、相手によってもまた誰がそれを行うかによっても、変わって来る」[1]のである。たとえば、単にサービス資源を紹介し、手続きをするだけであれば、情緒的要素を含まない面接で事足

りる。逆に、精神病理や情緒的問題を抱えた利用者との面接は、情緒的要素の割合が高くなる。たとえば、利用者が悲嘆や怒りを乗り越えるためにソーシャルワーカーとの面接を利用する場合は、安全に感情を表出できる場や時間などの配慮、受容や共感、浄化法などの技術が面接に盛り込まれる必要がある。

B. 面接の構造

[1] 外的構造と内的構造

　ソーシャルワーカーの所属機関の機能や、利用者の目的によって、面接には一定のルールが設定される。そのルールを**面接の構造**という。面接の構造には、頻度、場所、時間、料金などの外的構造と、共有された面接の目的、ソーシャルワーカーの姿勢や態度、信頼関係の度合いなどの内的構造とがある。利用者と共有する目的によって、ソーシャルワーカーのとるべき役割と利用者の役割とが決まる。また、ソーシャルワーカーの姿勢や態度は、所属機関の中でのソーシャルワーカーの位置づけや臨床経験、ソーシャルワーカーのパーソナリティなどの影響を受けている。

[2] 構造化された面接

　利用者が面接の目的を明確に自覚しており、その目的に沿った面接ルールが設定されている場合を「**構造化された面接**」と呼んでいる。たとえば、週に1回、曜日と時間を設定し、秘密の守れる面接室（あるいは家庭訪問）で行う対面式の面接は構造化された面接である。もし、利用者が自分自身に対する洞察を深めたいと望んでいる場合、面接の頻度は週に1回以上が望ましい。面接時間も1時間程度に設定する。それ以上の間隔の場合や短い時間（たとえば30分）であると、面接内容は、外的な事柄に終始してしまう傾向がある。悲嘆や怒りなどの情緒的問題を乗り越える目的の場合も同様である。一方、現在の生活を維持することを目的（見守り）とする場合には、週に1回より間が空いても対処可能である。

週1回の対面式の面接
ケースワーク理論における面接の基本構造は、週1回、面接室において、対面式の、50分程度とされている。

[3] 生活場面面接

　就労支援施設において、一緒に作業をしながら利用者と会話する、ロビーで立ち話をするなど、日常生活の一場面での「面接」を**構造化されない面接**、あるいは生活場面面接と呼んでいる。この面接形態は、関係形成を意図している場合や、利用者の見守りを意図している場合に有効である。久保紘章は、この生活場面面接を、「面接者の側の目的と意図が明確であ

る場合には面接カテゴリーに入れてよいと考える」[2]と述べている。

しかし、行きずりの会話と異なり、意図をもった面接である限り必ず構造は存在する。ソーシャルワーカーの目的、一貫した姿勢・態度という内的構造が存在し、「また次にね」という約束にも、いつ、どこで、何分くらいの面談なのかという信頼に基づいた暗黙の了解が含まれている。当然、生活場面面接も、記録として残される。

C. 面接構造が利用者を支える

「構造化された面接」も「生活場面面接」も、一定の構造をもっている。その枠組みが堅いか柔軟かのちがいである。外的構造と内的構造との間にはバランスが存在しており、日常場面面接のように外的構造や目的の共有が明確化されていない場合、しっかりとした信頼関係が面接の枠組みを支えることになる。逆に、外的構造がしっかりしている場合には、支援関係に不信や怒りなどの感情が混入しても、面接の枠組みが保たれる。

また、外的・内的な面接構造は、精神保健領域の不安感や衝動性などで苦しむ利用者を支える機能をもつ。次に確実に会える約束があれば、そのときまで、不安や衝動に振り回されずに自分を保つことができる。たとえば、デートの際に「またね」と別れたとしても、次の回の約束がなければ耐えられないほどの不安を感じるものである。同様に、信頼できる人が確実に待っていてくれることは、安心感と落ち着きを与えてくれるのである。

2. ケースワークの技術

A. 面接技法の分類

ケースワークの技法は、**リッチモンド**によって、利用者自身に対する働きかけとしての「**直接療法**」と、彼を取り巻く環境に対する働きかけとしての「**間接療法**」に分類された。その後、精神分析の影響を受けてケースワークは理論化され、直接療法は、利用者の適応様式の維持を目的とする「支持的技法」と、利用者の洞察を促進して適応様式の変化を目指す「明確化」や「解釈」の技法に分類された。

ホリスは、1964年、『ケースワーク―社会心理療法』を著し、家族福祉

ケースワーク
casework
ソーシャルワークの方法の一つで、個人やその家族を対象としている。

リッチモンド
Richmond, Mary Ellen
1861–1928
1917年、ケースワークの理論書『社会診断論』を著した。「ケースワークの母」といわれている。

直接療法
direct therapy

間接療法
indirect therapy

明確化 clarification
解釈 interpretation
これらの技法は、洞察を促進する技法に分類されている。明確化は、利用者が自覚できない感情や態度を言語化することであり、解釈は、感情や態度の因果関係や利用者にとっての意味を明らかにすることを意味している。

ホリス
Hollis, Florence
1907–1987

機関や精神保健領域の知見をもとに、ケースワークの技法を体系化した。ホリスは、利用者への直接的な面接技術として、「持続的支持」「直接的指示」「浄化法」「人と状況の全体関連性の反省的話し合い」「力動的発生的要因の反省的話し合い」を、環境に対する働きかけとして「環境的支援」の技法を提唱した。

ソーシャルワークの技術書では、**マイクロカウンセリング**の技法が紹介されていることが多い。それらは、①効果的な質問（開かれた質問・閉ざされた質問）、②最小限度の励まし、③言い換え、④要約、⑤感情の反映である。これらの技法は、利用者がソーシャルワーカーを信頼し、主体的に話し始めるために効果的な技法であり、ホリスの持続的支持を支える技法といえる。ここでは、ホリスの提唱した技法群について以下に解説したい。

B. 持続的支持、直接的指示、浄化法

［1］持続的支持

ホリスの提唱する持続的支持は、①**傾聴**、②**受容**、③**再保証**、④**激励**、⑤**具体的サービスの提供**からなっている。これらの技法は、支援関係を構築・維持していくための最も重要で基本的なものである。

①傾聴と②受容はセットになっており、利用者が主体的に語る主観的事実や感情も含め、無批判的・共感的にありのままを受け止めながら聴くことを意味している。③再保証は、援助や支援を受けることに対し、不安や恥ずかしさを抱えている利用者に、支援を受けることが恥ではないことを理解してもらうことによって、利用者の自尊心を支える技法といえる。④激励は、利用者の努力や達成、意欲などを励ますことを指している。これは、利用者がより望ましい行動を選択することを支援するという意味をもつ。⑤具体的サービスの提供は、面接時間の延長からサービス資源の紹介、施設見学、受診同行、家庭訪問までを含み、ほとんどが環境調整の技法と重なる。しかし、それらの技法は、環境条件の改善という現実的な利益だけではなく、利用者を支持するという機能をもっている。施設見学やアパート探しへの同行を通して、支援関係が深まるのである。

これらの技法の中核部分は、傾聴と受容を通しての共感、肯定的関心、知的および情緒的理解であり、それらが利用者とソーシャルワーカーとの支援関係の基盤となっている。さらに、安心感の提供、励まし、同行や紹介などの具体的な行動が含まれていることが**ソーシャルワークの特徴**である。

持続的支持
sustaining procedures

直接的指示
direct influence

浄化法
catharsis

人と状況の全体関連性の反省的話し合い
reflective discussion of the person-situation configuration

力動的発生的要因の反省的話し合い
reflective discussion of dynamic and developmental factors

環境調整
environmental modification

ソーシャルワークの特徴
ソーシャルワークは、ソーシャルワーカー側の関心や善意を積極的に利用者に伝える技法をもっている。それは、伝統的に支援に対する動機づけの乏しい利用者を対象としてきた歴史が関連していると思われる。また、面接室のみならず、利用者の生活のあらゆる場面にかかわることも特徴である。

［2］直接的指示

「指示」は、素人が安直に使うものなので、ソーシャルワーカーは使用しないほうがよいと思われる傾向がある。それは、ソーシャルワーク理論が成立する以前、ソーシャルワーカーが指示（アドバイスを含む）を多用し、痛い思いをした歴史があるからである。しかし、臨床現場では、直接的指示を使用する場面は多い。それは、緊急事態に対処する場面や、利用者が精神的に混乱している場面である。精神保健ソーシャルワーク実践では、「息子が家で暴れている」「たった今、過量服薬してしまった」という利用者や家族からの連絡が担当ソーシャルワーカーに来ることがある。また、精神的に混乱していて、自分ではどうしてよいかわからないという場面もある。そのような場合には、ソーシャルワーカーの指示が利用者にとって有効な支援となる。

ホリスは、直接的指示を影響力の弱い順から、①賛意を示す、②示唆する、③助言する、④主張する、⑤強制措置をするなどに分類している。これらの中で、最も頻繁に使用されるのは、③助言であり、それは、利用者に一定の方針を提示することである。過量服薬の場合は、「救急車を呼ぶので、水分をとって吐いてください」と④主張する。精神科病院への措置入院は⑤の強制措置にあたる。

しかし、指示は、本人が「どうしたらよいでしょう」と求めてきたとしても、本人の主体性を阻害するので、援助関係を強化するより抵抗や反抗を生じさせることが多い。指示の内容が、ソーシャルワーカーの要求ではなく、利用者にとって最善であるという証拠（理論的に説明できること）が必要である。また、できるだけ影響力の少ないものを使用することが必要である。

［3］浄化法（カタルシス）

ソーシャルワークは、利用者の感情にかかわる仕事である。しかし、精神保健領域では、情緒交流が乏しい環境で生育したため、自分の感情や欲動に気づけない人たちや、外傷的体験のため感情を防衛的に抑圧（**心理的防衛機制**）している人たちが支援を求めてくる。さまざまな身体症状や、無気力、抑うつ、強迫等の症状として表現されている感情や欲動を解放する手法が浄化法である。

浄化法は、自然災害に被災した人びとの「**心的外傷後ストレス障害（PTSD）**」、自分自身の健康や身近な人を失いつつある高齢者、子どもの障害を告げられた親、精神病の診断名を告げられた人など、愛する人やもの、健康など大切な対象を喪失した人びとが必ず通り抜けなければならな

い「悲嘆の仕事」を支援する有効な方法である。

　また、乳幼児期から情緒的な交流を体験できなかった人たちは、そのこと自体が大きな外傷体験であり、自分の傷つきや、それにまつわる感情をないものとして生きてきた歴史をもっている。そして、自分の感情や欲動に気づかないような心の構造を形成している。それらの人たちには、力動的・発生的要因についての理解と気づきが必要になるが、その際想起された外傷体験にまつわる感情は、浄化法によって換気される。

悲嘆の仕事
grief work
➡ pp.126-127
第6章3節 B. [3]

C. 人と状況の全体関連性の反省的話し合い

[1] 客観的事実と主観的事実

　利用者が直面している問題には、「客観的事実」と「主観的事実」とが存在している。ソーシャルワークは、伝統的に主観的事実を重視してきた。ほとんどの人が、自分が感じている主観的事実を真実であると思い込んでおり、それに基づいてその人の生活が形成されているからである。

　しかし、この主観的事実が、客観的事実とあまりにも食い違うと、生活上の障害が生じる。極端な場合は妄想や幻覚であるが、程度の差はあっても、誰もが事実を歪曲して体験しているのである。この技法は、この事実の歪曲を「反省的話し合い」（理性のレベルでの話し合い）で修正しようとする技法である。また、事実認識には感情が付随しているので、認識の歪曲の修正は、感情の修正体験にもなる。

[2] 技法の手順と内容

　人と状況の全体関連性の反省的話し合いの手順は以下の通りである。

　①「クライエントの現在の状況について」、具体的には、誰と、何が起きているかについて話し合う。②「クライエントの意思決定とその結果について」、現在の状況の中で、利用者がどのように対処したか、対処しようとしているかについて話し合う。③「クライエントの隠蔽された感情や反応」、利用者の意思決定に影響している、利用者の気づいていない要因について話し合うが、無意識的というより、話していて思い出すレベル、指摘されてすぐに気づけるレベルの要因である。④「ソーシャルワーカーおよび支援に対する反応」、ソーシャルワーカーの支援に対する感情や反応について話し合い、利用者の問題との関連を探る。

[3] 技法の意義

　以上のように、この技法は、利用者とソーシャルワーカーが、出来事に

かかわる人や状況について細かく検討しながら話し合い、認識の歪曲を是正する方法である。このような話し合いは、ソーシャルワークに限らず一般に問題解決に使用されているものである。つまり、感情的になり、混乱している事態を、理性的に話し合うことによって収拾する方法と共通している。

しかし、この技法は、それにとどまらず③の「隠蔽された感情と反応」、④の「ソーシャルワーカーおよび支援に対する反応」を扱うことで、単なる事態の収拾だけではなく、利用者の「認識の歪曲」のパターンや感情パターンの恒常的な変化を目指しているといえる。

D. 力動的発生的要因の反省的話し合い

[1] 技法の概要

この技法は、利用者の「生活のしづらさ」がいつ始まり（発生的）、種々の要因と絡み合いながらどのように展開（力動的）し、現在の生活に影響を与えているかを、未知の領域（無意識あるいは前意識）を探索しながら、自己理解することを目指している。そして、利用者が過去から引きずっている未解決の心理的課題を乗り越え、自分の人生の可能性を模索できるように支援する。そのプロセスの中で、過去の傷つきにまつわる感情が想起されるが、それは浄化法によって換気される。ソーシャルワーカーの役目は、利用者と協力して利用者の精神内界を探索し、理解と**解釈**を提供するとともに、過去の体験に伴う利用者の感情に共感することである。

この技法の背景には精神分析の知見があるが、精神分析とは手法も目的も異なる。この技法は、あくまでも、現在の問題解決を目標としているし、過去の関係パターンの反復を支援関係の中で再現させることも意図しない。共通しているのは、乳幼児期の未解決の課題が、その後の人生に大きな影響を与えているという発達論的な視点である。

[2] 抵抗の解釈

心理的防衛機制によって、無意識の中に抑圧、あるいは分割されている感情や事柄を探索する過程は、利用者の苦痛を伴うため、利用者は無意識的にそれを避けようとする。それを「**抵抗**」と呼んでいる。たとえば、「こんな心理士みたいなことをしてないで、もっと現実的な相談に乗ってよ」と言われるのである。

もともと、利用者は苦痛を避けるために抑圧・分割する心の構造を創り出したことを十分理解したうえで、ソーシャルワーカーはこの抵抗を解釈

ケースワークにおける解釈
精神分析の用語をそのまま借用して使用しているが、ソーシャルワークにおける解釈は、精神分析の使用法とは異なり、より表層的、説明的、教育的なものである。

心理的防衛機制
defence mechanism
抑圧が基本にあり、逃避、退行、置き換え、反動形成、投影、合理化、知性化などに分類される神経症的な防衛機制と、より早期に形成される原始的防衛機制の概念が存在する。
原始的防衛機制は、分割（split）を基本として、否認、投影同一視、価値下げ、原始的理想化、躁的防衛などに分類されている。原始的防衛機制は、精神病やボーダーライン水準の心理機制として多用されており、彼らの対象関係に大きな影響を与えているため、ソーシャルワーカーは、それらを充分に理解しておく必要がある。

98

していく。

　いずれにせよ、力動的発生的要因の反省的話し合いの技法は、充分な持続的支持の基盤の上で、他の技法群では解決できない精神内界の問題に対処するための技法であり、利用者がその技法を望み、確実に利益を得られる場合にのみ適応される。また、支持的な技法と洞察促進的な技法は別々に使用されるというより、利用者の必要に応じて併用されると考えてよい。

[3] 技法の今日的意義

　精神保健ソーシャルワークの分野でこの技法を使用する意義は、多くの利用者が傷つき、歪められた自己像のため、自己の可能性を過小評価し、環境を歪めて見てしまい、社会資源をうまく活用できないという事実に存在する。また、利用者の傷つきには、絶望、怒り、不安、恐怖などの感情が伴っているが、それらも利用者が可能性を発揮する力を奪っている。

　彼らの自己像の修復は、共感され、受容され、理解され、支持され、激励される体験の中で始まるが、彼らが可能性に向かって主体的に動き始めるためには、自分の人生のストーリー（因果関係）を認識し、現在の自分に納得（**自己受容**）する必要がある。そして、自己のストレングスを発見し、将来への希望をもつプロセスを経ることが必要である。

　「力動的発生的要因についての反省的話し合い」の技法は、現代の潮流に合わせて工夫すると、利用者のリカバリーに大きく貢献できる可能性を持った技法であるといえよう。

E. 環境的支援

　ソーシャルワークは、人と状況（環境）とに同時にかかわり、人と状況の相互作用が円滑に行われるように調整していく仕事である。そのため、利用者の家族、友人、仲間、教師、医師、公的扶助ワーカー、看護師、ホームヘルパーなど、身近な人たちへの働きかけを個別支援と同時進行で行うことにソーシャルワークの独自性がある。個別支援と環境的支援は、一人のソーシャルワーカーが単独で行うことも可能だが、複数のソーシャルワーカー、あるいは他の専門職と協働して実施することが多い。

　ホリスによると、彼らも種々の感情をもち、防衛的で敵意をもっている場合もあるので、利用者に対するのと同じように丁寧に接しなければいけないと述べている。支援技法としては、①持続的支持、②直接的指示、③浄化法、④人と状況の全体関連性についての反省的話し合いなど、利用者本人に用いる技法と同様である。無意識・前意識を扱う「力動的発生的要

因の反省的話し合い」はほとんど用いない代わりに、地域社会の社会資源やサービスを、利用者の状況に応じて提供する仕事が環境的支援に含まれる。また、利用者の環境には、ソーシャルワーカーより有利な立場で、利用者に支持的な支援を提供できる親族、友人、仲間など、常識的で温かい人たちが多数含まれている。そのような人たちを発見し、活用していくことも環境的支援の一部である。

3. 支援関係の展開

A. 支援関係の重要性

[1] 道具的支援と情緒的支援

　第3章において、支援関係の基盤が、ソーシャルワーカーの**自己一致、共感的理解、無条件の肯定的関心**という技術によって成り立っていることを学んだ。つまり、ソーシャルワーカーは裏表なく誠実で、利用者の感情や内的経験を理解し、利用者を無批判的に受容し尊重することによって、支援関係を構築し、維持するのである。このような支援関係は、ソーシャルワーカーと利用者との間に相互信頼関係を築き、インテーク、情報収集、アセスメント、計画立案、介入といったケースワークの実務の過程を促進すると同時に、利用者を生活の再建へと動機づけ、自己効力感を高めることにつながる。

　支援は大別すると、サービス資源の紹介やケアのマネジメントなどの**道具的支援**と、利用者の情緒的安定、成長や動機づけにかかわる**情緒的支援**とに分類される。この両者は、車の両輪のような関係にある。一般にソーシャルワークは、道具的支援が主体であり、心理療法やカウンセリングは情緒的支援が主体であるという二分類法的な見方をしがちであるが、両者を統合的に活用していくことがソーシャルワークの本質である。ソーシャルワークの実務の過程は道具的支援の過程と重なり、関係の過程は情緒的支援の過程と重なるものである。支援関係の構築と展開はソーシャルワーカーの重要な技術であるといえるが、日本においては、実務の過程とその成果と評価に重点が置かれ、支援関係に関する論議はそれほど盛んではない。

［2］精神保健分野の支援関係

　精神保健領域の利用者は、彼らの問題が情緒と人間関係の障害と見られていたため、それらを指導し矯正することが精神保健専門職の役目だと思われてきた。日本においては、多くの制度や支援システムがそのような視点から作られており、個別担当制の徹底など、支援関係を重視する仕組みはそれほど盛り込まれてはいない。

　そのような状況は、利用者とソーシャルワーカーの関係のあり方を支配する規則にも影響を与えている。利用者とソーシャルワーカーとの間には、**「専門的距離」**を置くことが大切であり、担当者が交代しても同じサービスが提供できるという前提が存在している。そして、相互交流や自己開示は制限されるべきであると考えている施設や機関が多い。当然、利用者とソーシャルワーカーとの間には、**権限の格差**が存在している。

そのような視点から作られた制度や支援システム たとえば、精神保健福祉士法の条文を読むと、精神保健福祉士は、精神障害者を指導・助言する役目となっている。

［3］新しいパートナーシップ

　それに対して、精神保健の新しい潮流であるリカバリーやストレングスの概念は、支援関係のあり方に大きな視点の変換を迫っている。たとえば、ラップらが提唱する**「新しいパートナーシップ」**という支援関係のあり方である。その特性は、①目的意識、②相互性、③心から親身になること、④信頼すること、⑤エンパワーすることである。

　①には、精神的・社会的に立ち直ることと、成長志向という二重の目的が含まれている。②は、対等な交流の重要性と、利用者から学ぶソーシャルワーカーの姿勢が強調されている。③は、ソーシャルワーカーは友人ではないが、本物で誠実な関係を提供するということである。その中には、温かさ、尊重、楽しさが含まれている。④は、利用者が、ソーシャルワーカーに自分の考えや感じ方、誤り、失敗を打ち明けることができるような関係を意味している。利用者にとっての信頼とは、ソーシャルワーカーと共に、考えや感じ方、誤り、失敗を分かち合うことができるという認識である。⑤は、利用者が自分を確立し、自己決定を行い、失敗する権利を行使するという、利用者自身が主体的に動くことを側面的に支援することを意味している。

ラップ Rapp, Charles A. 1939-2019 ストレングスモデルの提唱者。

B. 支援関係の展開

［1］共感的コミュニケーション

　利用者とソーシャルワーカーとの関係は、態度と情緒の力動的な相互作用によって成立している。生産的な支援関係は、利用者の態度や情緒を的

確に受け止め、利用者にとっての意味や重要性を敏感に察知し、その理解を利用者が体験している事柄に即して、利用者が理解できる言葉で伝えるソーシャルワーカーの能力によって形成される。これがソーシャルワークにおける「**共感**」の技術である。この概念には、察知し理解することと、それを的確に利用者に返し、応答するコミュニケーション技術とが含まれている。

共感は、ソーシャルワーカーが自分自身の価値観や役割を保ちながら、利用者と同じ目線に立って、利用者と同じようにその人生を見たり、感じたりする能力であり、相手と同一になることを意味しない。それは、ソーシャルワーカーが自己一致し、多様な価値観を受け入れ、多面的な見方ができるようになることによって**涵養される能力**であるといえる。

いずれにせよ、共感的なコミュニケーションは、ソーシャルワークの全過程を通して重要な技術であり、実務の過程を促進するとともに、利用者をエンパワーし変容や成長を促す治療的機能をもっている。

[2] 自己の立て直しと映し返し

人間は、他者との相互作用によって、「自分は何者なのか」を認識するようになる。極端な例を挙げると、ぞんざいに扱われ、無視され続けると、それが映し鏡になり、「自分は無価値な存在である」という自己意識が形成される。そして、「自分を無価値と判断する無慈悲で非情な世界」という世界観と結びつき、絶望と無力感、そして不信と怒りの支配する主観的世界に住むことを余儀なくされる。

自己意識と世界観のルーツは、乳児期の養育者との関係のあり方に起原があるとされているが、それは始まりであって、生涯にわたって発展し続けるが、崩れやすいものでもある。したがって、自信や有能感など健全な自己意識が育っていたとしても、社会生活の中で挫折や困難に直面すると、自信を失い無能感にさいなまれるものである。人間は、常に健全な自己意識を映し出し、**喚起してくれる対象**を常に必要としている。

「**映し返し**」とは、利用者の誇り、称賛、承認の要求に応答することである。ソーシャルワーカーの映し鏡は、利用者の小さな成功や達成、能力と才能を映し出す感度の高いものでなければならない。とりわけ、精神に障害をもつ人たちは、問題点や欠点を指摘され、弱点志向型の映し鏡によって支配されてきたため、感度の高い肯定的な映し鏡を必要としている。感度の高い映し鏡は、共感的コミュニケーションの積み重ねによって磨き出されるものであり、「支援関係の展開」によってのみ可能である。

共感
empathy

涵養される能力
「共感」を学習可能と考える研究者は、「実践家が特別に受容的な境地に身を置き、自分自身の中から雑念を取り除き、他人に対して心を開く術を身につける必要がある」と考えているようである。

映し返し
mirroring

喚起してくれる対象
自己心理学では、自己を喚起し自己の凝集性を高めてくれる対象のことを「自己対象」(self-object)と呼んでいる。

[3] オーセンティシティ

　利用者の自己の立て直しは、ソーシャルワーカーとの信頼関係のもとで進行する。信頼は誠実を意味する。ソーシャルワーカーは、非防衛的でなければならず、意識的にも無意識的にも嘘や真実の隠蔽があってはならない。**ヘプワース**等は、そのようなソーシャルワーカーの態度に**オーセンティシティ**という用語を与えている。オーセンティシティは、「自然で正直な、自発的で率直な、そして純粋な語り方で自己を分かち合うこと」[3]と定義されているが、ソーシャルワーカーが自己一致していることに加えて、自己開示を含め、自然で人間的であることを強調した概念であるといえる。

　つまり、ソーシャルワーカーの提供する肯定的な映し鏡には、ソーシャルワーカーから見た真実が映し出されていなければならず、ソーシャルワーカーの称賛や承認には下心があってはならないということであろう。精神保健領域の利用者には、敏感にソーシャルワーカーの防衛的態度やごまかしを見抜く能力をもっている人が多い。口先だけの慰め、励まし、**言い換え**だけでは、利用者の自己の立て直しに貢献することはできないのである。また、自己開示を含めた率直さや純粋さが強調される理由は、ソーシャルワーカーが、「専門家」という仮面をはずし、利用者と同じように限界や種々の感情をもって、何とか生きている（役割遂行している）人間であることを示すことによって、一種のモデルを提供しようとしていると考えることができる。

[4] エンパワメントの基礎

　利用者とソーシャルワーカーの支援関係が、ソーシャルワーカーの共感の積み重ねによって熟成してくると、利用者はソーシャルワーカーに映る自分の姿を信じ、傷つき、無力化した自己を立て直すことができる。そのプロセスの始まりは、些細な意思表示であることが多い。たとえば、それまでスタッフの指示に従順に従っていた利用者が、スタッフに「嫌だ」と言い始めるような出来事である。ソーシャルワーカーは、「初めて言えたね」と率直に喜びを伝え、称賛・激励（映し返し）をするのである。このような積み重ねで、利用者は徐々に自分の意思を明確に表現することができるようになる。

　しかし、精神保健領域の利用者の中には、自己を傷つけ弱体化させた対象（養育者、精神医療や福祉も含む）に対する不信、怒りや恨みを爆発させる人がいる。それらの感情表出をホールディング（抱える）する準備（チーム間での合意）は必要になるが、ソーシャルワーカーは、力動的発生的要因の反省的な話し合いによって、利用者と一緒に感情の因果関係と

ヘプワース
Hepworth, Dean H.
1928-

オーセンティシティ
authenticity

言い換え
否定的な用語を肯定的な用語に言い換えること。たとえば、「神経質」を「細かいところまで目が届く」など。日本精神保健福祉士協会の研修プログラムで、盛んに行われていたことがある。

103

意味を確認し、利用者が**納得できる落としどころ**を探るのである。利用者は、この過程を通して、ソーシャルワーカーが良し悪しを判断し、自分を褒めたり罰したりするのではなく、理解し意味を探ろうとする人であることを理解する。

自己の立て直しのプロセスは千差万別であるが、おおむねここまでが利用者のエンパワメントの基礎固めとなる。「自分の過去は変えることも消し去ることもできないが、先々には自分にも何かできることがあるかもしれない」と思えることが「希望」である。この時期に、ソーシャルワーカーが、限界も、種々の感情ももった自然な人であることは、利用者にとって、多少の幻滅と同時に、「あの程度のいい加減さでも、社会生活ができるのだ」というモデルとして機能するといえる。

C. 支援関係の中で起きる現象

[1] 転移反応

支援関係が展開し、情緒的な交流が始まると、利用者とソーシャルワーカー双方に種々の感情が生じる。ソーシャルワーク関係で重要な「信頼感」もこの感情の一つであり、ソーシャルワーカーが誠実で有能であれば、この「信頼感」は現実的な関係に基づいている。ところが、臨床の場では、ソーシャルワーカーの役割を超える献身や愛情を要求されることも、敵意や不信などの感情を向けられることもある。それらは、ソーシャルワーカーの側の誘惑的態度や共感不足など（ソーシャルワーカーの側が自覚しているとは限らない）に対する現実的な反応であることが多いが、利用者の非現実的で空想的な反応であることもある。

このような反応様式を「**転移反応**」と呼ぶ。転移反応とは、ホリスによれば、「クライエントが、幼児期にある家族（たいていは父母であるが、しかし父や母でないこともある）に対して、初めに体験した感情や態度をワーカーに転移し、ワーカーがあたかもそのような人物であるかのように感応すること」[4]である。また、幼児期以降の生活上の関係者への反応が再現されることもある。つまり、利用者の側から見ると、現実のワーカーがどのような人物であれ、転移した人物に対するように反応してしまうということである。このような反応には、好意や愛情を転移する陽性のものと怒りや憎しみなどを転移する陰性のものとがある。

[2] 逆転移反応

ソーシャルワーカーの逆転移には、利用者のソーシャルワーカーに向け

る転移感情への反応と、ソーシャルワーカー自身の過去の重要な他者との
関係を、利用者に転移する場合とがある。たいがいは、両者が絡み合った
形で出現する。たとえば、必要以上に利用者を心配し保護しようとする、
利用者との面接を楽しみにするか恐れる、利用者に褒めてもらいたくなる、
うんざりする、眠くなる、利用者を失うことを過剰に心配するなどが典型
的な**逆転移反応**である。

　精神保健ソーシャルワークの臨床では、転移と同様、逆転移もごく一般
的に発生する。ソーシャルワーカーは、程度の差はあれ、自分と同じよう
な体験をもつ利用者とかかわることで、自分の中の未解決の思考や感情を
呼び起こされてしまうのである。問題になるのは、逆転移反応により特定
の利用者に過剰関与してしまうこと、その逆に利用者から逃げ出してしま
うことである。ソーシャルワーカーは、自分の役割を逸脱しないように逆
転移を管理する必要があるが、その唯一の方法は、逆転移に気づき内省す
ることである。スーパービジョンやコンサルテーションにおいて、ケース
を検討し、**自己覚知**を深化させることが有効である。

［3］転移、逆転移というコミュニケーション

　転移は、利用者が過去の重要な人との関係の中で、未解決の思考や感情
を抱えているために、のちの人間関係の中で反復的に繰り返す関係や感情
のパターンである。精神保健ソーシャルワークの利用者には、このような
未解決の問題を抱えている人が多く、そのこと自体が利用者の「**生活のし
づらさ**」になっている場合がある。つまり、未解決の問題に引っかかって、
前に進めない状態であると理解できる。

　ソーシャルワーカーとの支援関係で転移状況が出現すると、ソーシャル
ワーカーの逆転移とあいまって、実務のプロセスが阻害される。このよう
な状況は、利用者の「生活のしづらさ」が支援関係の中で再現されたと解
釈することができる。

　つまり、利用者は、転移反応という形で自分の抱える問題を訴え、ソー
シャルワーカーは、逆転移という形でそれに応答していると見ることがで
きる。ソーシャルワーカーが自分自身の逆転移パターンに精通してくると、
逆転移を通して利用者の転移反応の意味を推察することが可能になる。そ
して、利用者と「**反省的話し合い**」を繰り返すことで、この波乱を乗り越
えることができる。利用者は、転移という表現形態で、ソーシャルワーカ
ーに未解決の問題解決を依頼していると考えてよい。ホリスは、次のよう
に述べている。「われわれが、もし、クライエントとケースワーカーとの
間に現れる生々しい経験を利用することを無視するならば、現実的な生活

自己覚知
self-awareness
自己認識とも訳される。
自分の内的・外的状況を
客観視すること。

反省的話し合い
この場合の「反省的話し
合い」は、人と状況の全
体関連性の反省的話し合
いと、力動的発生的要因
の反省的話し合いの両方
を指している。ソーシャ
ルワークにおける転移の
扱い方は、精神分析のそ
れとずいぶん異なり、現
在問題となっている関係
パターンに焦点が置か
れ、乳幼児期にまでさか
のぼって解釈することは
少ない。また、解釈も、
利用者が説明されれば自
覚できる範囲で行われ、
具体的、説明的・教育的
である。

をしようとしているクライエントから有力な援助源を剥奪してしまうことになる」(4)と。

バウンダリー（専門性境界）
professional boundary

[4] パートナーシップとバウンダリー（専門性境界）

　バウンダリーとは、利用者とソーシャルワーカーとの間を線引きする明確な境界線である。利用者とソーシャルワーカーとの間には、強固な信頼感と深い共感に基づく絆が存在し、思いやりによる温かさが存在するが、それでも友人や家族、夫婦のような親密な関係ではなく、専門職業的な関係なのである。

　精神保健領域では、「**パートナーシップ**」という支援関係が有益である。パートナーシップでは、相互交流、人間らしい温かさが強調されている。そのため、境界線を引くことは、対等性を否定し人間的な温かさを台なしにするものだという論議も存在する。しかし、パートナーシップが深まるほど、バウンダリーは守られなくてはいけない。

　たとえば、ソーシャルワーカーが示す深い共感や温かさは、社交的意味や性的誘惑が込められているわけではない。それらは、利用者の利益という目的のための手段であり、もし、個人的な意味が込められていたとすれば、それはソーシャルワーカーの逆転移である。したがって、自己開示や相互交流を制限する古いしきたりを打破していくのだとすれば、ソーシャルワーカーには、「自分の欲求充足のために支援関係を利用しない」という強い職業倫理が必要である。

　バウンダリーを守る義務は、一方的にソーシャルワーカーの側にある。

4. 自己決定への支援

熱望
aspiration
欲望、目的、野心、希望、夢を含んでいる。

能力
competencies
技能、才能、素質、熟達、知識がふくまれている。精神疾患をもつ人たちは、それらを正当に評価されていないし、自分自身も自覚していない。

自信
confidence
力、自分に対する自信、自己の効力感が自信の概念に関連する。

A. エンパワメント、自己決定、リカバリー

[1] 自己決定とエンパワメント

　「自己決定」の尊重は、ソーシャルワークの究極の原理である。その理由は、自己決定に至るプロセスが、人間の内的資源を動員し、統合するプロセスであり、エンパワメントのプロセスでもあるからである。

　人間の内的資源については、ストレングスモデルの理論が手際よくまとめているので、それらを紹介すると、**熱望**、**能力**、**自信**などの要素から構成

されており、動員・統合することによって「見込み」や「可能性」を生み出すものとしている(5)。そして、物質的・人的資源、社会関係、機会などの環境的資源と交互作用することによって、より質の高い「生活」(人生)を実現することが可能となる。

[2] 自己決定の基盤となる支援関係

前節で述べた「映し返し」や「反省的話し合い」の技法は、利用者の傷つき弱体化した自己の立て直しを支えるものである。そして、利用者とソーシャルワーカーの支援関係の目的は、利用者の内的資源を動員・統合し彼をエンパワメントすることであった。利用者の「自己決定」は、支援関係の力動的な展開が基盤となっている。

利用者の自己決定は、利用者のエンパワメントの成果であり、利用者の力の行使である。そして、「自己決定」によって、利用者の主体的環境形成が始まるということができる。人間は、エンパワメントされると、自分の人生を自分で決め、自信をもって力強く生きることができ、なおかつ柔軟であることができるのである。

[3] 自己決定とリカバリー

利用者の自己の立て直しは、リカバリーの旅の準備であり、**自己決定**は旅の出発点である。精神保健ソーシャルワーカーは、その両方に伴走することが可能である。ソーシャルワーカーは、共感的コミュニケーションを駆使して、利用者が安心して自分を表現できる関係を構築する。

利用者は、その安心できる関係を基盤として率直に自分を主張し、支援を受けながらでも自分の欲する生活の仕方を選択し(自己決定)、自分の選択に責任をもちながら、社会関係を拡大していくことができる。そのプロセスが、**リカバリー**である。リカバリーの提唱者たちは、旅の伴走者としてソーシャルワーカーを指名しているわけではないが、いつ指名されても応ずる準備は必要であろう。

B. 自己決定への支援過程と技術

[1] 感情を言葉にする過程

感情はすべての行動の原点である。ソーシャルワークにおいては、人間の生活に大きな影響を与える感情の重要性を認めて、利用者に感情を表出してもらうことを大切にしている。自己決定への支援も、利用者の感情表出から始まる。感情は、複雑なシステムで、同一の事象に対して異なった

感情（アンビバレンス）が存在する。また、人間は自分の感情をすべて自覚しているわけではなく、個別な事情によって、無意識の中に抑圧されていたり、否認されていたりする。抑圧や否認が激しい場合は、自己像や現実認識が歪曲されるため、環境との相互作用が障害され、精神的に不健康な状態に追い込まれる。

　バイステックの著書によると、「精神病と診断されたクライエントの感情を解放することは禁忌」であり、「重篤な神経症者の感情を表出させることは危険である」(6)とされている。そのため、精神保健ソーシャルワーカーの養成には、特別な知識と訓練とが必要である。また、実践に当たっては、力動精神医学に関するコンサルテーションが必要とされる。

［2］表出された感情に適切に反応する技術

　精神保健領域の利用者の感情システムは混乱している。重篤な障害であるほど、その傾向は強い。したがって、表出される感情も混乱しており、利用者だけではなく、周囲の人の苦痛も伴う。したがって、事前に十分な話し合いが必要であろう。また、情緒的な交流が開始されると、先に説明した転移反応などの**非現実的関係様式**が再現されるため、精神保健分野の利用者の感情表出に対応する技術は、最も高度で難しい技術に数えられる。

　表出された感情は、すべて受容され、共感され、浄化される。そして、意識的・無意識的レベルの「**反省的な話し合い**」によって意味づけされ、利用者の理解できる言葉で利用者に戻されるのである。

［3］自己主張、選択と決定

　利用者の感情が表出され、それに適切に反応してもらえると、利用者にとって抑圧や否認の必要性が少なくなる。それによって利用者は、自分の感情に向き合い、未解決の情緒的問題を自己受容できるようになる。そして、同時進行で、複雑で、混乱した感情システムの中で、どの感情を優先すべきかを選択し、満たされる見込みがないため、断念すべき感情は何かを選択していく。ソーシャルワーカーは利用者の選択を尊重し、映し返しを行っていくが、その共同作業の中から、将来実現可能な要求が明確化していく。混乱状態では、「とても無理」と思われていた事柄が実現可能な形に形成され、「希望」と「内発的動機」が生まれる。これが**動機づけ面接**である。

　利用者の「自己決定」の行使は、利用者の熱望（希望と内発的動機）の強さと、環境的資源のすり合わせである。選択肢は多いほどよい。利用者の熱望が強ければ強いほど、可能性への挑戦という要素が自己決定の中に

108

加味される。自己決定の行使は、時に成功し、時に失敗する。たとえ失敗したとしても、それは「失敗する権利の行使」として捉え、再度挑戦する機会を準備しておけばよいのである。成功すると、自信と自己効力感が増し、才能と能力が開発され、リカバリーの好循環が始まる。

[4] 自己決定を支援する技術

自己決定を支援するソーシャルワーカーの技術には、目新しいものはない。古典的な**バイステックのケースワークの原則**の項目から、原理的なものを除いて技術の部分だけ取り出すと、自己決定に至る技術的手順になっている。あとは、ホリスの分類した古典的技術と、ストレングス理論などを若干加味すれば、充分に自己決定を支援する技術となり得るのである。付け加えるとすれば、自己決定は、支援関係の力動的展開に基づくプロセスの中で熟成するものであり、時間と労力と技術を要するということである。

もう1つ、利用者とソーシャルワーカーの相互信頼と尊敬を付け加えておきたい。利用者は、自分がソーシャルワーカーに向けた転移反応や空想に振り回されずに、専門性境界を守り対応してくれたソーシャルワーカーを信頼し、ソーシャルワーカーは、苦痛を伴う試練を勇敢に乗り切った利用者に敬愛と尊敬を向けるのである。信頼や尊敬も、力動的な支援関係の中で醸成されるものであり、利用者の自己決定の行使や失敗の権利の行使を支えるものである。

C. 自己主張から自己決定へ（事例）

[1] 地域移行・地域定着プログラムの優等生

ここで紹介するのは、30代後半の統合失調症の男性の事例である。30年以上前の事例だが、当時、精神科病院に勤務していた筆者に、「自己決定」の大切さと難しさを教えてくれた事例である。

彼は、医学部受験のために浪人していた19歳頃に発病し、公立の某精神科病院に10年間入院した。そこは、作業療法を中心にしたリハビリテーションに定評のある病院で、彼の父親が他県にもかかわらず彼を入院させたのだった。彼は、病院のリハビリプログラムによく適応し、入院中に最後の仕上げである職業訓練校を卒業、30歳になる直前に一般就職（公的機関）を果たして退院した。そこまでは、地域移行・地域定着プログラムの優等生であった。しかし、就職して数ヵ月後、突如寝込む症状が出現し、彼の人生の歩みは中断した。症状は徹底していて、周囲の人たちとのやりとりは一切遮断された。それどころか、食事も水分も満足にとらない

バイステック
Biestek, Felix Paul
1912-1994

バイステックの「ケースワークの原則」の項目
バイステックの「ケースワークの原則」は、個別性、自己決定のような原理と、秘密保持や非審判的態度などの原則、その他の技術的なものがごちゃごちゃに盛り込まれている。それでいながら、臨床現場で用いる際にはとても使い勝手がよい不思議な理論である。
このバイステック原則を横並びのものと見ずに、自己決定を中心に据えて、必要な哲学、ルール、技術を順番に記述すると、バイステックの原則の意義が少し違って見えてくる。

状態が続くため、生命の危機に瀕し、救急車で再入院となった。約1年後、退院して職場復帰したが、同様のパターンが続き、仕事は続かなかった。数年間、同様のパターンを繰り返し、筆者の勤務する病院に転院してきた。そして、主治医から、彼の復職を支援するように依頼され、筆者が担当することになった。

［2］ 寝込むことの意味

　彼は、人がよく真面目そうで、理知的に見える青年だった。仕事は食品検査にかかわる公的機関で、休職を繰り返してはいたが、復帰できる可能性もあるとのことだった。「今後について、どうしたいのですか？」とソーシャルワーカーが質問すると、「自分は弱くてダメな人間だ。だから、どうしていいか指示してくれる人間が必要なのです、今までのソーシャルワーカーは、現実的にどうすればよいかを教えてくれた」と述べた。そして、今までも親や主治医、病院スタッフの勧めるままに従ってきたと、現在の仕事も父親の縁故で就職したことを話してくれた。ソーシャルワーカーが、「あなたのお父様から、入院中に復職の準備をさせてくれと言われていますが、あなたの意思を確かめたい」と確認すると、「前の職場に戻りたいわけではないが、だからといってほかにどうしたいわけでもない、戻る自信も新たに何かを始める意欲もない」と、現在の苦境を語り始めた。

　ソーシャルワーカーは、彼が周囲の期待に一定限度応える能力をもちながら、自分の意思も、希望も自信もないことが気になり、「復職の準備（外勤作業）を始める前に、あなたの意思を一緒に確かめましょう」と提案し、週1回の定期的な面接を始めた。彼は、ソーシャルワーカーが、何も指示する気はないと理解し始めると、徐々に自分の気持ちを言葉にし始めた。しかし、時間がたつにつれ、主治医の依頼も親御さんの注文も無視して「何もしない」状況が、彼にもソーシャルワーカーにも非常に苦しいものになってきた。彼自身も、「ソーシャルワーカーさんが何もしてくれないから、自分の立場がない」とソーシャルワーカーに怒りをぶつけるようになった。

　ソーシャルワーカーがついに耐え切れなくなって、彼の外勤作業の手配を始めようと思い始めた矢先、彼は、病院内で寝込んでしまった。そして、しばらく外界との接触を拒否していたが、少しずつ寝込む意味についてソーシャルワーカーに話し始めた。「ソーシャルワーカーさんは、起きろとも、仕事に行けとも言わなかったから話すけど、寝込んでいるときは何の圧力もなくすごく楽、お花畑にいるみたい、起きているときは常に追い込まれた感じで地獄」と。

外勤作業
当時の職業リハビリテーションプログラム。病院と契約した事業所に、病院から通所するプログラム。

彼の「寝込み」は、周囲の圧力に対する命がけの抵抗だったと理解できた。それを彼に伝えると、「子どものころから、自分の意志を聞かれたことはない、親が言うので勉強して医学部を受験したけど、医者になりたかったわけではない、今だって復職したいわけではない」「今言えるのは、家を出たいこと、異性と付き合ってみたいことだけ」と自分の希望を話し始めた。ソーシャルワーカーは、進むことも退くこともできなかった彼の苦しみを、ようやく理解できた気がした。

[3] 自己主張の始まり

彼の支援目標は、彼との話し合いで、「復職」から「一人暮らし」に変更された。一人暮らしに関して、「何もできないから無理」と言っていた彼も、当時、創設され始めたグループホームなら生活できるかもしれないと思い始めた。また、院内で知り合った女性と付き合い始めた。また、寝込む症状は繰り返されたが、回数も程度も軽減してきた。

彼は、仕事を退職し、「一人暮らし」する意思を固めた。しかし、「復職」を願っていた両親と対立した。外泊中、大声を上げることもあったため、慌てた両親が、「具合が悪くなった、どうしたことか説明してほしい」と問い合わせてきた。それには、事情を理解した主治医が対応した。「それは、息子さんが成長されたということです」と。

[4] 自己決定は、関係によって育まれる

彼は、仕事を退職し、グループホームで生活すること、居場所的な作業所（現、地域活動支援センター）を利用することを決断し、自分で手続きを行った（多分、生まれて初めてであろう）。そして、「いずれはアパートに移って、彼女を泊めたい」と言い残して退院していった。しかし、ソーシャルワーカーは、しばらく「これでよかったのだろうか」と悩んだ。彼の親御さんの期待通りに動かなかったのは、自分の反抗心からくる**逆転移**ではなかったのかと、**スーパーバイザー**（精神科医）にも相談した。

スーパーバイザーは、たとえ逆転移であったにしても、「彼に対する周囲の圧力を一緒に感じられたことに意味がある」と**映し返し**をしてくれ、「一貫して彼の側で周囲の圧力に耐えていた」態度が彼の心を開き、彼が本心を言えるようになったと評価してくれた。**自己決定**は、一貫した関係の中で育つと教えてくれたのである。

注)

(1) 土居健郎『方法としての面接—臨床家のために（新訂版）』医学書院, 1992, p.4.

(2) 久保紘章『ソーシャルワーク—利用者へのまなざし』相川書房, 2004, p.91.

(3) ヘプワース, D. H. 他著／武田信子監修／北島英治他監訳『ダイレクト・ソーシャルワークハンドブック』明石書店, 2015, p.189.

(4) ホリス, F. 著／黒川昭登他訳『ケースワーク—社会心理療法』岩崎学術出版, 1966, p.197, p.207.

(5) ラップ, C. A. & ゴスチャ, R. J. 著／田中英樹監訳『ストレングスモデル—リカバリー志向の精神保健福祉サービス（第3版）』金剛出版, 2014, pp.51-58.

(6) バイステック, F. P. 著／尾崎新・福田俊子・原田和幸訳『ケースワークの原則—援助関係を形成する技法（新訳改訂版）』誠信書房, 2006, p.74.

■ 理解を深めるための参考文献

● 窪田暁子『福祉援助の臨床—共感する他者として』誠信書房, 2013.
援助者は基本的に「共感する他者である」という視点から、波長合わせや呼びかけなど、具体的な技術をわかりやすく紹介している。事例も豊富で、ソーシャルワークの真髄を理解するために最適な著書である。

● 小此木啓吾『対象喪失—悲しむということ』中公新書, 1979.
大切な人、健康、故郷、国家など、自分にとって大切な拠り所を失った人たちの反応、それを乗り越えるための「悲哀の仕事」について、一般向けに解説された啓蒙書。ソーシャルワーカーの事例がたくさん紹介され、感情表出の大切さと共感の重要性を実感できる読み物である。

⟨ column ⟩

精神保健ソーシャルワークの仕事と利用者の人たちからの要請

日本福祉教育専門学校精神保健福祉研究科　スーパーバイザー　坂野憲司

（1）広範なソーシャルワークの仕事

　ソーシャルワークは、人と環境と、その相互作用の全体関連を見ていこうとする俯瞰的視点をもつ。実際の介入に際しては、人や小集団に焦点を当てる場合と、環境に焦点を当てる場合、そして、相互作用に焦点を当てる場合とがある。ソーシャルワークの全体論的視点は、とても抽象度が高いため、介入戦略を立てるためには役立つが、臨床現場の具体的戦術とはなり得ない。したがって、臨床現場のソーシャルワーカーは、全体論的な俯瞰的視点と、具体的な支援技術との両方をもっていなくてはならない。

（2）具体的な仕事の技術

　相互作用に焦点を当てた仕事は、「つなぐ」という用語で象徴される仲介の仕事である。意外と営業ビジネスの技術が流用されたりしている。環境に焦点を与えた場合は、組織化、資源開発などの仕事が中心となる。政治的な活動や、調整などの仕事が中心となる。

　小集団に焦点を当てた仕事は、グループダイナミクスの理論や家族療法の影響を受けている。個別援助の技法は、主として人に焦点を当てた場合の技法であり、精神分析を始めとする心理療法の影響を受け理論化されている。以上のように概観してみると、同じソーシャルワーカーといえども、全く性質の違う仕事をしなければいけないことが理解できると思う。すべての領域に人間の「生活」（人生）はかかわりがあるので、共通点を追い求めて構築されたソーシャルワーク理論が、抽象度の高い俯瞰的な理論になってしまうのは、仕方のないことであろう。

（3）精神保健ソーシャルワークの特徴

　広範なソーシャルワークの仕事のうち、精神保健ソーシャルワークは、人間の精神的健康に関与する仕事である。人間の生きる意欲や自信など、目に見えない主観的世界を理解し、それに介入するための知識や技術を必要とする分野といえる。特に、精神的・情緒的に未解決の課題のために「生きづらさ」を抱えている人たちの役に立つためには、かなり高度な技術と感性が必要とされる。

（4）利用者の人たちからの要請

　さらに、精神保健分野の利用者の人たちからは、「今までの支援のやり方を変えてほしい」と要請され始めている。それは、自分たちを管理し治療の対象と考えるのではなく、自分たちが主体的に人生を歩む手伝いをしてほしいとの要請である。

　今まで、精神保健ソーシャルワーカーは、勝手な思い込みで、精神保健福祉システムを構築し、それらの中に利用者を押し込もうとしていたことを、明確に自覚しなければいけないのである。第一に要請されているのは、彼らの主観的な世界を理解し、それらに共感していく仕事であろう。具体的な支援活動は、彼らの目線から組み立て直す必要がある。

第6章 家族への支援の実際

日本における精神障害者を抱える家族には、高い同居率、高齢化、「8050問題」など、たくさんの課題がある。本章は、臨床現場のソーシャルワーカーが、精神障害者の家族を支えるために、どのような視点が必要なのかを考察し、家族システム論に基づいた介入技術の基礎を理解することを目的とする。

1

日本における精神障害者を抱える家族の状況を概観しながら、家族を一つの社会システムとして把握し、家族成員の被る障害が家族システムに与える影響について考察する。

2

家族システムが硬直し流動性を欠いてしまうと、家族はさまざまな生活課題に直面する。それらの課題に対応するソーシャルワーク介入の諸理論を学ぶ。

3

家族支援にかかわる精神保健ソーシャルワーカーに必要な、家族のライフサイクルの視点と、対象喪失に伴う喪の仕事の知識を学び、積極的な家族支援の必要性を自覚する。

1. 精神障害者を抱える家族の状況

A. 精神障害者の家族の負担

［1］高い家族との同居率

　日本においては、精神に「障害」のある人たちの8割以上が在宅で生活しており、そのうちの約8割が家族と同居している。そして、多くの場合、同居している家族が必要なケアを提供し、当事者の生活を支えてきた。しかし、近年、高齢化が進行しており、いわゆる「**8050問題**」として、介護するほうも介護されるほうも支援が必要だと認識されるようになってきた。

　日本では、歴史的に精神障害者と同居している家族に対する具体的な施策は乏しく、家族の介護負担は重いものであった。日本においては、精神保健福祉の分野に限らず、障害者と同居する家族に対する社会福祉施策は貧弱であった。2009（平成21）年に発足した「**こころの健康政策構想会議**」において、「家族（介護者）を地域社会として積極的に支援できる体制作り」が主要課題の一つとして取り上げられたが、家族を対象とした支援システムの整備はこれからの課題である。

［2］家族の経済的・心理的負担

家族支援に関する調査
2009（平成21）年度障害者自立支援調査研究プロジェクトの一環として実施。全国の家族会員4,500名が協力。

　全国精神保健福祉会連合会（みんなねっと）が2009（平成21）年に実施した「**家族支援に関する調査**」によると、本人の介護のために53.5％の家族が就労状況に影響があったと回答しており、そのうち62.4％の家族が経済的に困難な状況に直面したことがあると回答している。家族は、介護に縛られた生活のために、就労の継続が困難になりながら、経済的な困難や不安を抱えながら生活していることがうかがえる。資料はやや古いが、家族の状況は現在でも同様である。さらに、家族が担う負担は、経済的な負担だけではない。同調査によると、家族自身の身体的・精神的健康が危機的状況にある。58.7％の家族が精神状態・体調に不調が生じたと回答している。さらに、67.6％の家族が趣味などを行う余裕がなくなったと回答しており、そのうち77.9％が精神的な余裕がないことがその理由だとしている。また、56.5％の家族が自分たちの病気に対する不安を抱えており、47.4％が疲れやすいと回答している。日常的に身体の不調を訴えている家族も多い。家族は、心身ともに疲れ果てているといえる。

[3] 精神保健福祉における家族の位置づけ

　日本において、精神医療は、家族を発病・再発の原因の一つとみなしていた時代があった。それには、1950年代から1960年代にかけて精神医療において支配的な考え方であった、「**家族病因論**」が影響している。また、制度的には、治療への協力義務を担い、退院後の受け入れ先とみなしてきた長い歴史がある。現在では、「保護義務者」が「保護者」へ名称変更され、2014（平成26）年度には「保護者制度」が廃止されたものの、医療関係者のこのような家族観は根強く残っている。たとえば、最近でも長期入院者の退院の際、何十年も疎遠になっていた兄弟を探し出し、引き取りを迫ったという事例が存在した。

　いずれにせよ、精神障害者を抱える家族は、発病や再発に関与したとみなされ、保護・介護の責任を担わされ、経済的にも精神的にも圧迫されてきたといえる。さらに、精神障害者に対する社会の偏見や差別にさらされ、地域の中で孤立して生活している場合もある。

[4] 家族支援の視点の変換

　精神疾患は、当事者の人はもちろん、その家族の人生設計や家族目標を奪い去り、場合によっては生きる希望さえも奪い去るものである。そして、それらの悲嘆を乗り越える余裕もなく、家族関係の悪化、医療への受診、経済的問題、本人の自立の課題など次から次へと問題に対処しなければならない。精神疾患の発病とその慢性化、社会の偏見は、本人のノーマルな人生を阻害するだけではなく、集団としての家族のノーマルなライフサイクルをも阻害するのである。

家族のライフサイクル
family life-cycle

　だとすれば、当事者が支援を必要とするのと同様に、その家族も支援を必要としているのである。それも、これまでのような、当事者を保護し、介護し続ける家族の役割を強調した家族支援ではなく、家族が**エンパワメント**されノーマルな家族サイクルを全うできるような支援へと視点を転換させることが必要であろう。つまり、家族そのものを支援するという視点が必要であるといえる。地域で生活する当事者の保護、介護の責任は、家族が無理なく負える範囲のものでなくてはならない。

エンパワメント
empowerment

B. 家族の構造と機能

[1] 家族とは何か

　精神障害者の家族の負担を理解し、支援を組み立てていくためには、「家族」がどのように成り立っており、機能しているのかを理解する必要

がある。以下に、家族の構造と機能について紹介したい。

周知の通り、家族は社会を構成する制度であり集団である。また、人間社会を一つのシステムであると考えた場合、地域社会はそのサブシステムであり、家族は地域社会のサブシステムである。つまり、家族は、大きな社会システムを構成する最小単位のシステムとして、ある程度文化的に規定された社会的な形態（構造）と働き（機能）とをもっている。

［2］家族の構造

家族の構造は、内的構造と外的構造に分けられる[1]。内的構造は、夫婦や親子のように性や世代を異にしている人たちがそれぞれ役割を分担し、権威が配分されることによって組み立てられている。たとえば、祖父母、父、母、兄、姉、妹、弟などの名称は、家族システムの中の地位の名称であって、それぞれに権威と役割が付随している。また、現代の家族の内的構造は、情緒的な相互性と「家族は○○であるべきだ」という家族のもつ価値観によって支えられてきた。

家族の外的な構造は、拡大家族か核家族か、母子家族、父子家族、代々引き継がれるサイクルなのか、一代限りのサイクルなのかなどの家族形態を指している。家族の外部との関係のしかたは、家族の外的な構造と関連している。地域社会や親族集団の中での当該家族の位置づけは、現代の都市社会では希薄であり、地域社会の中で孤立している核家族が多い。

［3］家族の機能

家族は、家族を構成する人たちの生計と生活とを維持し、外部からのストレスを緩和する**ソーシャルサポート・システム**としての機能をもっている。また、次世代を生み、育て、子どもの社会化を通して、社会の文化や規範を次世代に伝達する機能をもっている。さらに、日本において、家族は、疾病や障害・老人など介護する役割を期待されてきた。

ソーシャルサポート・
システム
social-support system

C.家族の危機としての精神障害

［1］役割をめぐる葛藤

家族の危機状況は、家族の構造や機能におけるアンバランスによって引き起こされる。家族の中で、「精神」の障害が発生した場合、家族は独力で次から次へと起きてくる複雑な事態に対処しなければならない。

統合失調症の好発年齢といわれる青年期前期の子どもが発病した場合、まず、子どもに何が起きているのかについて理解しなければいけない。そ

して、両親は協力して問題解決方法を探索し決定していかなくてはならないが、子育ての役割と責任を一方的に母親が負わされている家族では、父親の無理解や夫婦間の意見の不一致が起こる可能性がある。共稼ぎの両親の場合には、どちらかの就労が阻害される。

[2] 家族の犠牲の重さ

当事者の自立が期待される時期に、両親が当事者の介護を続けなくてはならないとすれば、両親のどちらか、あるいは他の家族成員の自己実現が犠牲にされる可能性もある。また、「当事者は家族がケアすべきである」という価値観と、家族のもつ実際の介護力とのアンバランスも多い。さらに、精神疾患の発病は、家族の責任であるという言説にも苦しめられる。

[3] 家族システムの柔軟な変更

以上のように、家族員の精神疾患の発病という事態に対処するため、家族はそれぞれの役割を再編成し、その事態に柔軟に適応していかなくてはならない。しかし、家族システムが、変化に対応する柔軟性をもたない場合や負担が重過ぎる場合には、感情的な対立や経済的困難のために家族は崩壊の危機に瀕する。

また、家族システムの歪みの影響を受けて、家族員の一人に精神障害が発生するという考え方も存在するが、そのような場合は、家族システムと精神疾患の問題とが重なるため、さらに深刻な危機状況に陥るといえる。

2. 家族へのソーシャルワーク介入とその実際

A. 家族介入のモデル

[1] 家族に生起する問題の複雑さ

家族を対象としたアプローチには、ソーシャルワークだけではなく、心理、教育、医療、保健などの他の専門領域が相互に乗り入れている学際的な領域である。家族の問題として現れてくる現象は、貧困、欠損家族、離婚など①集団としての家族の次元の問題、夫婦関係、親子関係などの②相互作用の次元の問題、精神疾患、不登校や非行、依存などの③個人の問題の次元に分類される。これらの問題は、相互に複雑に絡み合っており原因

と結果の特定は困難である。たとえば、家族の中の一人が精神疾患になってしまったために家族の相互関係が悪化したのか、それとも家族関係が精神疾患の発病に関係しているのか判別しかねる事例が存在する。

以上のように、家族の問題の要因が多肢にわたるため、さまざまな専門領域からのアプローチが存在するのである。

［2］家族療法（システムズ・アプローチ）

家族療法は、1950年代の統合失調症の家族研究にその源をもっている。その後、精神科医や心理学者、ソーシャルワーカーなどによって発展した学際的ないくつかの流派から成っている。それらは、**ボーエンの家族システム論**、ミニューチンの**家族構造療法**、メンタル・リサーチ・インスティテュート施設（MRI）のスタッフによるコミュニケーション・アプローチなどであり、それぞれ主要な著書は翻訳され、日本においても心理士やソーシャルワーカーに活用されている。

それぞれの流派は、アプローチのちがいはあるが、家族を一つのシステムとしてみる点では一致している。**フォーリー**は、「治療者が、家族システムや相互作用の中に病理が潜んでいると考えるような接近法は全て家族療法である」[2]と定義している。

［3］ファミリーワーク

1960年代の後半、社会精神医学の研究者らが、批判的もしくは巻き込まれすぎた家族と生活する統合失調症の人は再発しやすいことを見出し、**「高い感情表出（HEE）」**の家族と概念化した。この概念は、**レフ**らによって追試されたのを始めとして、世界中で追試研究がなされた。それらによって、HEEが統合失調症の原因ではないが、統合失調症の経過に重大な影響を与えていることが確認された。このアプローチの考え方の特徴は、システム・アプローチが、統合失調症を歪んだ家族システムの現れの一つだと理解するのに対して、「統合失調症は完璧に機能している家族にも起こりうる脳の生物学的疾患である」[3]としている点である。

これらの研究は、1990年代に一つのアプローチとして体系化され、統合失調症の再発予防の臨床で活用されている。統合失調症の家族を対象とした「心理教育（psycho education）」や「ソーシャル・スキル・トレーニング（SST）」がそれに当たり、日本においても心理士、精神保健福祉士、看護師などによって盛んに実施されている。

ボーエン
Bowen, Murray
1913-1990

家族システム論
family systems therapy

ミニューチン
Minuchin, Salvador
1921-2017

家族構造療法
structural family therapy

メンタル・リサーチ・インスティテュート施設
（MRI：Mental Research Institute）
ソーシャルワーカーであるサティア（Satir, Virginia）が設立当初のメンバーの一人だった。

フォーリー
Foley, Vincent D.

高い感情表出（HEE）
high expressed emotion

レフ
Leff, Julian
1938-2021

ソーシャル・スキル・トレーニング
SST：social skills training
SST普及協会では、「社会生活スキルトレーニング」の和語を用いることを提唱している。精神科領域では「社会生活技能訓練」とも呼ばれてきた。

120

［4］家族ストレス対処理論

　1980年代、災害、精神医学、社会学の家族研究において、**マッカバン**の「**家族ストレス対処モデル（二重 ABC-X モデル）**」が注目され始めた。これは、家族の危機（X）が、ストレス源（A）と家族がもっている既存資源（B）、および家族のストレス源に対する認知（C）の相互関係によって形成されるという考え方であり、家族ストレスへの対処を、新たな資源の導入により向上させ、新たな対処システムを形作ることを目指すモデルである。

　支援者の介入は、新たな資源のアセスメントと導入に焦点づけられる。家族ストレスへの対処は、家族システムの変更を伴わない「順応」の段階から、家族システムの変更により、家族成員、家族、地域社会の間に生活課題を乗り越えるための相互作用を回復する、「適応」の段階までのバリエーションがある。

［5］依存症者家族の回復モデル

　アルコールや薬物の依存症は、家族を巻き込む関係性の病である。家族がその巻き込まれ（共依存）から解放され、回復するプロセスを理解するための指標として、**ジャクソンの7段階説**がある。

　それらは、①家族の否認、②社会からの孤立、③家族の解体、④再構成の開始（本人を除外して）、⑤問題からの逃避、⑥再構成の完成、⑦回復（本人の）/再々構成（本人を含めて）である。家族が、共依存状態から解放されるための目安として、自助グループ活動や家族教室などの教材として活用されている。

［6］家族へのソーシャルワーク

　ソーシャルワーカーは、前述の MRI 施設などの主要なスタッフとして、家族療法の発展に寄与していた。また、ソーシャルワークの「人間生態学的視点」は、システムズ・アプローチと相性がよい。家族は、一つのシステムを形成していて、社会を構成しているシステムの一部として機能しており、より大きな地域システムや、さらに大きな全体社会のシステムと相互補完的な関係にあると考える見方が生態学的な考え方である。それらの理由から、ソーシャルワーカーは、家族療法の影響を大きく受けてきた。しかし、日本の精神科ソーシャルワークにおいては家族療法との交流の伝統が乏しいため、精神保健福祉士にとっては、心理教育や SST のほうがなじみやすいかもしれない。

　いずれにせよ、家族へのソーシャルワーク介入は、家族療法の知識を大

マッカバン
McCubbin, Hamilton I.
1941-

ジャクソン
Jackson, Joan
Katherine

アルコール依存者の家族の会
Al-Anon
日本では、NPO 法人アラノン・ジャパンのみが、その名称使用の権限を持っている。

幅に取り入れて成り立っている。しかし、家族療法と比べると守備範囲が広大である。家族療法が主として個人と家族システムとの**交互作用**を扱うのに対して、ソーシャルワークは家族と地域社会や社会制度との交互作用も含めた全体関連性を扱っている。

　家族が力を回復し、エンパワメントされるためには、家族内システムの調整だけではなく、家族外のシステムに支えられている必要がある。そのため、ソーシャルワークは、地域社会や社会制度と家族システムとの交互作用の調整まで範囲を広げなければならない。したがって、主として家族内システムを扱う家族療法は、家族に対するソーシャルワーク支援の一領域に役立つ知識と理解できる。

B. 家族への多元的アプローチ

[1] 家族中心ソーシャルワーク

　家族中心ソーシャルワークは、1970年代後半、**ハートマン**によって提唱された多元的な家族介入アプローチである。家族中心ソーシャルワークは、人間生態学の視点から家族療法の各流派の知見を取り入れ、それらを統合したものである。このアプローチは、アメリカのソーシャルワーク実践において、実際に活用され浸透している数少ない理論の一つであるといわれている[4]。以下にその介入の次元の概要を紹介したい。

[2] 家族-環境システム

　家族は、単独で存在しているシステムではない。外部のシステム（他の家族・地域社会・全体社会）と交互作用しながら、生活に必要な情報や資源をやりとりすることで、外部環境の変化に柔軟に対応しながら家族システムを維持している。たとえば、日々の食事を作るためにスーパーや商店に買い物に出かけることは地域社会との交互作用の一部であるし、仕事や学校に行くこと、家族会に参加すること、ヘルパーなどの福祉サービスを導入することも外部のシステムとの交互作用である。

　家族が外部のシステムに対して開放的であればあるほど、困難や問題に対処する情報や資源を豊富に得られるが、逆に、閉鎖的であるほど、家族システムは柔軟性を失い、成長や発展は停滞してしまうといえる。「**エコマップ**」は、家族システムが、外部のシステムとどのような交互作用を行っているのかを図示し、ソーシャルワーカーと利用者とが一緒に家族システムの状況を把握するためのツールである。

［3］世代間家族システム

　家族には、それぞれ固有の歴史がある。家族の世代をまたぐ関係システムの構築は、繰り返される傾向にある。現在の家族に引き継がれた家族の慣例・流儀・パターン（家族伝承）と社会・経済的状況、家族システムの閉鎖性や開放性などの相互関連性を分析し、それらが現在の家族関係のあり方や外部システムとの相互交渉のあり方にどのように影響しているのかを明確化していく介入方法である。たとえば、代々格式や「世間体」を重視してきた家族は、状況に対応した柔軟なシステム変更が困難である。家族成員（1人でも可）が、そのような家族の歴史を理解し、主体的に家族システムを再構成することを支援するのである。

　「ジェノグラム」は、家族の世代を超えて引き継がれるパターンをソーシャルワーカーと利用者が一緒に理解するためのツールである。

ジェノグラム
genogram
世代関係図。

［4］家族内システム

　家族システムは、夫婦、同胞、親子などのサブシステムから成り立っている。それらのサブシステムは、**階層性**や**境界**をもち、家族システムを秩序立てている。たとえば、夫婦と子どもの二世代からなる家族の場合、家族に関する物事の決定権は夫婦がもち、子どもは意見を言うにとどまるものである。これが階層性であり、世代間の境界を越えて子どもが決定権をもつ場合、あるいは、逆に硬直し柔軟性のない階層性や境界をもつ場合、その家族のシステムは歪んでいるといえる。

　家族システムの歪みは、家族内でのコミュニケーションのパターンに反映される。介入方法の1例は、家族のコミュニケーションパターンに介入するため、家族全員に集合してもらう家族合同面接である。

階層性
hierarchies

境界
boundaries

C. 家族会（セルフヘルプグループ）への支援

［1］セルフヘルプグループとは何か

　セルフヘルプグループとは、「何らかの問題・課題を抱えている本人や家族自身のグループ」⁽⁵⁾であり、自助・独立の意味と、相互支援・共同の意味とをもっている。つまり、支援の専門職とは一線を画し（自助・独立）、仲間同士で助け合い、支え合う（相互支援・共同）集団である。

　精神保健・医療の分野では、1935年に設立された**アルコホーリクス・アノニマス（AA）**、1937年に設立された**日本リカバリー協会**がセルフヘルプグループの草分けとされている。

セルフヘルプグループ
self help group
自助グループ。

アルコホーリクス・アノニマス
AA：Alcoholics Anonymous
匿名のアルコール依存者の会。

日本リカバリー協会
精神障害回復者の会。

123

［2］精神障害者家族会

　日本においては、1950年代から60年代にかけていくつかの精神科病院において、病院スタッフの働きかけによって結成された病院ごとの家族会が始まった。それが精神障害者家族会の始まりである。その目的は、家族に治療の協力者となってもらうことであった。

　その後、自主的な組織である地域家族会が続々と結成され、1969（昭和44）年には、家族会の全国組織である**全国精神障害者家族会連合会**が組織された。

全国精神障害者家族会連合会
通称「全家連」。2007（平成19）年、補助金の不正流用などの問題が発覚し解散した。全国精神保健福祉会連合会（みんなねっと）が後続団体となっている。

［3］家族会の意義と機能

　家族会は、地域社会あるいは全体社会と家族との間の架け橋である。家族会も家族と同様一つのシステムと捉えることができるが、家族は、家族会に参加することによって家族システムの閉鎖性を打破し、家族会の発展・変化に伴って家族システムを成長・変化させることが可能となる（家族－環境システムの変更）。家族システムの成長・変化は、家族一人ひとりの成長・変化と**リンクした関係**にある。「家族会への参加で家族が変われば、本人も変わる」というスローガンは、この事実を表現している。また、家族会の発展・変化は、精神保健福祉システムの向上を促進する。

リンクした関係
linkage

　要するに、個人、家族、家族会、地域社会は、相互のやりとり（交互作用）を通して同時進行的に成長・変化する円環的なシステムを成しているのである。家族会は、精神保健福祉の全体のシステムがよりよくやりとりするための架け橋としての意義と機能とをもっている。

［4］家族会への支援のあり方

　家族会などのセルフヘルプグループと、専門職や行政との関係は微妙である。日本における家族会には、行政や専門職の関与の多い家族会から自立性の高い家族会までの、あらゆるタイプの家族会が混在している。あまりにも行政や専門職の関与が大きい場合、家族会が独立したシステムとして精神保健福祉全体のシステムを変革する機能を失う。逆に、家族会が専門職や行政と対立し、お互いのやりとりが断絶する場合にも同様である。

　精神保健福祉士は、家族会が独立性を強めるように支援する。あるいは、家族会、行政、専門職のやりとりにおいて、利害の対立や葛藤はつきものであるが、精神保健福祉士は、対立や葛藤が断絶を生まないように仲介し、調整するためにあらゆる創意や工夫をする役目である。

3. 精神保健福祉士の家族支援の課題

A. 家族との信頼関係の構築

[1] 専門職を信頼できない家族

　本章冒頭に挙げた全国精神保健福祉会連合会の「家族支援に関する調査」によると、当事者が発病してから、家族が信頼できる専門家に相談できるようになったのは、8割近くが6ヵ月以上かかったと回答している。また、3年以上かかった家族は約3割、まだ出会っていない家族は2割弱存在している。約半数の家族は、発病後3年を経過しても信頼できる専門家に出会えていないことになる。この数字は、精神疾患の特殊性を差し引いたとしても、家族が信頼できる医師や精神保健福祉士などの専門家に出会うことがいかに困難であるかを示している。

[2] 家族のニーズに応えていない専門職

　家族が精神保健福祉の専門職を容易に信頼できない理由としては、①家族を対象とした相談支援システムが充分に完備していないことが挙げられる（制度上の問題）。また、②精神保健福祉の関係者が、家族を単に治療の協力者、退院後の引き取り先とみなしてきたこと、あるいは発病の原因として非難する傾向があったこと（家族に対する考え方の問題）である。さらに、③家族支援に関する知識や技術が充分に普及・開発されてこなかったことなどが考えられる（専門職教育、知識・技術の未熟さの問題）。

[3] 家族と専門職との信頼関係の構築

　精神保健福祉の専門職が、精神障害者を抱える家族の信頼を得るためには、先にも述べたように、専門職の側の家族に対する以下の考え方（視点）を、徹底して変換させる必要がある。

　第1に、日本においては、長期にわたって福祉的サービスの責任を家族が担わされてきた伝統がある。それに拘泥せず、家族の担わされてきた負担や努力を正当に評価し、必要な資源をともに開発しようとする姿勢が専門職に求められている。つまり、精神障害者の保護と治療の責任を、すべて家族に押し付けないことである。

　第2に、家族システムの歪みと精神疾患とを直線的に結びつけないこと

である。精神疾患の原因は、明確に解明されているわけではない。精神保健福祉関係者の一部に存在する家族に対する批判的な見方は、家族との信頼関係の構築にとって、阻害要因の一つとなっている。

B. 個別化された支援の必要性（家族支援の知識と技術）

［1］家族の抱える問題の個別化

　精神障害者の家族が抱える家族が直面する問題は、複雑で極めて個別的な問題である。精神保健福祉士は、家族を治療への協力者あるいは退院の受け皿として見るだけではなく、当事者とともに生き悩みながら成長しようとする人たちあるいは集団として支援する必要がある。

　精神障害者を抱えた家族へのソーシャルワーク介入は、危機状況に陥った家族が、それらを乗り越えることを側面的に支援することである。危機状況の乗り越え方は、家族関係のあり方や家族が活用できる内外の資源によってさまざまである。家族に無理を強いないために、それらを正確にアセスメントし、家族システムの特殊性と個別性とを尊重できる精神保健福祉士が求められている。

［2］家族のライフサイクルに合わせた支援

　家族集団は、人間の一生と同じように一定の循環性をもっている。それは、核家族の場合には、結婚に始まり子どもの誕生から子どもの自立に至るまでの**家族ライフサイクル**であり、夫婦のどちらかの死をもって終わる。それぞれの家族集団は、家族ライフサイクルの各段階において特有の課題をもっている。それらは、夫婦関係の確立と役割分担であったり、社会的・経済的基盤の確立であったり、子どもの自立への支援であったりする。これらの課題を達成していくことが家族の発展であり、達成する力をつけることが家族のエンパワメントである。

　家族のライフサイクルに影響を与える要因は、失業、疾病、災害等さまざまであるが、精神疾患は、身体的・精神的労力の大きさと長期間にわたることから、深刻な影響を与える要因の一つである。

［3］「喪の仕事」への理解と支援

　子どもが精神病と診断された家族は、当事者と同様に圧倒的な喪失感をもち、悲しみと悲嘆に暮れているとする**調査研究**が存在する[6]。それによると、家族が失うと感ずるものは、自分たちの人生に対する希望や夢であり、子どもの将来に対する期待である。そして、精神保健福祉担当者は、

喪の仕事
mourning work
通常は、1年程度の期間といわれている。

調査研究
「家族介護者の負担、関心についての更なる認識に関する研究」ローズ, マリンソン＆ガーソン（2006年）。この研究は、田野中によって紹介されている[7]。

126

家族の心配事や悲嘆を優先的に聞くことを怠ってきたとしている。

　日本における精神医療・保健・福祉の担当者も、家族の悲嘆の感情を充分に理解し傾聴してきたとはいい難い。家族だけではなく、本人の悲しみや絶望感にも鈍感であったといえる。**ボウルビー**は、この悲嘆を乗り越える一連の心理過程を「喪」（mourning）、経験される落胆や絶望の情緒体験を「悲嘆」（grief）と呼んだが、経験的に、当事者や家族が本当の意味で疾病や障害を受け入れ、新しい人生計画や希望を見出すためには、この一連の心理過程（**喪の仕事**）を通過する必要があるといえる。

　家族の悲嘆を理解し優先的に傾聴することは、発病後間もない成員を抱えた家族への支援の中心的な課題といえる。

ボウルビー
Bowlby, John
1907-1990

［4］希望をもたらす支援

　精神障害者を抱える家族が、病気と障害を受け入れ、新たな人生設計を立てる際、当事者や家族の将来を支える社会資源のネットワークの質と量とが問題となる。当事者が障害をもちながらも、家族や地域社会との関係を回復し、自立した生活が可能であり、それに至る支援が存在するという展望をもてることが家族の希望につながる。

　「家族支援に関する調査」をもとにした**全国精神保健福祉会連合会（みんなねっと）**の提言には、当事者が「人生の希望を失わず有意義な生活ができるよう、医療のみならず、包括的な回復志向の支援を実現」するため、「個別支援体制の確立」を求めるという項目が含まれている。これは、精神保健の新しい潮流である、「**リカバリー**」への支援要請であると考えてよい。

リカバリー
recovery

C. 相談支援体制の整備

［1］家族の相談窓口の整備

　日本においては、精神障害者を抱える家族を支援する施策がほとんど存在していなかった。医療機関や精神保健福祉の相談機関においても、当事者本人の治療が中心であり、家族自身の相談に充分に対応していたとはいい難い。当事者の病状にうまく対処できず、混乱し困惑している家族に「本人を連れてきてください」と応答する相談窓口が多かった。家族は、どのように本人を説得し、信頼できる医療機関や相談窓口に当事者をつなげてよいのかを相談に来ているのである。

　家族は、病気や治療、今後の回復の見込み、利用できる社会資源について充分な情報を得られず家族の中でも意見が対立することも多い。家族を

対象とした相談窓口の整備とともに、家族に充分な情報を提供し、家族システムへの介入も含めて家族に個別対応できるマンパワーが必要である。

［2］家族における諸問題への対処

ドメスティックバイオレンス
domestic violence
日本では、2001年に「DV防止法（配偶者からの暴力の防止及び被害者保護に関する法律）」が施行され、数回の改正がなされている。

　精神障害者家族の問題は、「8050問題」に限らず、**ヤングケアラー**の問題、**ドメスティックバイオレンス**（以下、DV）等多肢にわたる。ヤングケアラーは、家事や育児、介護や感情面のサポートに携わる18歳未満の子どもたちを指し、数パーセント以上の子どもたちが存在することが確認された。この中には、精神保健領域の障害者の親を介護する子どもたちが含まれている。

　DVは、日本では「配偶者や恋人など親密な関係にある、又はあった者から振るわれる暴力」と定義され、支援窓口や**DV加害者プログラム**が施行されつつある。児童虐待を含め、家庭内での暴力は精神保健問題である。

　それらの諸問題に対処するため、スクールソーシャルワーカーを始め、児童相談所、配偶者暴力相談支援センター、婦人相談所等に、家族支援の訓練を受けた精神保健ソーシャルワーカーを配置していく必要がある。

［3］アウトリーチ―訪問支援

アウトリーチ
outreach

　先に挙げた「家族支援に関する調査」によると、当事者の病状悪化時に専門職の訪問を願う家族は66.1％に及ぶ。また、24時間365日相談できる支援機関を望む家族も66.8％存在する。家族が、常時相談できる機関と専門家の**アウトリーチ**を望むのは、家族が家庭の中で起きていることに対処できず、危機的な状況が恒常的に起きていることを意味している。家族に、定期的で充分な相談支援が行われ、家族が当事者との関係を回復し、当事者の病状に家族が対処できるようになれば、危機的な状況はもっと回避できるはずである。

訪問看護
精神科特殊療法として保険点数化されている。精神保健福祉士の訪問もその中に位置づけられている。

　日本における主な訪問支援の枠組みは**訪問看護**であるが、実施主体は精神科の医療機関が中心であった。そして、当事者が当該医療機関に通院していることが前提になっていた。この体制は、訪問スタッフの活動を限定してしまうため、訪問支援の必要な家族を地域で支援していく際の足枷となっていた。地域を主体とした、新たな訪問支援体制の構築が進んでいる。

［4］家族に対する支援チームの中での精神保健福祉士

　家族の抱える問題は、社会・経済的問題から家族関係の問題、情緒的な問題まで多様であり、それらは複雑に錯綜している。それらの全体関連性を把握するとともに、具体的な支援には当事者に対する支援と同様に、医

療・保健・福祉にまたがる多職種によるチームアプローチが必要になる。

　精神保健福祉士は、家族支援チームの中で、ソーシャルワークがもっている包括的な視点を活用し、家族に対する支援を包括的にマネジメントすることで貢献することができる。そのためには、当事者と家族の尊厳を守り、変化の可能性を信じるという理念と、家族、地域社会のシステムに介入できる専門的知識と技術を確実に身につけることが必要である。

注）
(1)　山根常雄「現代家族の構造と病理」熊谷文枝編・解説『家庭と暴力』現代のエスプリ，No.166，至文堂，1981，p.24.
(2)　フォーリー，V. D. 著／藤縄昭・新宮一成・福山和女訳『家族療法―初心者のために』創元社，1984，p.6.
(3)　カイパース，L. & レフ，J. 他著／三野善央・井上新平訳『分裂病のファミリーワーク』星和書店，1995.
(4)　宮本義信『アメリカの対人援助専門職―ソーシャルワーカーと関連職種の日米比較』ミネルヴァ書房，2004，p.173.
(5)　久保紘章・石川到覚編『セルフヘルプ・グループの理論と展開』中央法規出版，1998，p.2.
(6)　Rose, L. E., Mallinson, R. K. & Gerson, L. D., "Mastery, burden, and areas of concern among family caregivers of mentally ill persons." *Archives of Psychiatric Nursing, 20* (1), 2006, pp.41-51.
(7)　田野中恭子「統合失調症の家族研究の変遷」『立命館人間科学研究』23，2011，pp.75-89，p.78.

▌理解を深めるための参考文献

● **小此木啓吾『対象喪失―悲しむということ』中公新書，1979.**
　人間にとっての対象（人だけではなく物や社会的地位も含む）を失うことの負担と、それを乗り越えるプロセス（喪の仕事）について、臨場感豊かに解説している。

● **特定非営利活動法人全国精神保健福祉会連合会編「本人・家族の安心につながる支援の実現を―家族支援に関する調査報告」全国精神保健福祉会連合会ウェブサイト，2011.**
　本章でたびたび引用した調査報告書のダイジェスト版。家族が直面する困難と要求が手に取るように理解できる。家族会は、調査結果をもとに、7つの提言を行っている。

家族内コミュニケーションの交通整理

日本福祉教育専門学校精神保健福祉研究科　スーパーバイザー　坂野憲司

　3年間の入院生活を経て、Aさん（20代後半の男性）は退院することになった。Aさんは、当然のことのように自宅への退院を要求したが、家族はそれを拒否した。その理由は、入院前、何年にもわたり家族への暴力があったためである。特に母親への暴力がひどく、母親を蹴り倒し、骨折（肋骨にひびが入る）させたことがある。

　Aさんは、自分を受け入れてくれない家族をひどく恨んでいた。そして、家族に電話をかけて怒鳴り散らし、家族はさらにAさんを拒否するようになった。「Aさんを退院させないでほしい」「電話もさせないでほしい」と病院に要求してきた。

　病院のソーシャルワーカーは、Aさんに、「このままでは、平行線で、いつまでたっても退院できない、退院先として家にこだわるのは、どんな理由からなのか」と聞いた。Aさんは、「親（母）は俺の苦しさを少しもわかってくれない、だから、わからせてやりたい」と述べた。「それでは、自分のことを理解してもらうために家に戻りたいのですね」と返すと、「そうだ」と述べた。

　ソーシャルワーカーは、Aさんに、「どうしてあなたがご家族とかみ合わないのか、私には判断できないので、ご両親やご兄弟に来ていただいて、みんなで話し合ってはどうか」と提案した。Aさんが積極的に同意したので、ソーシャルワーカーはご家族に、「無理に家に退院させない」ことを条件に、家族合同面接を提案した。弟さんは仕事で欠席されたため、ご両親とAさん、ソーシャルワーカーの4人で面接を実施した。Aさんは、「親のせいで病気になったのだから、それを認めろ」と言い張り、母親は、「父親が仕事ばかりで家を顧みなかったせいだ」と父親を責めた。父親は、「家族のために懸命に働いてきた」と言い張った。家族のコミュニケーションは、全くかみ合わなかった。

　ソーシャルワーカーが家族のやりとりの交通整理をすると、家族の関係のあり方が浮かび上がってきた。父親は仕事中心の人で、母親は父親に失望し、子どもたちに大きな期待をかけていた。2歳下の弟は早くから心理的に家から距離をとっていたが、Aさんは母親の期待に押しつぶされてしまった。Aさんは、それをわかってほしいと訴え続けていたのだった。

　何回かの家族合同面接を通して、両親とAさんとの間に、家族力動についての共通理解が成立すると、家族のコミュニケーションがかみ合うようになってきた。父親は、母親の不満を受け入れ、母親はAさんの言い分を理解した。そして、Aさんの退院を受け入れると言い始めた。

　しかし、Aさんは、「また一緒になると、喧嘩しそうなので、これを機会に家を出たい」と主張し、アパートを借りて就労支援事業所に通う意思表示をした。Aさんは、遠からず近からずの関係でいることが、お互いにとって一番良好な関係を維持できることを理解したのである。

第7章 医療機関・地域における集団支援

精神保健福祉分野での集団支援は、治療的な要素をもつものから、仲間づくりや交流を目的とするものまで多岐にわたる。本章では、これらの集団支援を概括し、グループワークの理論や原則と関連づけながら、精神科医療機関、地域、セルフヘルプグループなどにおける援助職としての姿勢について学ぶ。

1

精神保健福祉分野のグループワークについて、精神科医療機関における集団療法や精神科デイケア、地域におけるさまざまなグループ支援での精神保健福祉士の関与の仕方を理解する。

2

グループワークの一般的な理論を学び、構成要素、グループダイナミクスやリーダーシップの意味、実践で意識すべき原則などについて理解を深める。

3

グループワークのプロセスについて学び、準備期、開始期、作業期、終結期の各段階で援助者が行うこと、留意することについて理解を深める。

4

セルフヘルプグループの役割と機能について学び、精神保健福祉士が専門職としてセルフヘルプグループにかかわる際に意識しておきたいことについて理解を深める。

1. 精神保健福祉分野のグループワーク

A. 精神保健福祉分野におけるグループワークの意義

グループワーク
group work

グループワークは、ソーシャルワークにおいては**集団援助技術**と呼ばれ、一般的に直接援助技術の一つに位置づけられている。意図的に構成された複数の対象者（グループメンバー、以下メンバー）による集団活動を通じ、メンバー間の**相互作用**を利用しながら、それぞれのメンバーの成長を促す援助方法である。**コノプカ**によれば、「ソーシャル・グループワークとはソーシャルワークの一つの方法であり、意図的なグループ経験を通じて、個人の社会的に機能する力を高め、また個人・集団・地域社会の諸問題に対し、効果的に対処しうるよう、人々を援助するものである」とされている。

コノプカ
Konopka, Gisela
1910-2003

レクリエーション活動やスポーツ活動、ミーティングなど、集団で実施するものはすべてグループワークの要素をもつが、グループワークとして成立させるためには、それらの活動自体を目的とするのではなく、意図的にグループワークの目的のための手段として利用することが要件である。そのため、単にグループで活動するだけではなく、グループの準備段階から明確な目的を意識しておく必要がある。

集団精神療法
group psychotherapy

他方、精神科医療においては、グループワークは**集団精神療法**とも呼ばれ、初めから治療（セラピー）の一環として実施されることが多い。そこには精神保健福祉士以外に精神科医師や看護師など複数の専門職が関与し、**治療計画**の下、一定の枠組みの中で実施される。また**精神科デイケア**等においては、提供される**プログラム活動**の多くがグループを対象にしたものであり、グループ活動を通したケアを実践している。

精神保健福祉の分野では、このようにソーシャルワーク的なグループワークから治療目的の集団精神療法まで、さまざまなグループワークが用いられる。本章では、その両者を意識して解説を進めるが、いずれにしても、対個人的活動では生じないグループ内の相互作用を活かすことで、対象者の生活や症状の改善を目指し、生きやすさや暮らしやすさを支えるという目的に変わりはない。

また、さまざまな精神疾患ごとに、共通の課題を抱えた当事者による**セルフヘルプグループ**などでも、グループワークは実践されており、当事者同士の支え合いや情報交換、課題や感情の共有のため、有効に活用されて

いる。精神保健福祉士はそのようなグループの育成と側面的支援にも積極
的に関与してきた。

B. 医療機関におけるグループワーク

[1] 医療保険制度とグループワーク

　日本における精神科医療機関におけるグループワークは、ほとんどの場
合、医療保険（公的健康保険制度）に基づき、**集団療法**として**保険診療**の
一環で実施される。そのため治療的意味合いが強く、診療報酬算定のため
の実施要件が詳細に規定されている。

　表7-1-1は、**診療報酬**に規定される集団療法等のうち、精神保健福祉士
が関与できるものについて概括したものであり、精神保健福祉士がこのよ
うな治療的グループワークについての専門的知識と技術を有する職種とし
て位置づけられていることがわかる。

表7-1-1　診療報酬において精神保健福祉士が関与できる集団療法

名称	保険点数	対象	期間・回数	人数	実施時間	実施者
入院集団精神療法	100点	入院患者	入院から6ヵ月以内 週2回まで	1回15人まで	60分以上	2人以上 Dr＋SW, CP
通院集団精神療法	270点	通院患者	6ヵ月以内 週2回まで	1回10人まで	60分以上	2人以上 Dr＋SW, CP
依存症集団療法 （薬物依存症）	340点	通院患者	6ヵ月以内 週1回まで ※特に必要を認める場合は除く	1回20人まで	90分以上	2人以上 Dr, Ns, OT, SW, CP
依存症集団療法 （ギャンブル依存症）	300点	通院患者	3ヵ月以内 2週間に1回まで	1回10人まで	60分以上	2人以上 Dr, Ns, OT, SW, CP
依存症集団療法 （アルコール依存症）	300点	通院患者	週1回かつ 計10回まで	1回10人まで	60分以上	2人以上 Dr, Ns, OT, SW, CP
入院生活技能訓練療法	100点 （入院6ヵ月超は75点）	入院患者	週1回	1回15人まで	60分以上	2人以上 Ns, 准Ns, OT＋SW, CP, 看護補助者

注）対象は、入院、通院の区別のほか、当該療法が適用される疾患であること。
実施者の職種は、Dr：精神科医師、Ns：看護師、OT：作業療法士、SW：精神保健福祉士、CP：公認心理師等で
あり、別途、必ず含む職種、医師の指示、研修修了等の条件がつくものもある。
出典）令和4年医科診療報酬点数表をもとに筆者作成.

［2］診療報酬に収載されているグループワーク

（1）入院集団精神療法・通院集団精神療法

　診療報酬には、「**入院集団精神療法**とは、入院中の患者であって、精神疾患を有するものに対して、一定の治療計画に基づき、言葉によるやりとり、劇の形態を用いた自己表現等の手法により、集団内の対人関係の相互作用を用いて、対人場面での不安や葛藤の除去、患者自身の精神症状・問題行動に関する**自己洞察**の深化、対人関係技術の習得等をもたらすことにより、病状の改善を図る治療法をいう」[1]、「**通院集団精神療法**とは、入院中の患者以外の患者であって、精神疾患を有するものに対して、一定の治療計画に基づき、集団内の対人関係の相互作用を用いて、自己洞察の深化、**社会適応技術**の習得、対人関係の学習等をもたらすことにより病状の改善を図る治療法をいう」[1]とあり、その介入方法はさまざまである。

　統合失調症者に対しては、**ミーティング**などを通じて病識の獲得や、幻覚や妄想などとの距離の取り方、意欲や自発性の喚起を目的とするグループを作ることが多く、気分障害のある患者に対しては、状況の認知や考え方に対する修正を加えていくことを目的に、**集団認知行動療法**的なアプローチを行ったりする。葛藤や対人関係の問題に対しては、後述する**サイコドラマ**の技法などを用いて、その症状の改善を図ることもある。

　いずれの場合も、精神保健福祉士は**グループの相互作用**を意識し、社会的な関係性の改善や、**現実適応の向上**を視点として支援にかかわることが求められる。

（2）依存症集団療法

　依存症集団療法は、さまざまな依存症の患者に適用される集団療法である。診療報酬上は、**薬物依存症**、**ギャンブル依存症**、**アルコール依存症**に区分されている。それぞれ治療においては、**認知行動療法**の手法を用いて、患者自らが依存行動をコントロールする手法等の習得を図るための指導を行うことを基本としており、依存行動に至るまでの認知のあり方に修正を加え、行動変容を促していくためにグループの力を活用する。

　薬物依存症者の集団療法においては、「**物質使用障害治療プログラム**」に沿うこと、ギャンブル依存症者の集団療法においては、「**ギャンブル障害の標準的治療プログラム**」に沿うこと、アルコール依存症者の集団療法においては、**動機づけ面接**および認知行動療法の考え方によるプログラムを組むこととされている。そして、精神保健福祉士と公認心理師は、所定の研修を修了していることが要件になっているなど、標準的な治療プログラムに沿っての実施が求められており、かかわる精神保健福祉士にも一定のスキルが求められている。

物質使用障害治療プログラム
下記の文献に詳述されている。
松本俊彦・今村扶美・近藤あゆみ監修『SMARPP-24 物質使用障害治療プログラム─集団療法ワークブック（改訂版）』金剛出版、2022。

ギャンブル障害の標準的治療プログラム
国立研究開発法人日本医療研究開発機構「ギャンブル障害の疫学調査、生物学的評価、医療・福祉・社会的支援のありかたについての研究」班「ギャンブル障害の標準的治療プログラム」。

（3）入院生活技能訓練療法

　入院生活技能訓練療法は、SST（社会生活スキルトレーニング）を入院中の精神障害者に実施するもので、「行動療法の理論に裏付けられた一定の治療計画に基づき、観察学習、ロールプレイ等の手法により、服薬習慣、再発徴候への対処技能、着衣や金銭管理等の基本生活技能、対人関係保持能力及び作業能力等の獲得をもたらすことにより、病状の改善と社会生活機能の回復を図る」[1]ために、看護師、准看護師、作業療法士のいずれか1人と、精神保健福祉士、公認心理師、研修を修了した看護補助者のいずれか1人を含む2人以上の経験者で行うことと規定されている。

　入院における社会生活技能の低下を防ぐこと、および退院後の生活のしづらさから再発・再入院に至ることを防ぐことを目的としており、精神保健福祉士は、対象となる患者の具体的な社会生活をイメージしつつ、その人らしい暮らしができるように支援することに焦点を当ててかかわる。

［3］精神科デイケア

　上述した診療報酬に直接収載されている集団療法以外に、精神科医療機関での集団療法として、**精神科デイケア**（以下、デイケア）がある。

　デイケアは、診療報酬上は実施時間や時間帯によって、日中の6時間を標準とする「**精神科デイ・ケア**」、3時間を標準とする「**精神科ショート・ケア**」、午後4時以降の4時間を標準とする「**精神科ナイト・ケア**」、デイ・ケアとナイト・ケアを組み合わせて10時間を標準とする「**精神科デイ・ナイト・ケア**」に区分される。

　デイケアは、精神疾患を有する者の社会生活機能の回復を目的とし、個々の患者に応じたプログラムに従ってグループごとに治療するものとされており、メンバーの自主性を尊重しつつ、さまざまなプログラムが実施されている。その多くは集団活動であり、ミーティング、ゲーム、スポーツ、レクリエーション、創作活動、SST、芸術鑑賞、調理実習など多岐にわたる。

　デイケアにおけるプログラムには、次のような役割があるとされる[2]。
①未経験者がデイケアの内容を理解するのを助ける。
②まだ慣れていない通所者の居場所となる。
③プログラム活動を介して自然な人間関係を生じやすくする。
④通所者の**ストレングス**を引き出すきっかけとなる。
⑤社会における複雑な人間関係やさまざまな役割を模擬的に経験できる。
⑥さまざまな活動を試すことで、自分に合った活動を見つけられる。
⑦集団のもつ治療的要素がはたらき、孤立を防ぐ。

SST: social skills training
SST普及協会では、「社会生活スキルトレーニング」の和語を用いることを提唱している。精神科領域では「社会生活技能訓練」とも呼ばれてきた。

デイケア
「日本デイケア学会」のように、一般的に「デイケア」と表記されるが、診療報酬上は「デイ・ケア」と表記される。本章でも本文中は「デイケア」と表記し、診療報酬にかかわる箇所のみ「デイ・ケア」と表記している。

ストレングス
strengths
ソーシャルワークの実践においてはクライエントが潜在的に有している「力」や「強み」のことを指す。

デイケアの運営方法は、それぞれの施設によっても異なるが、居場所型のデイケアと、就労支援型のデイケアに大きく分けることができる。

居場所型デイケアでは、意欲低下等の**陰性症状**がある統合失調症の人たちに対し、日中の居場所と活動を提供するものが多い。そのため、毎日通う利用者も多いが、無計画に利用できるわけではなく、週4日以上の利用に当たっては、①主治医による必要性の評価、②精神保健福祉士または公認心理師による患者の意向の聴取、③患者の意向を踏まえた診療計画（短期および長期目標、必要なプログラム内容と実施頻度、期間等）の作成などの条件(1)がある。精神保健福祉士は、診療計画作成のもととなる患者の意向の聴取をする専門職としての位置づけであり、その場面では患者の生活とストレングスに焦点を当てた聴取が求められる。

就労支援型デイケアでは、患者自身がスタッフと相談して決めたリハビリテーションプログラムに基づき、さまざまな技能の獲得に取り組む。就労支援といっても、具体的な就職につなげるものではなく、コミュニケーション技術などの基礎的な対人関係スキルの獲得や、ストレスマネジメントなど、**心理社会的リハビリテーション**が主となる。そのため、同じ課題を有する利用者同士のグループを作り、グループの支え合いや、助け合いの中でプログラムを進めていくのが特徴である。精神保健福祉士は、患者の意向を尊重しながら、SST などの技法を活用し、意欲を高め、就労に向けた具体的なイメージが獲得できるように支援する。

C. 精神保健福祉分野のグループワークで用いられる技術

[1] 精神保健福祉士が用いる精神療法的アプローチ

精神保健福祉分野でのグループワークでは、**ディスカッションやレクリエーション**のほか、集団での実施を前提とした**精神療法的アプローチ**も用いられる。代表的なものを以下に示すが、実施に当たっては、援助者である精神保健福祉士自身が技法に十分習熟していることが大前提である。

また、精神科医療におけるグループワークは、診療報酬の規定に則って実施することを所属機関から要されており、時間的、人数的な制約が加わるほか、医師の指示下であることなど、さまざまな条件の中で実施されなければならない。また、ソーシャルワーク固有の援助技術として扱われているわけではなく、多職種がかかわることが前提となっている。

そのため、医療機関でグループワークを実施する場合、精神保健福祉士は、診療報酬上の規定を意識しつつ計画することを要求されるが、一方で、ソーシャルワークの専門性に裏づけられたプロセスを意識し、診療報酬に

は反映されない**準備段階の活動**等についても軽視することがあってはならない。

[2] SST（社会生活スキルトレーニング）

SST（社会生活スキルトレーニング）は、**認知行動療法**に基づく技法で、社会生活で遭遇する課題への対処技能を身につけることを目的としている。精神保健福祉分野では、**リバーマン**の開発した方法が用いられることが多く、その特徴は、**基本訓練モデル**と**モジュール**と呼ばれるパッケージ化されたプログラムにある。個人を対象として実施できるが、通常はグループを対象として、メンバーの協力による**ロールプレイ**や**賞賛**のフィードバックなど、グループの力を活用することが多い。

基本訓練モデルでは、目標を設定し、その目標を達成するための課題について、ロールプレイ形式での練習を繰り返す。進め方の概略は、**図7-1-1**に示す通りである。精神保健福祉士は、**リーダー**もしくは**コリーダー**として、メンバーの緊張をほぐし、参加へのモチベーションを高めるとともに、受容的な雰囲気の中、進め方の手順に従って進行させていく。ロールプレイにおいては、**観察学習**や**モデリング**の技法が活用される。

モジュールは、基本訓練モデルを課題に合わせて組み合わせたものといえ、「服薬自己管理」「症状自己管理」「基本会話」「余暇の過ごし方」「地域再参加」といったモジュールが邦訳されている。きめ細かくマニュアル化されていることから導入は容易であるが、対象者をマニュアルに合わせるような機械的な実施は避けるべきである。

図7-1-1　SST 基本訓練モデルの進め方

1. はじめの挨拶
2. 新しい参加者を紹介する
3. SSTの目的ときまりを確認しあう
4. 宿題の報告を聞く
5. 練習課題を明確にする
6. ロールプレイで技能を練習する
   →（次の人へ進み、上記4から繰り返す）
7. まとめ
8. 終わりの挨拶（次回の予告）

①練習することを決める
　（agenda setting）
②場面をつくって1回目の練習をする
　（dry run）
③よいところをほめる
　（positive feedback）
④さらによくする点を考える
⑤必要ならばお手本をみる
　（modeling）
⑥もう一度練習する
⑦よいところをほめる
⑧チャレンジしてみる課題を決める
　（homework assignment）
⑨実際の場面で練習してみる
　（in vivo practice）

出典）角谷慶子「SSTの技法・1―基本訓練モデルとモジュール」西園昌久編『SSTの技法と理論』金剛出版，2009，p.49.

認知行動療法に基づく技法
診療報酬では、「入院生活技能訓練療法」を「行動療法の理論に裏付けられた」ものとしているが、1994（平成6）年の診療報酬収載時に認知行動療法が行動療法の一形態として捉えられたためと考えられる。

リバーマン
Liberman, Robert Paul
1937-2021

［3］サイコドラマ（心理劇）

　サイコドラマは心理劇とも呼ばれ、対象者が抱える課題について、演劇の手法を用いて即興の舞台表現をグループで行い、心理的な洞察を深めていく方法である。メンバーは脇役や観客などの役割となり、主役をサポートする。

　初めに、ウォーミングアップとして、自己紹介や軽いゲームなどでメンバー相互に打ち解けた雰囲気をつくり、その後、主役となるメンバーを決定する。主役は、メンバーの承諾の下に決定されるが、多くのメンバーに共通するテーマをもつメンバーや、緊急性の高いメンバーが選ばれる。監督（多くは援助者であるサイコドラマティスト）は、主役の思いに従って場面を作っていくが、補助自我と呼ばれる主役の気持ちを代弁したり、主役のメンバーに代わって主役を演じたりする役割をあらかじめ設定しておく。そのうえで、主役は、ミラーと呼ばれる他のメンバーに自分の役を演じてもらい、自身を客観視する視点を得たり、登場する他の役割を演じる役割交換によって、他者の視点を体験したりすることで、課題に対する洞察を深めていく。ドラマが終われば、体験をシェアリングして、グループ内で体験を分かち合う。ドラマが終われば、演じた役割を引きずらないよう役割解除を行うことも重要である。

D. 地域におけるグループワーク

［1］地域におけるグループワークの意義

　地域においても、障害福祉サービスの事業所やセルフヘルプグループ、家族会などでグループワークは積極的に活用されている。その多くは、精神科医療機関で実施されている治療目的のものではなく、孤立を防ぎ、悩みに共感してくれる仲間の存在を確かめるという、対象者の生活をより豊かにする目的で実施されている。

［2］就労支援のグループワーク

（1）就労準備のためのグループワーク

　地域に暮らす精神障害者にとって、経済的自立は重要な課題となる。そのため病状が落ち着き、比較的安定した地域生活が可能になると、次のステップとして就労を意識した取組みが始まる。

　しかし、障害や疾病のある状態での就労支援は、単に就労に必要な知識や技能等を獲得するための支援以前に、生活リズムを整える、対人コミュニケーションの不安を和らげる、就労に対するモチベーションを向上させ

るといった**就労準備段階**の支援が必要になる。

　その際、個別支援と並行して、集団での支援を実施することで、プログラムに参加することによる**生活リズムの確立**や、他のメンバーとのかかわりによる**相互作用**から、**コミュニケーション技術**や**就労意欲の向上**が促進され、円滑な就労支援が可能になる。

(2) リワーク支援としてのグループワーク

　うつ病などにより休職していた人が復職する場合、職場復帰のための支援を受けることができる。この支援を**リワーク支援**という。

　このリワーク支援においても、グループミーティングで互いの不安や緊張を共有したり、SSTによって「依頼する」「断る」といった、仕事をするうえで避けられない、苦手なコミュニケーション技術を練習したりと、さまざまな形でグループワークが活用される。

リワーク
return to work

[3] 仲間づくりのグループワーク

(1) 孤立を防ぐためのグループワーク

　精神障害の特徴として、対人関係における関係づくりの困難さがある。また、精神障害に対する周囲の誤った認識や内なる偏見と病理的要因があいまって、**自己肯定感**が低下し、他者とのかかわりに積極的になれないという場合も多く見られる。この状況は、当事者にとって望ましいものではなく、しばしば孤立や孤独に陥り、人生に対して希望を見出せなくなる状態を招いている。

　そこで、地域における支援活動として、仲間づくりをプログラムに取り入れている事業所や団体がある。このような仲間づくりプログラムでは、さまざまな体験をグループで一緒に経験することで仲間意識を高めたり、SSTなどによる対人関係のコミュニケーション技術を習得したり、ミーティングでお互いの悩みを開示し合うことで情緒的な交流を図り、他者と一緒にいる安心感や、自分自身に対する肯定感を高めていく。

　十分な研修や訓練を受けた援助者がいる場合には、**ロジャーズ**が開発した**エンカウンターグループ**の手法を用いることもある。エンカウンターグループでは、**ファシリテーター**である援助者の進行により、フリートークやあらかじめ設定された課題について、本音のままに感じたことを出し合い、感情的な部分での交流を深める技法である。

(2) ピアサポート、セルフヘルプにおけるグループワーク

　当事者が、自身の経験を活用することで同じ問題で悩む人をサポートする**ピアサポート**、依存症や摂食障害などの患者による、自発的な助け合い活動である**セルフヘルプグループ**においても、グループワークは活用され

ロジャーズ
Rogers, Carl Ransom
1902-1987

エンカウンターグループ
encounter group
ロジャーズにより開発された人間関係能力の成長を目的とするグループ。日本には、國分康孝（1930-2018）によって、「構成的グループ・エンカウンター」(1981)として紹介された。

ファシリテーター
facilitator
グループが目的に沿って進行するよう支援し、議論を促進する役割の人。

ている。ピアサポートでは、当事者だからこそ理解できる悩みがあり、当事者の視点で相談に乗ったり、生活上のアドバイスをすることで、きめ細かなサポートが可能になるが、その際、グループでの情報共有や複数のピアサポーターからのアドバイスを受けることで、より有効なサポートにつながる。また、セルフヘルプグループにおいても、個人では自分の抱える問題から抜け出せない場合、グループメンバーと経験を共有することで、支えられている感情とともに、自分自身も誰かを支えている感情が生まれ、自分自身の問題から逃げることなく、しっかりと向き合うことができるようになる。

［4］家族に対するグループワーク

（1）家族会とグループワーク

　家族会などの集まりでも、グループワークは活用される。家族は、当事者にとって最も身近な支援者としての役割を期待されると同時に、当事者家族として支援される存在でもある。実際、家族（特に親）にとって、当事者の生活に関する困りごとや、親亡き後の当事者の生活への不安は強く、一方で、障害に対する社会的な誤解や偏見があるため、その不安を誰にも話せず心を痛めていることもある。

　そのような家族にとって、同じ障害のある家族をもつ人たちとのかかわりは、不安の軽減や、**新たな視点の獲得**に大いに有効である。多くの家族会では定期的にミーティングを開催し、家族の抱えるさまざまな困りごとについて話し合ったり、活用できる地域の資源や制度についての情報提供を企画したり、家族の孤立を防ぐかかわりに取り組んでいる。

（2）心理教育としてのグループワーク

EE（感情表出）
expressed emotion

　当事者に対する家族からの否定的な **EE（感情表出）**が当事者の症状を悪化させることは、よく知られている。そのため、家族による EE を軽減し、当事者の安定を図るためにも、**FPE（家族心理教育）**の必要性が認識

FPE（家族心理教育）
family psycho-education

された。家族心理教育は、当事者の家族に精神障害についての正しい知識を提供し、適切なかかわり方を学習したり、心理的なサポートを提供したりすることで、家族の心理的な負担を軽減していくことを意図したアプローチである。

　その方法として、専門家などの支援者からの一方的な教育だけでなく、家族同士がグループで体験を話し合うことで、他の家族が実践している有効な対処技術を獲得したり、否定的な感情を共感的に受け止めてもらったりと、グループワークが有効に活用されている。

［5］その他、精神保健福祉士が関与するグループワーク

(1) スクールソーシャルワーカーとしての関与

　スクールソーシャルワーカーとして、精神保健福祉士の配置が進んでいる。スクールソーシャルワーカーは、学校を拠点に、いじめ、不登校、暴力行為、児童虐待などの問題に対し、児童生徒と児童生徒が置かれている環境との交互作用に着目してはたらきかけることで問題解決を目指すが、その際、いじめや暴力などに、学級集団のいびつな**グループダイナミクス**が働いている場合は、その修正のためのグループワークを積極的に実施していく必要がある。また教職員のサポートのためにもグループワークの手法が用いられる。

(2) 被災者・被害者支援としての関与

　災害による被災、犯罪被害、**DV被害**など、当事者に非がないにもかかわらず、不幸にも心に傷を負わされてしまった場合、その傷を一人で癒すことは難しい。そのような際、同じような経験をしている者同士のグループ活動が積極的に活用されている。

　被災・被害によって生じた**トラウマ（心的外傷）**は、適切なケアがなされないと**PTSD（心的外傷後ストレス障害）**に移行する。当事者のグループで感情を共有し、仲間の支えのもとに体験と向き合うことが有効なケアになる。

PTSD（心的外傷後ストレス障害）
post traumatic stress disorder

2. グループワークの理論と原則

A. グループワークの基礎理論

［1］グループワークの構成要素

　ソーシャルワークにおけるグループワークとは、前述のように直接援助技術の一つで、複数の対象者でグループを作り、グループによる活動を通じて**グループメンバー（以下、メンバー）**の相互作用を利用し、対象者の成長を目指す援助方法である。

　グループワークの構成要素は、①**援助関係**、②**プログラム活動**、③**社会資源**、④**メンバーの相互作用**、⑤**環境や空間**の５つに大別でき、それぞれが相互に作用し合って、全体としての援助システムを構成している。

　援助関係は、グループワークの前提であり、メンバーの支援や成長を意図した関係性のことである。プログラム活動は、グループが活動するため

に、メンバーがともに参加できるプログラムが用意されるということである。また、活動においてはさまざまな社会資源を積極的に活用する。さらに活動の中で、メンバー相互に生じる感情と態度の動き（グループダイナミクス）を捉えていく。そして、これらは、安全が保障された環境や空間において実施されなければならない。特に、グループワークでは、メンバー相互の関係性が個人の成長に効果をもたらす要素となる。その中でも代表的な理論について説明する。

[2] グループダイナミクス

グループダイナミクスとは、社会心理学においてグループを捉える際の概念がもとになっており、グループの中に生じる多様な心理的作用をいう。特定のメンバーの存在が他のメンバーの動きに影響を与えたり、グループ全体の力が個々のメンバーの言動に作用するなど、さまざまな現れ方をするが、この力をうまく活用することで、グループならではの力を引き出すことができる。

[3] リーダーシップ

リーダーシップとは、リーダーとして存在するものの影響がグループ全体に及ぶことをいう。グループワーク開始初期のリーダーシップは援助者がとることが多いが、メンバーの中に相互の関係性が生まれてくると、メンバーの中にリーダーシップをとる存在も現れてくる。上述のグループダイナミクスとも関連して、援助者はグループが目指す方向に向かうようリーダーシップを活用する。

B. グループワークの原則

グループワーク実践で意識すべき原則について、**コノプカ**は以下の14原則を挙げている[3]。

①グループ内における**個人の個別化**の原則：メンバー個人の独自性や相違点を認識し、それに応じた行動をする。

②**グループそのものの個別化**の原則：多種多様のグループをそれぞれ独自のグループとして認識し、それに応じた行動をする。

③**受容**の原則：メンバーそれぞれをその個人独特の長所・短所とともに純粋に受け入れる。

④援助者と利用者との間の**意図的な援助関係**の原則：援助者であるグループワーカーと、被援助者であるメンバーとの間に意図的な援助関係を樹

立する。

⑤グループ内の**協力関係の促進**の原則：グループのメンバー間のよい協力
　関係を奨励し、その実現を促進する。

⑥必要に応じた**グループ過程の変更**の原則：必要に応じてグループの過程
　を変更する。

⑦利用者の能力に応じた**参加**の原則：メンバーの能力に応じた参加を奨励
　し、能力の向上に向けて援助を行う。

⑧問題解決過程への**利用者自身の関与**の原則：メンバーが問題解決過程に
　参加できるよう援助を行う。

⑨**葛藤解決**の原則：メンバーが葛藤解決のためのよりよい方法を経験でき
　るように援助する。

⑩新しいさまざまな**経験の機会提供**の原則：人間関係や課題の達成におい
　て、新たにさまざまな経験ができる機会を提供する。

⑪**制限活用**の原則：各個人、およびグループ全体の状況に関する診断・評
　価に基づいて、制限を巧みに活用する。

⑫**プログラムの意図的活用**の原則：各メンバー、グループの目的、および
　社会的目標の診断・評価に基づき、各状況に適したプログラムを意図的
　に活用する。

⑬**継続的評価**の原則：各個人、およびグループの過程に関して、継続的に
　評価を行う。

⑭**援助者の自己活用**の原則：グループワーカーはメンバーを温かく見守り、
　人間性をもって、訓練で得た方法に従って自分自身を活用する。

　これらのうち、個別化、受容、参加、経験、葛藤解決、制限、継続評価
の７つをもって、グループワークの**７つの実践原則**と呼ばれる。実践にお
いて、これらの原則を見失っているときに、グループは機能不全に陥る。
常に意識しておくよう心がけたい。

3. グループワークのプロセス

A. グループワークの展開

　グループワークの展開は、一般的に**相互作用モデル**と呼ばれるシュワル
ツの考え方に基づけば、**準備期、開始期、作業期、終結期**の各プロセスに

シュワルツ
Schwartz, William
1916–1982

143

大別できる。以下、順に概括していく。

[1] 準備期

　グループワークを開始するに当たっては、メンバーが顔を合わせる前に行っておくべきことがある。その段階を**準備期**といい、援助対象や活動の内容を計画し、メンバーとの**予備的接触**を図る段階である。

　この段階で行われることは、まず、予定される対象者のニーズを探り、グループの構成を検討することである。そのうえで、メンバーを集め、援助目標を設定し、プログラム活動の内容や援助の期間を具体化していく。さらにメンバーと事前に接触し、それぞれのメンバーの情報を収集し、個々の心情や課題を理解する「**波長合わせ**」[4]と呼ばれる作業を行い、グループワークがスムーズに展開できるように事前準備を整える。

波長合わせ
tuning in

[2] 開始期

　グループワークを開始した初期の段階を**開始期**といい、グループワーカーは、メンバーが互いを確認し、打ち解けた雰囲気を作り出すような働きかけを行っていく。

　メンバーは、それぞれにグループに対する期待と不安をもって参加していると考え、それらの気持ちを率直に表現できるように配慮し、リラックスできる場を整えることが大切である。そのため、自己紹介や**アイスブレーキング**に使えるレクリエーション・ゲームなどを用いて緊張を緩和し、メンバーの相互認知を深め、**グループの凝集性**を高めていくようにする。

　また、この段階でグループワークの趣旨、目標、期間や回数、グループ内での約束ごと、援助者の役割などの基本的な枠組みについて確認し、その内容に基づいた**契約**の作業を行う。このプロセスは、メンバー一人ひとりの主体性を尊重し、民主的なグループ運営を行っていくためにも欠かせないものである。

　さらにこの段階で、グループワーカーは、個別の面談などを通じて個々のメンバーについて、個性や興味・関心、生活の背景などの理解を深め、メンバーとの間で信頼関係を形成できるような働きかけを行う。

[3] 作業期

　実際にプログラム活動が始まり、目標達成に向けてそれぞれのメンバーが動き出す段階を**作業期**という。

　プログラム活動を展開するためには、グループワーカーがその内容を決めるのではなく、メンバー自身で決定できるように側面からの支援を行う。

開始期からの移行は自然な流れで継続しており、開始期に述べた要点も踏まえながらのかかわりが必要である。

作業期においては、当初、グループワーカーを核にしてそれぞれのメンバーがつながっていた状態から、メンバー相互のつながりが増えてくる。それに伴って、グループ内の人間関係も変化が生まれる。メンバー全員が互いを尊重し合い、目標に向け協力できるグループとなっていくことが理想ではあるが、実際はそこに至るまでの過程で、メンバーの中で感情の摩擦や、不適切な力関係が生じたりすることがある。その結果、特定のメンバーが孤立したり、否定や不信などネガティブな感情が表れることもあり、これはグループの目的を達成するためには危機的な状況ともいえる。そのため、グループワーカーは、前述した**グループダイナミクス**を意識しつつ、グループ全体の関係性に気を配り、メンバー間のコミュニケーションを促進させ、プログラム活動への意欲を喚起するよう働きかける。

[4] 終結期

グループワークを終了する段階を**終結期**という。当初計画していた活動期間が経過して計画通りに終わる場合や、グループワークの目標があいまいになり計画の途中で終了となる場合もある。

いずれの場合も、メンバーには、開始当初にはなかったさまざまな人間関係や感情の交流が生まれているはずである。目的を達成したグループでは、メンバーの中に肯定的な感情とともに、グループを離れたくない気持ちが生じていることが多い。一方で、目的を達成できなかったグループの場合は、メンバー間の対立など、関係性の悪化が生じていることがある。

終結期は、メンバーの成長を次へつなぐ時期でもあるので、援助者は突然の終了は避け、徐々に終結を意識させつつ有意義な終結を心がける。そのため、終了が近づいてきたら、援助者はこれまでの活動をメンバーとともに振り返り、メンバーのもつ複雑な感情を受容し、肯定的な感情も否定的な感情も受け止められるように経験を分かち合い、体験を定着させ、それぞれのメンバーが次のステップに進めるようにかかわる。

また、グループワークを**評価**し、その効果を**検証**することが、**エビデンスの蓄積**として重要なことである。そのためには、ケースワーク同様に、事前のアセスメントから活動中の**記録・モニタリング**を行うことで、**事後評価**につなげる一連の評価システムを機能させておくことが欠かせない。

B. グループワークの時間的流れ

　グループワークは、プロセスに沿って実施されるものであり、習熟したグループワーカーによって行われることが理想である。しかし、日本での精神保健福祉実践では、レクリエーションを含め、集団活動そのものをグループワークと呼んでいることも多い。そのような場合、十分な計画や検証もないまま漫然と活動が続けられてしまう懸念がある。そのような状況を少しでも改善するため、福祉サービスの提供としてグループワークを考える場合には、時間的な流れ（プロセス）を意識し、特に準備期と終結期では入念に検討を重ね、計画的な展開をする必要がある。

4. セルフヘルプグループへの支援

A. セルフヘルプグループの役割と機能

　セルフヘルプグループとは、「病気、障害、依存や嗜癖、マイノリティグループなど、同じ状況にある人々が相互に援助しあうために組織し、運営する自立性と継続性を有するグループ」[5]である。同じ問題を抱える仲間による支え合いによって、自分の置かれている状況を改善させるだけでなく、生き方を見直し、新たな成長のきっかけを得る場にもなる。また、問題を社会化し、当事者以外へ発信していく。セルフヘルプグループの一般的な特質と機能して、中田は、以下の4点を挙げている[5]。

①仲間を見つけ、孤立からの解放と安心できる場を提供する。

②主体的に課題を選択する。

スティグマ
stigma

③援助にまつわる**スティグマ**を除去する。

④反専門職主義を提唱する。

　これらの点から考えても、セルフヘルプの名が示す通り、当事者が、自らを助けるために組織化したものがセルフヘルプグループである。

B. 精神保健福祉士のセルフヘルプグループへの支援

　前述のようにセルフヘルプグループの特徴は、「**自主性**」と「**対等性**」にある。つまり、当事者の当事者による当事者のためのグループであって、

専門家や一部のリーダー主導による組織ではない。

　しかし、継続性を考えたとき、当事者だけの組織では安定した組織継続が困難な状況に陥りやすい。このことは、多くのセルフヘルプグループに共通の課題でもある。そのため、ある程度の支援者の介入が必要になるが、その関与には、セルフヘルプグループの意義を崩さない配慮が求められる。

　その配慮を向谷地は「わきまえ」と「前向きな無力さ」[6]と表現している。言いかえれば、当事者の自助のエネルギーを妨げない、出しゃばらないかかわりと、われわれは仲間の存在なしには回復できない無力な存在であることを認めたうえで、唯一の回復手段であるセルフヘルプグループをともに大切にしようとする姿勢とでも言えようか。

　セルフヘルプグループのもつ、反専門職主義に対して、専門職である精神保健福祉士は心中穏やかになれない部分もあるかもしれない。しかし、セルフヘルプグループを専門職の支配下に置くことは、彼らの尊厳を害し、唯一の回復手段を自ら封じてしまうことにつながる。緩やかでも継続していけるよう、わきまえたかかわりが望まれる。

注）
(1)　厚生労働省ウェブサイト「診療報酬の算定方法の一部改正に伴う実施上の留意事項について（通知）」令和4年3月4日　保医発0304第1号　別添1（2022年8月15日データ取得）.
(2)　四本かやの「Q12 プログラムの役割とは何でしょうか？」日本デイケア学会編『新・精神科デイケアQ＆A』中央法規出版，2016，pp.76-79.
(3)　コノプカ，G. 著／前田ケイ訳『ソーシャル・グループ・ワーク─援助の過程』全国社会福祉協議会，1967.
(4)　シュワルツ，W. ＆ザルバ，S. R. 編／前田ケイ・大利一雄・津金正司訳『グループワークの実際』相川書房，1978.
(5)　中田智恵海「セルフヘルプグループの役割」（財）日本障害者リハビリテーション協会『ノーマライゼーション　障害者の福祉』（199），1998，pp.44-47.
(6)　向谷地生良「セルフ・ヘルプ・グループの意義と専門家の役割─『無力』と『弱さの力』の視点から」『精神療法』31（4），金剛出版，2005，pp.438-444.

■ 理解を深めるための参考文献

● 黒木保博・横山穣・水野良也・岩間伸之『グループワークの専門技術─対人援助のための77の方法』中央法規出版，2001.
　グループワークで用いる77の専門技術について、6つのプロセスと17のカテゴリーに分けて具体的に紹介している。実践現場でも活用できる実用的な一冊。
● 保田井進・硯川眞旬・黒木保博編『福祉グループワークの理論と実際』ミネルヴァ書房，1999.
　前半は基礎知識編として、理論が体系的に説明されており、後半は実践編としてさまざまな事例が収載されている。理論と実際を統合しながら実践力を高めることができる。
● 東畑開人『居るのはつらいよ─ケアとセラピーについての覚書』医学書院，2019.
　沖縄の精神科デイケアを舞台に、臨床心理士である著者が、自身の体験をもとに「ただ居るだけ」の意味や、「心に向き合うこと」について綴っている。

精神科デイケアという「場」

四天王寺大学人文社会学部　准教授　川下維信

今からおよそ4半世紀前、大学の臨床心理学科を卒業した私は、なぜか「ケースワーカー」として精神科病院に入職した（カウンセラーとケースワーカーのちがいを理解できていなかった）。そして、入職したての私に与えられた仕事は、夏までに「小規模精神科デイケア」を作ること。多少物事を知った今なら全力で拒否する無茶ぶりであるが、そこは世間を知らない当時の私である。「やってみます！」と、新人らしく元気のいい返事で応えた。

そもそも「デイケア」が何かということすらわかっていなかったので、資料を読んで勉強した。診療報酬や施設基準には詳しくなったが、肝心の内容についてはさっぱり把握できないままだった。それでも施設基準さえ満たせば、それは「デイケア」である。夏にはメンバーさんも集まり、予定通り開設できてしまった。

開設できたのはよいが、やはり問題は日々の内容である。カラオケ、温泉、スポーツ、ゲーム、散歩、手芸、映画鑑賞、麻雀、何もしたくない（！？）、個性的なメンバーさんのさまざまな希望をミーティングで聴き取り、どうにかバランスを取りながら複数のプログラムを走らせた。まさか勤務中に温泉に浸かり、雀卓を囲むことになるとは思わなかったが、基本的にスタッフもメンバーさんと同じことをして過ごしていた。

そんな日々を過ごすうちに、デイケアの内容を捉えることができなかった理由が少しずつわかってきた。おそらく、デイケアとは「場」なのだろう。そして、その「場」は、混沌としていて、まるで生き物のように日々変化し、成長し、ときどき退行し、その結果、専門的に言えば、グループダイナミクスによってメンバーさん一人ひとりがケアされていく。

だから、「場」が存在していればよく、決まった内容などなくて当然で、逆に固まったプログラムにメンバーさんを合わせるようなデイケアでは、治療（ケア）の効果は得られないのだろう。その「場」にいる意味は、メンバーさん一人ひとりが見つけていくのだ（もちろん支援者は、意味が見つけられるよう介入をする）。

今でも、精神科デイケアで実習した学生から、初めは居心地の悪さを、実習が終わる頃には去りがたい共同体意識を聴くことが多い。いろいろなものがマニュアル化され、ソーシャルワークまでがハウツーで語られるようになり、物事を正解か不正解かで判断する生き方を良しとしてきた学生にとっても、デイケアの混沌の場に身を置くことは、自分自身を考えるきっかけになっているのかもしれない。今はデイケアも少しずつ利用条件が厳しくなり、診療計画を立てることや、長期の利用に際して診療報酬を下げるような制限が設けられている。医療費適正化の視点ではやむを得ないが、それぞれが好きなように過ごせる「場」としてのデイケアを残してほしいと思うのはわがままだろうか。

第8章 精神保健福祉における多職種連携・チームアプローチ

精神保健福祉士として、クライエントの希望する生活を実現していくためには、多職種連携・チームアプローチは必須である。本章では、多職種連携・チームアプローチについての基本的な概念を理解するとともに、クライエント主体の支援を進めていくために、精神保健福祉士に求められる具体的な姿勢について学ぶ。

1

チームアプローチの必要性について、精神保健福祉士の専門性を踏まえ理解を深めるとともに、チームアプローチに関連する概念について理解を深める。

2

チームの形態と特徴、機能について学び、クライエントの状況に応じたチームを有効に機能させるために必要なことについて理解を深める。

3

チームビルディングや連携の展開過程について整理し、多職種連携において精神保健福祉士として大切にすべき姿勢について理解を深める。

4

事例を踏まえて、多職種連携において生じる問題についてどのように対応をしたらよいかを検討し、多職種連携における精神保健福祉士の役割について理解を深める。

1. チームアプローチの意義と目的

A. チームアプローチの必要性

精神保健福祉士は、精神医療における人権の確保、地域移行・地域定着の促進のために、精神障害者本人の視点に立ち、精神障害者の生活や社会復帰のための相談援助を行う専門職として、1997（平成 9）年に国家資格化された。「**精神保健福祉士法**」には、精神保健福祉士の義務等が規定されているが、41 条には「精神保健福祉士は、その業務を行うに当たっては、その担当する者に対し、保健医療サービス、障害者の日常生活及び社会生活を総合的に支援するための法律第五条第一項に規定する障害福祉サービス、地域相談支援に関するサービスその他のサービスが密接な連携の下で総合的かつ適切に提供されるよう、これらのサービスを提供する者その他の関係者等との連携を保たなければならない」とあり、精神保健福祉士には関係者との連携が義務づけられた。また、**精神保健福祉士の倫理綱領**（公益社団法人日本精神保健福祉士協会（2013〔平成 25〕年 4 月 21 日採択／2018〔平成 30〕年 6 月 17 日改訂）においても[1]、その目的に「他の専門職や全てのソーシャルワーカーと連携する」ことが示されている。このように精神保健福祉士として業務を行ううえでは、連携は必須である。では、なぜ連携は必要なのだろうか。

近年、精神保健福祉士が活動する領域は医療分野や福祉分野に限らず、教育、司法、労働等の分野にも広がっている。また、かかわりの対象となる人たちも精神医療や精神保健福祉サービスを必要とする人たちだけでなく、メンタルヘルスの課題を抱えている人や生活課題を潜在的にもち、生きづらさを抱えていながらも必要な支援が行き届いていない人びと、そして、国民全体にも、メンタルヘルスの増進、精神疾患の予防の働きかけを行っていくことが求められるようになった。

精神保健福祉士は、さまざまな状況にある人が「その人らしい生活」を送ることができるよう支援を行うが、「その人らしい生活」は一人ひとり異なり、さまざまな要素から構成されている。また、「その人らしい生活」を維持・継続していくため、一人の支援者が必要な支援のすべてを継続的に担うことは不可能であり、多職種がチームを組んで、役割分担をし、情報共有をしながら支援を展開していくチームアプローチが必要となる。

精神保健福祉士の倫理綱領　連携の必要性
「2. 専門職としての責務」において、(5) 連携の責務が示されており、「精神保健福祉士は、他職種・他機関の専門性と価値を尊重し、連携・協働する」と明記されている。

連携やチームアプローチにおいて、対象となるクライエントの方は一人ひとり異なり、連携やチームを組むメンバーもその都度異なるため、その内容や連携における工夫も異なる。連携チームがいかなる形態になろうとも、精神保健福祉士がチームに加わる意義として、「利用者主体」という理念を貫かなければならない。

B. チームアプローチの定義

　ここでは、**チームアプローチ**とそれに関連する概念である連携、ネットワーキング、リーダーシップ、メンバーシップについて整理を行う。

チームアプローチ
team approach

　チームとは、知恵と力を合わせて仕事をする複数の人の集まりなどを指す。これを精神保健福祉領域におけるチームに言い換えると、「知識と技術を合わせて、利用者主体の支援をする異なる専門職や支援機関の集まり」といえる。また、精神保健福祉領域における**チームアプローチ**とは、複数の異なる専門職や支援機関が、クライエントの問題解決やニーズの実現という共通の目標に向けて協働することである。協働とは、同じ目的のために、対等の立場で協力してともに働くことである。チームアプローチを展開していくためには、連携が必要となる。チームメンバーが連携することで、よりよいチームアプローチが展開されていく。

　では、連携という言葉を聞いた際に、何のために、どのような人がつながることをイメージするだろうか。吉池・栄（2009）は、連携とは、「共有化された目的をもつ複数の人および機関（非専門職を含む）が、単独では解決できない課題に対して、主体的に協力関係を構築して、目標達成に向けて取り組む相互関係の過程である」としている(2)。

　チームアプローチを展開していく中で、チームメンバーに限らず、さまざまなつながりが構築されていく。どこに、どのような支援者や支援機関があるのかを知っているという状態から、協働して支援をしていく中で、その支援者の人となりを知ったり、支援機関の役割や機能について理解が深まったりする。各自がもっている専門的な知識やスキルを提供し、クライエントや地域に関する情報を共有し、情緒的に支え合いながら支援を展開していく。そのようにつながりを深め、構築していく過程が**ネットワーキング**である。

　リーダーシップとは、「リーダーを含めた集団の様々なメンバーが、ある共通の目標について、最小の労力で最大の効果を達成するために状況を整備していく過程」であり、ある一定の目標達成のために個人やチームに対して行動を促す力のことである。リーダーシップ理論として、1966（昭

和41）年に社会心理学者である三隅二不二によって提唱された**PM理論**がある[3]。PM理論はチームを発展させる機能を探る中でたどり着いたリーダーシップの理論である。PM論では、リーダーシップは目標を定め計画を立てて指示を出すなど、成績・生産性を向上させるための能力である**「目標達成機能（P機能）」**と、チーム全体の人間関係に着目し、友好に保つとともに強化・維持する能力である**「集団維持機能（M機能）」**の2つで構成されていると考えられている。P機能とM機能がともに大きいとされるPM型は、リーダーの理想像として示されている。目標達成機能が有効に働くためには、どのような方向に進んでいくのかという方向性を明確にすることが必要である。方向性を明確にし、常に試行錯誤を繰り返していくことで、集団維持機能も有効となる。リーダーシップには、主に以下の5つの力が重要となってくる。①明確な目標をもち、チーム全体に提示すること、②メンバー個人やチーム全体の支援状況を管理・指導すること、③適切な役割分担やチーム内の人間関係に配慮すること、④チーム内外を問わず必要なタイミングで変化・行動・説明すること、⑤メンバーからの信頼を得ることである。

　このようなリーダーシップは、チームの中のある特定の人物が有していればよいというものではない。チームのメンバー全員がリーダーシップを有しているのである。それにより、視野が広がるとともにものごとが円滑に進む。さらに主体性が増し、内発的動機づけ（モチベーション）につながりやすくなる。そして、他のメンバーに刺激や好影響を与えるなど、チームアプローチが有効に働く要因となる。

　メンバーシップとは、「集団に所属するメンバーが各々の役割を果たして集団に貢献する」ことである。精神保健福祉領域においては、「支援チームが進もうとする目的を認識し、メンバー同士が協力してクライエントに効果的な支援を提供すること」だといえる。メンバーシップを高めるためには、①社会人としてのマナーを身につける、②自分の仕事に責任をもつ、③「チーム」を意識し雑用を引き受ける、④自律した言動ができる、⑤他のメンバーと協力し合えるという社会常識も大切である。メンバーシップを高めるためには、自分自身の考え方や捉え方の特徴を理解するとともに、チームメンバーの専門性だけでなく、その人個人の考え方や捉え方の特徴を理解していく必要がある。このことは簡単なことではないが、自分自身の考え方に固執しすぎずに、多面的な視点をもつことが必要である。多面的な視点をもつためには、結論が出た事柄であっても、本当にそうだろうかと常に問いかける姿勢が必要である。また、他のメンバーについても、なぜそのように考えるのかと、そのメンバーの立場に立って考えるこ

目標達成機能（P機能）
performance function

集団維持機能（M機能）
maintenance function

とが必要になる。精神保健福祉士はどのような状況においても、相手の立場に立って考えることが求められる。しかし、相手の立場に立って考えてはみても、その答えが出ることは少ない。ではどうすればよいのか。自分自身の考えたことを相手に伝え、相手の意見を聴き、とことん話し合うしかない。勇気が必要なことかもしれないが、チームがうまく機能するためには必要なことである。

C. チームの形態と特徴

チームと一言にいっても、その形態や機能はさまざまである。ジャーメインとヘイルパーの医療チームの形態や機能のちがいについて、『**精神保健福祉士業務指針** (第3版)』[4]では**表8-1-1**のようにまとめられている。

ジャーメイン
Germain, Carel Bailey
1916–1995

ヘイルパー
Halper, A. S.

表8-1-1 チームの形態

チームのモデル	目標設定	特徴
マルチディシプリナリー	治療と回復が中心的な目標となる。	専門職の位階制が強い。医師がリーダーとして方針決定を行い、それぞれの目的を遂行していく。
インターディシプリナリー	疾病の治療だけでなく、生活面を含めた包括的援助を目標とする。	包括的な目標を共有し、目標達成に向けて、互いの専門性を尊重・活用する。連携促進のために協議を多くもつが、専門職間で役割や機能の重複や漏れも生じる。
トランスディシプリナリー	治療や生活面を含めて目標の統合を図る。	専門職間の違いを超え、役割の開放や交代を可能にして目標の達成を目指す。

出典) 日本精神保健福祉士協会「精神保健福祉士業務指針」委員会編『精神保健福祉士業務指針 (第3版)』日本精神保健福祉士協会, 2020, p.33.

マルチディシプリナリーモデルおいては、チームを構成する専門職の間に階層性があり、医療チームにおいては医師がリーダーとして指示を出し、チームのメンバーはその指示に従って専門性に基づく行動をする。各メンバーはあらかじめ決められた固定的な役割を果たすため、メンバー間の相互作用は比較的少ない。支援においては、各専門職種がそれぞれの専門分野において目標を設定し、アセスメントやケアを行う。精神科領域では救急・急性期医療等を中心に見られるチーム形態である。

インターディシプリナリーモデルにおいては、メンバー間には階層性はなく、共通の目標に向けて、それぞれが専門性に基づいて平等かつ活発に意見を述べる。各職種はそれぞれの専門性を活かしながら、チームの意思決定に主体的に関与する。緊密な相互連携を形成し、さまざまな分野からのサービス提供を行う。各職種の役割はおおむね固定的であるものの、必

マルチディシプリナリーモデル
multidisciplinary model

インターディシプリナリーモデル
Interdisciplinary model

トランスディシプリナリ
ーモデル
transdisciplinary model

ACT（包括型地域生活
支援プログラム）
Assertive Community
Treatment
「アクト」と読む。1970
年代初めにアメリカで生
まれた、重い精神障害を
もった人であっても、地
域社会の中で自分らしい
生活を実現・維持できる
よう包括的な訪問型支援
を提供するケアマネジメ
ントモデル。多職種のチ
ームで365日24時間体
制で利用者の生活の場に
出向く訪問支援（アウト
リーチ）を行う。

要性に応じて一部流動することもあり、相互作用が大きくなる。退院に向けての支援や、ケアマネジメントにおける**ケア会議**などがそれに該当する。

　トランスディシプリナリーモデルは、役割固定性がインター・ディシプリナリーモデルのチームよりも低い。各専門職が果たす役割については、共通の達成課題のもとでの役割交代が容認されており、意図的・計画的に専門分野を超えて横断的に共有した役割解放を行う。そのため、専門職間に階層性がなく、相互作用性は大きい。**ACT（包括型地域生活支援プログラム）**などがそれに該当する。

　実際の支援においては、どのチーム形態をとるかということよりも、その時々のクライエントの状況や必要な支援に合わせて、チームの形態を流動的に変化させることができることであるといえる。万能なチームはない。支援がうまく進まないと感じたときに、利用者側の問題や課題と一方的に考えるのではなく、チームが利用者のニーズに沿った支援を提供できる状態にあるかどうかを検討していく必要がある。

D. チームの機能

　チームは一定の目的に向かって、それを達成するために専門職が互いに協力し合う過程である。その過程の中ではタスク機能とメンテナンス機能という2つの機能が存在する。**タスク機能**とは、チームの目標達成、課題遂行をしていくための機能であり、チームの目的達成のための課題を遂行していくことがその機能である。この機能が十分に発揮されるためには、チームの目的を明確にしておくことが必要となる。明確化されたチームの目的に基づき、課題の明確化、仮説の設定、課題の分析、計画策定、仮説検証といった支援が展開される[5][6]。

　メンテナンス機能とは、チームを維持し、強化し、メンバー間の関係を補修するための機能であるといえる。チームを維持するためには、目的の一致、役割と責任の相互確認および情報共有が基本となる。この機能においては、チームオリエンテーション（方向づけ）、リーダーシップ、メンバー間のコミュニケーション、バックアップ等が重視される。また、チームの中に生じる誤解や葛藤に対応するため、**コンフリクトマネジメント**も重視されている[6][7]。

2. 多職種連携の方法と精神保健福祉士の役割

A. 多職種連携における大前提

　多職種連携を進めていく中で最も大切なことは、クライエントのニーズの尊重である。精神保健福祉士にはクライエントに寄り添いながら、その人の真のニーズを一緒に見つけ出していく役割がある。また、真のニーズを知ることができたら、そのニーズを実現していくために、さまざまな職種や機関、フォーマル・インフォーマルな資源を動員していく役割がある。精神保健福祉士は、その人が主体的に選んだ、その人らしい生活の実現に向けて支援を行う。精神保健福祉士が支援する生活の主体は、「クライエント自身である」ということがソーシャルワークの理念である。精神保健福祉士がクライエントのニーズにしっかりと向き合うことを怠り、お仕着せの人生を押しつけてしまうことで、クライエントの人生に大きな影響を与えてしまうことがあってはならない。

　筆者は、20年以上の長期間精神科病院に入院されている方の退院支援に携わったことがある。前担当者からの申し送りでは、「定期的に退院したいと訴えてこられる方だが、家族が反対しており、具体的な退院に向けての支援は困難である」とのことであった。担当変更の挨拶に行った際にも、その方は「退院したいです。家に帰りたいです」と話されていたため、それがその方のニーズだと考え、退院に向けての支援を行うことにした。さまざまな経過を経て、その方は退院をして一人暮らしを始めることとなった。退院してしばらくしたときに、その方から「これまでにたくさんのワーカーさんが担当してくれたが、退院したいという気持ちにここまで真剣に向き合ってくれた人はあなたが初めてだ」と言われた。このとき、筆者は嬉しいという気持ちよりも、申し訳ないという気持ちのほうが強かった。筆者が担当した時点で、その方の入院期間は20年を超えていた。もちろんそれまでの担当者が退院に向けての支援を行っていなかったわけではないだろうが、もう少し早く退院ができていたら、この方の人生は何か変わっていたかもしれないとも考えた。精神保健福祉士は、精神障害者の方々の地域移行・地域定着を促進することも目的として作られた資格である。精神保健福祉士が、患者の方の地域移行・地域定着をあきらめてしまったり、阻害してしまったりすることは本末転倒である。精神保健福祉士

として、クライエントの方のニーズと向き合い、彼らの主体的な人生の再建に向けて動いていくことの重要性を痛感した出来事であった。

このように、精神保健福祉士は、クライエントとのパートナーシップを通して、彼らのニーズや希望を知り、理解することができる職種である。だからこそ、精神保健福祉士には、そのニーズや希望を、彼らが彼らの方法で実現していくことを支援するという責任がある。しかし、精神保健福祉士一人だけでは、クライエントの方のニーズや希望を実現したり、その人らしい生活を継続的に支援したりすることはできない。よって、多職種の力を借りる必要がある。多職種連携において、チームメンバーとうまくやっていくことは大切である。しかし、うまくやっていくことばかりに目が向いてしまうと、クライエントの希望よりも、チームメンバーの意見を尊重し、それらを優先したかかわりになってしまう可能性もある。チームメンバーとの対立を避けるために、クライエント主体という精神保健福祉士にとって基本的な姿勢が崩れてしまうことは避けなければならない。年齢や経験年数、職業的地位などのちがいから、**パワーゲーム**が生じ、チームメンバーへ意見を伝えることに躊躇することもあるかもしれないが、何のために精神保健福祉士という職種が存在しているのかを考え、クライエントのニーズをしっかりと伝え続けることが責務である。クライエント主体のかかわりができているか、自分自身のかかわりを客観的に見る姿勢を維持するために、**スーパービジョン**を受けることが必須である。

パワーゲーム
人間関係の中で繰り広げられる力の張り合い。

スーパービジョン
supervision

B. 多職種連携におけるチーム作りと展開過程

[1] 連携に必要な要素

多職種連携を進めていくに当たっては、他職種の専門性を理解しようとする姿勢が必要である。どの職種が何を得意とするのか、専門職としての価値をどこに置いているのかなどを体験的に理解していく。専門性は職種ごとに異なるが、重なる部分もある。専門性の重なる部分も含め、役割分担を明確にしておくことが大切となる。

どこに、どのような支援者や支援機関があるかということを知っているだけでは連携にはならない。まずは「顔がわかる関係」を形成し、名前を聞けばその人の顔が思い浮かぶようになっていると、連携はスムーズに進む。共に支援に携わり始めていく中で、その人の考え方などを知り、つながりを深めていき、「点」を「線」にしていく。そして、クライエントとのかかわりや情報共有などの話す機会を通して、その人の専門職としての専門性だけでなく、性格や長所・短所、仕事に向かう姿勢などを知り、で

きれば本人主体の価値を共有し、信頼感をもって一緒に仕事ができるようになることが、連携をより一層深めていくことにつながる。

栄（2010）は連携が有機的に展開していくために必要な要素として以下の5点を挙げている[7]。

(1) 目的の一致

「チームの目的は何か」を常に意識化・共有化すること。支援を進めていく中で、クライエントとのかかわりや関係性、チームメンバー同士の関係性などから、チームの目的が曖昧になることもある。目的は定期的に確認し合うことで、支援の方向性の確認や軌道修正を行う。

(2) 複数の主体と役割

誰かがやってくれるだろうという姿勢ではなく、自分に求められていることは何かについて自ら考え、メンバーに伝えていくこと。

(3) 役割と責任の相互確認

チームの「目的」を果たすための、各メンバーの役割や責任分担を明確にしておくこと。役割や責任が変動することもあるが、その際には必ずチーム内で確認をし、了解を得ておく必要がある。また、メンバーの専門性を相互に理解しておくことで、役割の分担がしやすくなる。そのためには他のメンバーの専門性を理解するとともに、精神保健福祉士はどのような専門職だと理解されているかについて知ったうえで、精神保健福祉士の専門性について他職種に伝えることができることが必要である。

(4) 情報の共有

チームにとって情報共有は必要であるが、情報共有を図る機会をしっかりと設定していなければ、あわただしい業務の中で必要な情報の共有が抜け落ちてしまうこともある。情報共有が不十分であると、支援の方向性にズレが生じ、利用者の混乱を招くこともある。何のために情報共有をするのかということをしっかりと意識し、場を設定することがチームで支援を行っていく際には不可欠である。

(5) 連続的な協力関係過程

チーム内での対立を避けるのではなく、対立は当然起こりうるものとして、リスクマネジメントやコンフリクトマネジメントを行っておくこと。対立はメンバー間のつながりを深める機会にもなりうる。

［2］多職種連携の展開過程

多職種連携の展開過程について吉池・栄（2009）は7つの段階を示している[2]。

(1) 単独解決できない課題の確認

クライエントの課題がどのようなものか、どのような支援が必要なのかをしっかりと検討し、何を依頼するのかを明確にしていく。

(2) 課題を共有し合える他者の確認

クライエントの課題を解決していくためには、「誰」とつながっていったらよいのかを考える。支援に携わってくれる人はどこにいるのかを探し、見つけ出すともに、他職種の専門性への理解を深める。

(3) 協力の打診

「何」をしてもらうのかという依頼内容を明確にする。

(4) 目的の確認と目的の一致

何のために連携をするのかを明確に伝え、理解をしてもらい、目的を共有する。目的については、この後も適宜確認を行う。

(5) 役割と責任の確認

「誰」が「いつ」、「どのような支援」を「どのくらい」提供するのかについて確認し、役割分担を行う。

(6) 情報の共有

支援を進めていく中で、どのようなことが起きているかの情報収集を行う。頻度としては「適宜」ということになる。何かあれば連絡をしてもらうことはもちろんのこと、何もなくても連絡をすることも大切である。精神保健福祉士としては、相手に負担にならない頻度で、支援の状況を相手に確認をしていく必要がある。支援を進めていく中で、ケア会議なども行われるが、ケア会議のみで情報共有を行うのではなく、適宜連絡をすることによって、情報共有や連携が円滑になる。情報共有の方法としては、個人情報の保護の観点からメールよりも電話が望ましい。また、連携を深めていくためには、電話より対面が望ましい。

(7) 連続的な協力関係の展開

支援を行っていく中で、意見の食いちがいや対立なども生じてくる。それらに対して、見て見ぬふりをするのではなく、適切な対応を行っていくことで、協力関係を維持・構築させていく。

[3] チームビルディング

チームビルディングとは、チームを形成していくことであり、菊地和則（2000）によると次の段階がある[5]。

(1) 形成段階

チームのメンバーが集結し、各自の情報交換を行う中で、相互理解を深めていく段階である。

(2) 規範形成段階

　チームの目的や目標づくりが行われ、目的に基づいて、各メンバーの役割の検討が行われる段階である。

(3) 対立段階

　メンバー間の考え方の相違や役割境界についての対立が生じ、チーム内での葛藤や矛盾が顕在化する段階である。

(4) 実践段階

　チーム内の対立に前向きに向き合うことで、信頼関係が醸成され、チームとしてのパフォーマンスが向上する段階である。

(5) 離脱段階

　当初の目的が達成され、チームが解散する段階である。チームが解散したとしても、できた関係性が維持できるような配慮も必要である。

C. 多職種連携の留意点

　多職種連携には多くのメリットがあるが、以下の事柄に留意しておかなければ、クライエント主体の多職種連携を展開していくことが難しくなる。

①専門職の関与が強まり、クライエントに対して管理的になる可能性がある。

　チームのまとまりや成果を求めるあまり、クライエントの希望よりもチームの目的が優先されていないかを適宜確認する必要がある。

②個人情報が漏えいする可能性が高くなる。

　クライエントの個人情報を共有する人が増えれば、その分漏えいする可能性も高くなるので注意が必要である。

③意思決定に時間がかかる。

　個別支援においては、担当者がその場で判断することが可能であるが、チームで支援を行うとなれば、情報をチームで共有したうえで意思決定をするため時間を要する。必要な意思決定をできるだけ迅速に行うためには、情報共有の時間の確保や意思決定の手順の整理も必要である。

④チーム内での同調圧力がかかることがあり、各メンバーの創造性が下がる可能性がある。

　メンバーすべてが同意見だから、よいチームであるというわけではない。よいチームとは、お互いのちがいを尊重しつつ、共通する目的に向かって動くことができるチームである。また、チームに対して、周囲やチームメンバーがよいチームだと評価している場合にも注意が必要である。評価によって、自分たちのチームが万能であると誤解してしまい、チーム主体の

支援を行ってしまう可能性がある。常にこれでよいのだろうかと問いかける姿勢が必要である。

D. 多職種連携における精神保健福祉士の役割

これまでも述べてきたように、精神保健福祉士の役割としては、クライエント主体の支援が展開されているか、常に意識しておくことが挙げられる。また、クライエントと支援者をつなぐと同時に、支援者同士をつなぐ役割も求められている。チーム内において、**ファシリテーション**の役割も求められる。

ファシリテーションとは、メンバーの支援がスムーズに進むよう支援したり、舵取りをしたりすることである。**ファシリテーター**には、準備、支援の実施、各メンバーの役割調整といった、チームの目的を達成するためのチーム活動の外面的なプロセスへの支援や舵取りの役割と、メンバー一人ひとりの感情、思考パターン、関係性などの心理的・内面的なプロセスへの支援や舵取りの役割がある。

ファシリテーションには、4つのスキルがあるとされている。まず1つ目は、チームメンバーを集め、場をつくり、つなげるという場のデザインのスキルである。2つ目は、メンバーの考えや意見を受け止め、引き出すという対人関係のスキルである。それらは、メンバーが安心して意見を言うことができるような雰囲気づくりや傾聴の姿勢である。3つ目は、かみ合わせ、整理するという構造化のスキルである。4つ目はメンバーの意見をまとめて、分かち合うという合意形成のスキルである。政策的に、精神保健福祉士はこれらのスキルを身につけ、多職種連携において要となっていく役割を期待されている。

ファシリテーション
facilitation

3. 事例分析

A. 事例紹介

クライエント主体を大切にして多職種連携をしていくために、精神保健福祉士には具体的にどのような姿勢が求められるのかについて、事例をもとに検討していきたい。

Aさんは、50歳の男性である。統合失調症であり、20歳代から入退院を繰り返し、25歳からは約25年間入院していたが、X年9月に精神科病院から退院し、地域での一人暮らしを始めた。

　Aさんは、40歳頃から病状も安定していたが、「もうこのままずっと入院していたい、退院したくない」と主張し、退院に向けての支援がなかなか進まない状況であった。退院の前年に両親が亡くなったが、兄の反対により葬式に参列できず、Aさんはとても後悔していた。兄より、「Aの面倒をみることはできない。AはAで、自立して生活してほしい」と病院に連絡があった。そして、Aさんの障害年金が振り込まれる通帳など、両親が管理していたAさんの貴重品が病院に送られてきた。

　担当の精神保健福祉士は、Aさんとゆっくり話をする時間を設け、Aさんの今後について一緒に考えるようにした。すると、それまで「退院したくない」と言っていたAさんから、「退院して一人暮らしをしてみたい。両親の墓参りに行きたい」との希望が聞かれるようになった。そこで、担当の精神保健福祉士がAさんの兄に連絡を取ると、「Aが希望するなら、何もできないが、家を借りる際の保証人くらいならしてもよい。それ以外の日常的な援助はできない」との返事をもらった。

　X年6月からAさんと担当の精神保健福祉士は、退院した後に住む場所を探し始め、病院から自転車で15分くらいのところのアパートを借りることができた。退院後の支援についてのケア会議を行い、週3回、ホームヘルパーの家事援助、週1回、訪問看護による体調管理と服薬確認、2週間に1回および必要時に担当の精神保健福祉士が訪問し、Aさんの話を聴き、必要な支援を行うことになった。通院は、2週間に1回、自転車を使うことになった。また、デイケア等の日中活動の利用についても検討したが、Aさんから「退院後しばらくは、一人暮らしになれることに時間を使いたい」との希望があり、しばらく様子を見ることとなった。

　Aさんが一人暮らしを始めて、1ヵ月ほど経った頃、訪問看護師から担当の精神保健福祉士に連絡があった。「Aさんは糖尿病があり、食べ物には気をつけないといけないのだが、退院してからは自分の食べたいものを食べてしまっているため、血糖値が上がってきている。このままの状態を続ければ、糖尿病が悪化してしまう。一度、Aさんと話をしてもらえないだろうか」とのことであった。担当の精神保健福祉士が訪問すると、Aさんは、「入院が長く、好きなものも食べられなかった。ずっと我慢をしてきた。せっかく自由になったのだから、自分の好きなように過ごしたい。もう他の人にとやかく言われたくない。糖尿病が悪化してもいい。自分の身体のことは自分で責任を取るから、好きなものを好きなだけ食べさせて

ほしい」と涙ながらに気持ちを吐露した。

　このことを訪問看護師に伝えると、「Aさんの体調が悪くなったら、一人暮らしすらできなくなる。糖尿病を甘くみてはいけない。しっかりと食事の管理をすべきだ。入院していたら、食事管理もしっかりとできるのに」と言われた。Aさんの主治医に相談すると、「やっぱりAさんには一人暮らしは無理だったのではないか。医師としてAさんの糖尿病が悪化していくのを見過ごすわけにはいかない。やはり入院してもらうほうがよいのではないか。少しだけでも一人暮らしを経験できたのだからよいのではないか」と言われた。ホームヘルパーに話を聞くと、「Aさんは毎日、とても楽しいと言われている。入院生活のことも聞いたが、かわいそうだと思った。Aさんはホームヘルパーにも協力的だし、一生懸命頑張っている。糖尿病のことは心配だが、ホームヘルパーが食事を作るときには、メニューを考えている」と言われた。

　X年12月上旬、訪問看護師から再び担当の精神保健福祉士に連絡があり、「Aさんの血糖値は上がる一方である。このままにしておいてよいのか」「あなたは医療職じゃないから、わからないんでしょ」と言われた。訪問看護師は「私から主治医の先生に連絡をして、入院させてもらうようにお願いする」とも言われた。担当の精神保健福祉士は、Aさんともう一度話をする時間を取りたいと、訪問看護師を説得し、Aさん宅に訪問した。Aさんは変わらず、「自由にしたい。入院はしたくない。自分の病気は自分で責任を取る。好きなものも食べれない生活に戻るのはもう嫌だ。入院させられるなら、もう病院にも、主治医の先生のところにも行きたくない。訪問看護師にも来てほしくない」と泣きながら訴えた。

B. それぞれの立場の理解

　事例を読み、どのようなことを感じ、考えただろうか。この事例でAさんにかかわっているのは、主治医、訪問看護師、ホームヘルパー、精神保健福祉士である。主治医は医師として、Aさんの健康状態を管理する役割がある。患者の病状が悪化することが明らかだと想定される場合に、それをそのままにしておくことはできない。当然のことながら、治療や場合によっては入院を勧めることとなる。看護師も患者の健康状態を管理する。患者の健康状態が悪化していることを目の当たりにしていれば、悪化を防ぐ方法として入院という選択することは看護師としては当然である。ホームヘルパーは医師や看護師とは異なり、医療職ではない。Aさんの生活を最も身近で支援している存在である。Aさんの生活状況だけでなく、

Ａさんの思いも理解し支援を行っている。

　では、精神保健福祉士はどうであろうか。利用者主体という視点を大切にするがゆえに、葛藤が生じるのではないだろうか。主治医も訪問看護師も、間違ったことは言っておらず、それぞれの専門性に基づいて「Ａさんのために」発言をしている。退院までＡさんとさまざまな話をしてきたこともあり、Ａさんの気持ちもよくわかるが、主治医や訪問看護師の言っていることもよくわかる。精神保健福祉士としては、Ａさんの希望を尊重することも大切だが、希望を尊重することでＡさんの命が奪われてしまうようなことが起きてはならない。そのため、Ａさんの希望する生活を継続するためには、一時的な入院もやむを得ないとも考えてしまうかもしれない。さまざまな思いが揺れ動き、何が正しいのかがわからなくなってしまうこともあるのではないだろうか。

　ここで、主治医や訪問看護師の言うようにＡさんを入院させてしまうということになってしまったら、これまでＡさんと築いてきた信頼関係にも影響がある。しかし、主治医や訪問看護師との連携も重要である。主治医や訪問看護師と対立をしてしまったら、結果としてＡさんのためにもならない。ホームヘルパーの発言に安心するところもあるかもしれないが、安心したところで何も始まらないし、解決もしない。では、どうしたらよいのだろうか。

　まずはＡさんとしっかりと現状について話をすることが大切である。そのうえで、Ａさんの気持ちを理解し、共有する場を設定することが必要である。それがケア会議になるのではないだろうか。ケア会議に臨むに当たっては、Ａさんとしっかりと事前に話をしておく必要がある。何のためにケア会議を行うのかという目的をＡさんだけでなく、主治医や訪問看護師、ホームヘルパーにも伝え、「入院ありき」のケア会議とならないよう配慮しなければならない。Ａさんに入院を説得する会議となってしまっては、Ａさんの希望を尊重することにはならない。あくまでもＡさんの希望を尊重・実現し、Ａさんの地域生活を継続していくためには、どのようなことが必要なのかを建設的に議論できるようにしていく必要がある。そのためには、精神保健福祉士は根回しをしておく必要がある。主治医や訪問看護師に対して、その考えを真っ向から否定するのではなく、専門的な立場から考えると当然の意見であることや、Ａさんの健康状態についての心配は自分自身にもあることを伝える。また、Ａさんはどのようなことを希望しているのか、その背景にはどのような思いがあるのかを含めて伝える。入院をさせるための会議ではなく、Ａさんの希望する生活を継続するために何が必要なのかを検討していく会議であるというこ

とを、理解してもらうことも必要である。

注)
(1) 日本精神保健福祉士協会ウェブサイト「精神保健福祉士の倫理綱領」（2022年6月3日データ取得）.

(2) 吉池毅志・栄セツコ「保健医療福祉領域における『連携』の基本的概念整理—精神保健福祉実践における『連携』に着目して」『桃山学院大学総合研究所紀要』第34巻3号，2009，pp.109-122.

(3) 三隅二不二『新しいリーダーシップ—集団指導の行動科学』ダイヤモンド社，1966.

(4) 日本精神保健福祉士協会「精神保健福祉士業務指針」委員会編『精神保健福祉士業務指針（第3版）』日本精神保健福祉士協会，2020，pp.33-34.

(5) 菊地和則「多職種チームの構造と機能—多職種チーム研究の基本的枠組み」『社会福祉学』第41巻1号，日本社会福祉学会，2000，pp.13-25.

(6) 松岡千代「多職種連携のスキルと専門職教育における課題」『ソーシャルワーク研究』第34巻4号，ソーシャルワーク研究編集委員会，2009，pp.314-320.

(7) 栄セツコ「『連携』の関連要因に関する一考察—精神障害者退院促進支援事業をもとに」『桃山学院大学総合研究所紀要』第35巻3号，2010，pp.53-74.

▐ 理解を深めるための参考文献

● 野坂達志・大西勝編『孤立を防ぐ精神科援助職のためのチーム医療読本—臨床サービスのビジネスマナー』金剛出版，2007.

精神科にかかわる専門職の専門性と連携における「マナー」について具体的に述べられており、どのような行動をしたらよいのかが具体的にイメージできる。「実習生のためのルール」も示されており、実習前に一読することで実習生としてのふるまいについても理解を深めることができる。

● 野中猛・野中ケアマネジメント研究会『多職種連携の技術（アート）—地域生活支援のための理論と実践』中央法規出版，2014.

具体的な事例を交えて、多職種連携における理論の説明がされている。実際の場面においてどのように連携を進め、深めていったらよいのか、具体的なイメージをもつことができる内容となっている。

column

大切なことを教えてくれるのは……。

川崎医療福祉大学医療福祉学部　専任講師　齊藤由美

「あの人（筆者）の考え方、やり方を変えてやりますよ！」これは筆者が精神科病院に勤務していたときに、一緒にアウトリーチ支援を行うことになったチームメンバーAさん（作業療法士）が、部署の職員に発した言葉である。部署の職員は筆者と一緒に仕事をすることで、Aさんが振り回され、疲弊するのではないかと心配していたという。筆者に対する評価が気になるところであるが、Aさんと看護師2人とチームを組み、筆者はリーダーとしてチームをまとめていくことになった。

まずはチームの目的、方針という自分たちの「枠」を決めることにした。「病院」という枠のない「地域」で、どのように自分たちの「枠」を維持するのか何度も検討した。何をどこまでやるのか、やり過ぎないようにするためにはどうしたらいいのかなどについて話し合いを重ねた。Aさんには冒頭の言葉通り、筆者の「枠」を変えるために、何かにつけて文句を言ってくる（実際には、文句ではなく「意見」だったのかもしれない）。精神保健福祉士として他者の意見を尊重しなければと、最初は傾聴することに努めてはみるものの、Aさんが筆者に自分の「枠」を押しつけてくるように感じ、我慢できなくなり、反論してしまう。チームミーティングは毎回、Aさんと筆者との言い合いを残りの2人のメンバーが傍観するという状況であった。「いい加減にしてほしい」と2人のメンバーは毎回思っていたようである。

今思えば、精神保健福祉士としての専門性を他職種に理解してもらわなければ、リーダーとしてまとめなければと気負い過ぎていたようにも思う。他のメンバーもこれまでの病院内での仕事ではなく、地域での仕事となり、何をしたらよいのだろうかという戸惑いもあったようにも思う。だからこそ「枠」にしがみつきたかったのかもしれない。

実際にアウトリーチ支援が始まると、チームミーティングを重ねて作った「枠」は全く意味がなかった。「利用者のために」と言葉にすることで、利用者の方の立場に立った気になって作った支援者の立場からの「枠」だったということに気づかされた。アウトリーチ支援においては、利用者の方に「ドア」を開けてもらえなければ、直接のかかわりはスタートできない。チームで考えた「枠」は、その「ドア」を開ける鍵にはならなかった。鍵は「枠」を外し、「同じ人として向き合おうとしているかどうか」ということであった。Aさんと筆者は利用者の方不在のまま、自分自身の専門性を維持することにこだわり過ぎていたのかもしれない。お互いにそのことに気づき、主張し合っていた「枠」を外し、利用者の方と向き合う姿勢に変更することで、チームとしてもまとまることができた。

いつだって、大切なことは利用者の方が教えてくれる。だからこそ、利用者主体の姿勢を忘れずに、利用者の方からのメッセージをしっかりとキャッチできる支援者でありたい。

第9章 精神保健福祉におけるコミュニティワーク

　本章では、コミュニティワークとコミュニティソーシャルワークそれぞれの定義や機能を説明し、地域において精神保健福祉を促進していくうえで、この両方の技術を活用していくことが重要であることを学ぶ。

1

　コミュニティワークとコミュニティソーシャルワークの定義、機能、その目的について説明する。また両援助技術の相違点を理解する。

2

　コミュニティワークとコミュニティソーシャルワークが、どのように展開されるのか、そのプロセスを理解する。また機能のちがいについても理解を深める。

3

　精神保健福祉領域におけるコミュニティワークの必要性や、その主たる担い手に対する理解を深める。

4

　精神保健福祉実践には、課題も多々ある。その課題について考える。

5

　市町村社会福祉協議会で精神障害者に対して実践されたコミュニティワークとコミュニティソーシャルワークの事例を取り上げながら、援助技術の具体的な方法論を考察する。

1. コミュニティワークの意義と原則

A. コミュニティワークとコミュニティソーシャルワークの機能

コミュニティワークは、社会福祉の現場のみならず都市計画などの領域でも使用される概念である。社会福祉の援助技術としては、もともとイギリスで使用したのが始まりとされている。その後、アメリカで発達したコミュニティ・オーガニゼーションと融合しながら、日本独自の展開をしている。

加納は、コミュニティワークを次のように定義する。「一定の地域社会で生じる地域住民の生活問題を地域社会自らが主体的・組織的・計画的に解決していけるよう、コミュニティワーカーが側面的援助を行う過程及びその方法・技術」[1]。

また、加山は、次のようにコミュニティワークを定義している。「地域社会で発生する問題群を住民がいち早く察知し、住民同士の連帯によってそれらを克服すること、問題を抱えた人・家族を包み込んでいくために、さまざまな主体（活動の担い手）をつなぎ合わせ、活動機会や情報などを提供し、問題解決力のある地域づくりを進めていく援助方法」[2]。また、加山は、コミュニティワーカーの実践のイメージとして**図9-1-1**を挙げている[3]。

コミュニティ・オーガニゼーション
ケースワーク、グループワークと並ぶソーシャルワークの援助技術の一つである。直接、クライエントを支援するのではなく、地域づくりを行うことで、問題解決を目指す間接援助技術である。

コミュニティワークの系譜
加納は、コミュニティワークの系譜について、次のように言及している。「パターナリスティックな慈善の系譜とラジカルな運動の系譜という相矛盾する2つの勢力の相互作用の中で発展してきたイギリスのコミュニティワークは、社会福祉の本質的な両義性を体現しているといえよう」[1]。

図9-1-1　コミュニティワークの実践イメージ

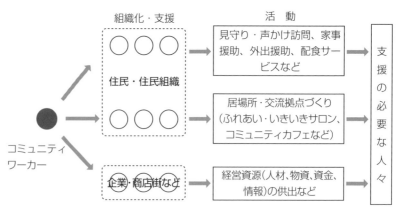

出典）加山弾・熊田博喜・中島修・山本美香『ストーリーで学ぶ地域福祉』有斐閣ストゥディア，2020，p.173.

では、**コミュニティソーシャルワーク**とは、どのようなものだろうか。

「コミュニティソーシャルワーク」という用語が最初に用いられたのは、イギリスで1982年に出された「**バークレイ報告**」である。この中で、コミュニティソーシャルワークは次のように説明されている。「この用語は公式的ソーシャル・ワークで、個人や集団に影響をあたえる問題および社会サービス部門と民間組織の責任や資源にはじまり、われわれのコミュニティの基本的定義を構成する公式的・非公式的な関係の地域ネットワークやクライエントの共通関心コミュニティの力量を開発、支持し、権限をあたえ、また強化することを目的とする業務を意味する」[4]。

日本では、1990(平成2)年の「生活支援地域福祉事業(仮称)の基本的考え方について」の中で、地域において十分な援助が受けられない人びとが多くいることから、コミュニティソーシャルワークの必要性があることが指摘された[5]。

コミュニティソーシャルワークの概念について、大橋謙策は次のようにいう。「地域に顕在的に、あるいは潜在的に存在する生活上のニーズを把握(キャッチ)し、それら生活上の課題を抱える人々とのラポート(信頼)と契約に基づきフェイス・ツー・フェイスの形式によるカウンセリング的対応を行いつつ、その家族の悩み、苦しみを聞き、その人や家族が抱えている課題の解決のためにはどのようなサービスや支援が必要かを明らかにするアセスメントを行い、本人の求めとソーシャルワーカーの専門的判断とに基づき、ケア方針を設定する。それらに関し、改めてインフォームドコンセントを行って必要なサービスを総合的に提供するケアマネジメントを手段とするソーシャルワークの過程とそれら個別援助を通して地域自立生活を可能ならしめる生活環境の整備や近隣住民によるインフォーマルケアの組織化や精神的環境醸成を行うソーシャルワークを統合的に展開する活動」[6]。

コミュニティソーシャルワークは、地域の中で個人が抱える問題の解決を目指すが、1対1で解決するのではなく、地域住民とともに解決していく仕組みを作っていくということである。

B. コミュニティワークとコミュニティソーシャルワークのちがい

菱沼は、コミュニティワークとコミュニティソーシャルワークのちがいについて**表9-1-1**のように整理している[7]。

このように見ていくと、コミュニティワークは、地域そのものを対象として、地域を組織化したり、変革するという視点を有している。そして、

バークレイ報告
1982年にイギリスにおいて発表された『ソーシャルワーカー:役割と任務』(原題:Social Workers: Their Role and Tasks)の通称。ソーシャルワーカーの役割と職務について検討された。また、問題解決には、コミュニティの力が重要であることも指摘されている。

表9-1-1　コミュニティワークとコミュニティソーシャルワークのちがい

	コミュニティワーク	コミュニティ・ソーシャルワーク
課　題	地域における地域課題	地域における個別課題
関与の対象	コミュニティ内の集団・組織	個人とそのインフォーマルネットワーク
アプローチの性質	プロセスゴールの重視	予防的側面の重視

出典）菱沼幹男「コミュニティソーシャルワークの視点と実践評価の枠組みに関する考察」『日本地域福祉学会第16回大会報告要旨集』2002, p.321.

プロセスゴール
コミュニティワークにおける活動評価の一つの方法。地域において問題解決に向けて取組みを進めていく過程において、住民参加がどの程度進められたかを重視する。

それを行っていくプロセスそのものを重視するという手法（**プロセスゴール**）である。一方、コミュニティソーシャルワークは、個人が抱える問題を地域の問題と関連づけて解決することを目指す。そのために、当事者や当事者を囲む周囲のインフォーマルな社会資源をネットワーク化する。また、地域の中で同様の問題を抱える人の問題解決や、そもそも問題を発生させないという予防のために地域力を高めていくものということができる。

2. コミュニティワークとコミュニティソーシャルワークのプロセス

A. コミュニティワークのプロセス

コミュニティワークのプロセスは、**図9-2-1**に示されている[1]。

まずは、地域の中で活動を行うキーパーソンや、それとともに活動を行う活動者を募り、その人たちを組織化する。地域にある問題に気づき、認識し、把握することで、その問題解決に向けた計画策定を行う。その計画に基づいて活動を実施し、その後、その活動がどのような成果を上げたのかを評価する。

ソーシャルアクション
社会活動法と訳されることが多い。ソーシャルワーカーが、課題を抱える当事者の問題解決に向けて、専門機関や一般の人びとを組織化し、制度や政策などの改善を働きかけていく方法や活動のこと。

ここでは、個別の問題というよりもその個別の問題が集まった集合的な地域問題を扱う。それに対応していくための地域力を地域自身が身につけていくということになる。具体的な技術は、「ニーズ・社会資源診断（社会福祉調査）、住民組織化支援、ネットワークづくり支援、情報の収集と提供、コミュニケーションの方法、地域福祉計画の策定技法、**ソーシャルアクション**、記録と評価等」が挙げられる[5]。

図9-2-1　コミュニティワークのプロセス

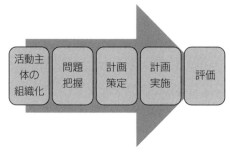

活動主体の組織化　→　問題把握　→　計画策定　→　計画実施　→　評価

出典）山縣文治・柏女霊峰編／加納恵子「コミュニティワーク」『社会福祉用語辞典（第9版）』ミネルヴァ書房，2013，p.109 から筆者作成.

B. コミュニティソーシャルワークのプロセス

　コミュニティソーシャルワークのプロセスは**図9-2-2**に示されるように、まず「**アセスメント**」から始まる[3]。このアセスメントには、問題を抱えている個人についての「**個別アセスメント**」、地域に潜在的に存在している「**潜在的ニーズの把握**」、そして、その地域がどのような特性をもっているかという「**地域アセスメント**」の3つがある。コミュニティソーシャルワーカーは、現実的に直面している目に見える「問題」だけではなく、潜在化している問題・ニーズを地域踏査や日ごろのヒアリングなどを通して調べ、把握しておくことが重要である。次に「プランニング（計画作成）」である。**図9-2-2**には「個別支援－地域支援」と記載されているが、個別の問題を解決するのみではなく、その解決の経過において、地域全体の問題として捉え直し、地域が問題解決能力を有するように住民に働きかけ、住民力を高めていくという意味がある。ここでは、そこまでを含めたプランニングが求められる。その後は、そのプランニングに基づいて行動を起こす「実装」。個別の問題を解決するためには、地域にある社会資源や福祉などのサービスをマネジメントすることも必要である。その後は、「**モニタリング**」「評価」と続く。

　また、岩間はコミュニティソーシャルワークの機能について**表9-2-1**に示す8つを挙げている[8]。

　藤井はこれらのコミュニティソーシャルワークの8つの機能のうち、現時点では「広範なニーズへの対応」「個と地域の一体的支援」「権利擁護活動」「ソーシャルアクション」に実践の遅れが目立つとしている[9]。

　コミュニティソーシャルワークの機能としては、家族の多くが複雑な問題をそれぞれ抱えている、多問題世帯といった困難事例への対応が期待さ

モニタリング
相談援助の過程において、その経過がうまく進められているか、ケア計画への介入が有効であるかなどを点検・監視することである。

図 9-2-2　コミュニティソーシャルワークのプロセス

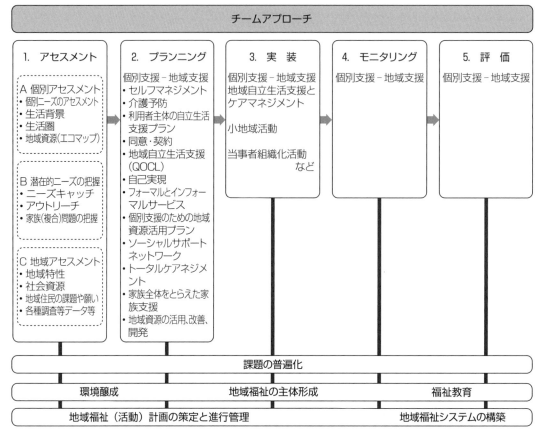

出典）加山弾・熊田博喜・中島修・山本美香『ストーリーで学ぶ地域福祉』有斐閣，2020，p.169.

れている。そのため、今後は、地域で生活をする精神障害者へのコミュニティソーシャルワークを、より一層展開していく必要があろう。また、先に述べたように、地域そのものを変革するというコミュニティワークも同時に行っていかなければならない。

　精神保健福祉においては、個別の問題解決や福祉・保健・医療サービスのマネジメントはできても、コミュニティワークやコミュニティソーシャルワークの実践力が弱点といえるのではないだろうか。地域社会において、いかにコミュニティワークやコミュニティソーシャルワークを行っていくのか、それを強化していくことが課題となっている。

表9-2-1 「地域を基盤としたソーシャルワーク」における8つの機能

	機　　能	概　　要
1	広範なニーズへの対応	社会福祉六法等の従来の枠組みに拘泥しない援助対象の拡大。地域生活上の「生活のしづらさ」という広範なニーズへの対応。先駆的・開発的機能の発揮。
2	本人の解決能力の向上	個人であれ地域住民であれ課題解決の主体を当事者本人におく。地域における生活主体者としての視座の重視。問題解決能力やエンパワメントの重視。
3	連携と協働	地域における複数の機関の連携と協働による課題解決アプローチの重視。チームアプローチおよびネットワークによる対応。地域におけるケースカンファレンスの重視。
4	個と地域の一体的支援	個への支援に地域の力を活用する個と地域の一体的支援および地域力の向上という相乗効果をもたらす視座。「一つの事例が地域を変える」という積極的展開。
5	予防的支援	地域住民・組織による早期発見機能と予防的プログラムの重視。さらに、状況が安定してからの見守り機能による継続的支援の展開。発見から見守りまでの長期的対応。
6	支援困難事例への対応	深刻化と複雑化の様相を呈する支援困難事例への適切な対応。専門職による高度なアプローチのためのケースカンファレンス開催。適切な社会資源の活用。
7	権利擁護活動	虐待事例等の権利侵害事例に対する権利擁護の推進。セーフティネットの拡充。地域における新しいニーズの掘り起こし。成年後見制度等の権利擁護のための制度の積極的活用。
8	ソーシャルアクション	クライエントの声を代弁する形でのソーシャルアクションの展開。住民の参画と協働による地域福祉計画の策定。新しい社会資源の創造と制度の見直し。ソーシャルインクルージョンの推進。

出典）岩間伸之「地域を基盤としたソーシャルワーク機能―地域包括支援センターにおけるローカルガバナンスへの視角」『地域福祉研究』36，日本生命済生会，2008，p.38.

3. 精神保健福祉におけるコミュニティワーカーとは誰か

A. 精神保健福祉領域におけるコミュニティワークの必要性

[1] 精神障害にも対応した地域包括ケアシステム

　日本の精神科医療の特徴として、諸外国と比較して突出した精神病床数と、平均在院日数の長期化が挙げられる。現在に至るまで、精神科病院に

地域包括ケアシステム
団塊の世代が、75歳以上になる2025年を目途に、重度な介護状態になっても、住み慣れた地域で自分らしく生活することを目的として、地域において、住まい・医療・介護・生活支援・介護予防の支援が一体的に提供されるシステムのこと。このシステムを、精神障害者の地域自立生活を進めていくことにおいても重要であるとした。

精神疾患患者数
国の統計によれば、精神疾患を有する総患者数は、2002（平成 14）年の 258.4 万人から 2017（平成 29）年の 419.3 万人へと、増加傾向にある。

長期入院を余儀なくされている精神障害者が多数存在する。また、近年の**精神疾患患者数の増加**を背景に、2013（平成 25）年には癌や脳卒中、急性心筋梗塞、糖尿病と並んで、精神疾患が医療計画上の「5 疾病」に位置づけられることとなった。このような中、「これからの精神保健医療福祉のあり方に関する検討会」報告書（平成 29〔2017〕年 2 月）において、精神障害の有無や程度にかかわらず、誰もが地域の一員として安心して自分らしい暮らしをすることができるよう、医療、障害福祉・介護、住まい、社会参加（就労）、地域の助け合い、教育が包括的に確保された「**精神障害にも対応した地域包括ケアシステムの構築**」（以下、「**にも包括**」）を目指すという理念が示された。**図 9-3-1** は国が示している「にも包括」のイメージ図であり、「住まい」「社会参加（就労）」「保健・予防」「医療」「障害福祉・介護」と並び「地域の助け合い・教育（普及啓発）」が構成要素として位置づけられている(10)。

「にも包括」の構築の推進を目的として設置された、「精神障害にも対応した地域包括ケアシステムの構築に係る検討会」が 2021（令和 3）年 3 月

図 9-3-1　精神障害にも対応した地域包括ケアシステムの構築

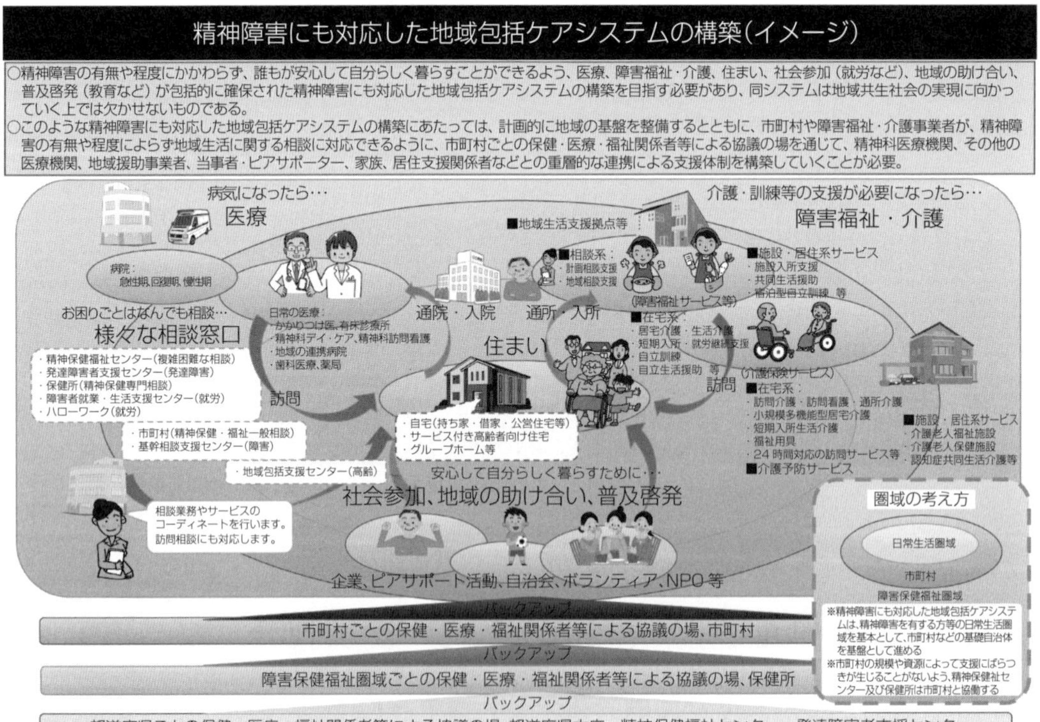

出典）厚生労働省ウェブサイト「精神障害にも対応した地域包括ケアシステムの構築に係る検討会報告書（概要）」（令和 3 年 3 月 18 日）.

に取りまとめた報告書では、「普及啓発を通じ地域住民が精神疾患や精神障害に関する知識を持ち、精神障害を有する方等にとって身近な人が支援の輪に入るといった取組を推進する観点も重要」という指摘がなされており[10]、地域住民に対する普及啓発や、精神障害者の身近な支援の担い手としての地域住民の育成について言及がなされている。言い換えれば、社会が抱く精神障害に対する差別・偏見などの社会的障壁を除去し、精神障害に対する理解を深め、地域住民が精神障害者の「身近な支援者」として、精神障害者とかかわる機会の創出が政策的に求められている。

[2] 精神障害に対する差別や偏見に基づく社会的障壁

　精神障害者が住み慣れた地域で生活を継続していくためには、精神障害に理解がある地域づくりが不可欠である。

　一方で、精神障害に対して、地域社会が抱く差別や偏見（**スティグマ**）に基づく社会的障壁の存在が明らかになっている。島根県で実施された「『社会の壁』に関するアンケート」[11]によると、精神障害者が「社会の壁」を感じた分野は「労働・雇用」で34％、次いで「コミュニケーション・人間関係」28％という結果であり、回答者からは「精神障害に対して職場で理解が得られない・入院をきっかけに解雇された（労働・雇用）」「精神障害を理由に話しかけてもらえない・薬を飲んでいることを話したら友人関係が壊れた（コミュニケーション・人間関係)」といった声が寄せられている。また、地域に精神障害者が利用する通所施設やグループホームの創設に当たり、地域住民による苦情や反対運動（**施設コンフリクト**）も、現在に至るまで続いている[12]。筆者も長期入院されている精神障害者の退院支援の過程で、入院前住所の近隣住民の不安感情や拒否的感情に直面することがあった。また、退院時に新たな住まいの確保が必要な場合に、不動産会社や家主の理解が得られず、住まい探しが難航することも、たびたび経験している。

　他方、地域住民がボランティアとして精神障害者とかかわりをもつうちに、活動の意義や地域問題（ニーズ）への気づきを通して、より主体的、積極的に活動を展開することで、地域に新たな社会資源を創出した事例も全国に数多く存在する[13]。筆者は地域活動支援センター勤務時に、社会福祉協議会の職員に協力する形で精神保健福祉ボランティアグループのサポートを行っていた時期があった。その過程で、ボランティアグループのメンバーが中心となり、障害者の働く場所と地域住民が集える場所の創出を目指してNPO法人格を取得し、コミュニティカフェの立上げに至った事例を経験している。以上のことから、精神保健福祉領域において、地域

スティグマ
stigma

住民に働きかけ、問題解決力のある地域づくりを進めていくコミュニティワークの取組みの必要性を実感している。

B. 精神保健福祉領域におけるコミュニティワークの担い手

　では、精神保健福祉領域で、コミュニティワークの担い手は誰であろうか。広く社会福祉領域において、コミュニティワークやコミュニティソーシャルワークを主たる業務とする市町村社会福祉協議会については次節で取り扱うこととして、本節では、障害福祉領域に該当する社会資源に焦点を当て、コミュニティワークの主たる担い手として想定される職種・機関について解説を加える。

[1] 相談支援専門員

基幹相談支援センター
地域の中核的な機関として、総合的・専門的な相談支援を行うとともに、地域の相談支援体制強化の取組みや人材の育成、地域の相談機関との連携強化等の取組みを行う。

　第1に、**基幹相談支援センター**や、指定一般・特定相談支援事業、障害者相談支援事業等、精神障害者を対象とする相談支援に従事する**相談支援専門員**が、その担い手として挙げられる。相談支援専門員は、障害者が自立した日常生活や社会生活を送ることができるよう、全般的な相談支援を行うこととされている。同時に、障害者への個別の相談支援活動を通じて、見いだされる課題を地域課題として認識し、その解消に向け取り組むことが求められている。2016（平成28）年に開催された「相談支援の質の向上に向けた検討会」における議論のとりまとめでは、「インフォーマルサービスを含めた社会資源の改善及び開発、地域のつながりや支援者・住民等との関係構築、生きがいや希望を見出す」ことが相談支援専門員に求められる役割として言及されている[14]。また、相談支援専門員養成に関する国の標準カリキュラムにおいて、初任者研修では相談支援に必要な技術の一環としてコミュニティソーシャルワークが位置づけられるとともに、現任者研修においては、地域をつくる相談支援（コミュニティワーク）が組み込まれている[15]。

[2] 地域活動支援センターⅠ型

障害者総合支援法
正式名称は「障害者の日常生活及び社会生活を総合的に支援するための法律」。

　次に、コミュニティワークの担い手として想定されるのが、**地域活動支援センターⅠ型**にて精神障害者の生活支援に携わる職員である。地域活動支援センターⅠ型は、**障害者総合支援法**における市町村地域生活支援事業に位置づけられており、創作的活動、生産活動、社会との交流の促進等の事業（基礎的事業）に加え、専門職員（精神保健福祉士等）を配置し、医療・福祉および地域の社会基盤との連携強化のための調整、地域住民ボラ

ンティア育成、障害に対する理解促進を図るための普及啓発等の事業を実施するとされている。このことから、利用者に対する直接支援のみならず、ボランティア育成や普及啓発を通じた地域に対する積極的な働きかけ（コミュニティワーク）が業務に位置づけられていることが見て取れる。

[3]（地域自立支援）協議会の活用や、他機関との協働

　コミュニティワークの担い手として、職種としての相談支援専門員と、支援機関としての地域活動支援センターⅠ型を挙げたが、いずれも利用者に対する直接支援を担う役割をもっており、コミュニティワーク"のみ"が主たる業務として位置づけられているわけではない。また、相談支援専門員が配置される相談支援事業所については、業務量の多さや業務内容の多様さによって職員一人ひとりにかかる負担が大きく、業務体制や人員配置に課題が生じているとの指摘もなされている[16]。他方、コミュニティワークは、地域問題に対応するための地域力を地域自身が身につけていくプロセスに関与していくため、そのかかわりは長期かつ広範囲にわたることも多い。そのため、コミュニティワークの実践を、個人または単一の組織で行うことは、困難である。

　この問題に対する手立ての一つとして、（地域自立支援）協議会の活用が挙げられる。協議会は、地域の関係者が集まり、個別の相談支援の事例を通じて明らかになった地域の課題を共有し、その課題を踏まえて、地域のサービス基盤の整備を進めていく役割を担っている。協議会の参加者には、相談支援事業所に所属する相談支援専門員や、地域活動支援センターⅠ型の職員も想定されている。**協議会の機能**の一つとして、「開発機能（資源の開発・改善）」が位置づけられているが、ここでの資源はフォーマルな資源だけでなく、ボランティアや、近所の住民といったインフォーマルな資源も含まれる。そのため、協議会に参加している相談支援専門員や地域活動支援センターⅠ型の職員が、精神障害に対するさまざまな社会的障壁の解消を地域課題としてした提示したうえで、協議会全体で取組みを行うことが可能となる。

　また、他機関との協働による、コミュニティワークの実践が有効な場合もある。筆者は先述したボランティアグループに対するサポートにおいて、社会福祉協議会の職員と協力しながら、取組みを行った。次節で詳述するが、社会福祉協議会の主たる役割の一つは「住民主体の福祉コミュニティづくり」であり、コミュニティワークによる実践を得意とする。他方、筆者が勤務していた地域活動支援センターは、精神障害者の地域生活支援を担う役割であり、精神保健福祉領域におけるソーシャルワーク実践を得意

協議会の機能
「自立支援協議会の運営マニュアル（2008〔平成20〕年3月発行）」において、協議会の機能として情報機能・調整機能・開発機能・教育機能・権利擁護機能・評価機能の6つが示されている。

とする。互いの強みを活かす形で連携を図ることで、精神保健福祉領域の
コミュニティワークの推進が可能となる。

4. 社協が行うコミュニティワークとコミュニティソーシャルワーク

A. 精神保健福祉における社会福祉協議会の役割と課題

　精神障害者への支援体制の構築を地域の解決すべき課題として取り上げ、
コミュニティワークの実践課題とするためには、高齢者に対する支援体制
構築よりもさらに、社会資源との複層的なネットワーク化が必要である。
図9-3-1では、コーディネーターとして位置づけられているのは、市町村
（精神保健・福祉一般相談）、基幹相談支援センターなどが想定されてい
る。このほか、NPOなどもコーディネーターとして挙げられるだろう。

　ここで記載されている「コーディネーター」と、コミュニティワーカー
やコミュニティソーシャルワーカーは同一として考えられるだろうか。

　図の中に記載されているように「相談業務やサービスのコーディネート、
訪問相談に乗る」ことだけでは、コミュニティワークやコミュニティソー
シャルワークとは言えない。コミュニティワークやコミュニティソーシャ
ルワークとするためには、図の下に記載されているように「社会参加、地
域の助け合い、普及啓発」を担うことが明記されていなくてはならない。

　「社会参加」について、厚生労働省の資料には、次のように記載されて
いる。「○社会的な孤立を予防するため、地域で孤立しないよう伴走し、
支援することや助言等をすることができる支援体制を構築する。○精神障
害を有する方等と地域住民との交流の促進や地域で『はたらく』ことの支
援が重要」[10]。

　こうした機能については、コミュニティワークやコミュニティソーシャ
ルワークを業務とする市町村社会福祉協議会が果たす役割が大きい。

　しかし、社会福祉協議会（以下、社協）が精神障害者の地域における支
援にどれだけ、またどのような形でかかわるのかということは、明確な規
定があるわけではなく、大きな課題の一つである。

　名城は、沖縄県下において市町村社協が、どの程度精神障害者支援活動
を行っているのか、職員の意識調査とともに調査を実施している[17]。た
とえば、「社協として、精神障害者支援の取り組みが、もっと必要である

と考える」の設問には「そう思う」131、「どちらとも言えない」105、「そう思わない」13（数値はいずれも実数）となっている。「そう思う」ものが多いが、「どちらとも言えない」も同程度あり、必ずしもすべての社協職員がその必要性を強く認識しているとはいえない。「精神障害者支援事業を実施するとき、社協には不安要素がある」の設問には、「そう思う」が87、「どちらとも言えない」124、「そう思わない」37の結果が出されており、必要であると考えるものの実際には、具体的にはどのようにしてよいかわからないという現状があると考えられる。

　この不安要素の具体的内容としては、「精神障害者の対応はよくわからない。知識、経験、技能等が不足している」「言葉や行動一つで当事者を傷つけてしまわないか不安である」「職員内での意識が一定ではなく、偏見の部分が多い」等、自分自身の経験のなさや精神障害に対する理解不足を挙げるものもある。また、「専門的知識を有する職員が少なく、専門家との連携が取りにくい状況である」「臨時職員の採用にも予算面の対応が厳しく、職員に更なる負担を強いる状況にある」など、社協の業務体制上、特に不慣れな分野への事業拡大には慎重になる気持ちもあるようだ。こうした不安要素への対応策として必要なものは、「職員研修」「体制整備」が挙げられており、社協内への精神保健福祉士の配置や、保健師、精神保健福祉センター、病院などの医療機関との連携を組織的に取り組むことが重要としている。

　こうした背景には、社協職員自身が一般市民として生きてきた中で精神障害者との交流が極めて少なかったこと、ソーシャルワーカーを養成する大学等の教育課程においても精神障害者への対応を実践する授業や実習が多くないことなどが挙げられる。また、社協職員として業務上かかわってきた経験においても、精神障害者の人たちから受けた言動に対してどのように対応してよいかわからず困ったことや、後で専門家から「それはやってはいけない行為だった」と指摘されたことなどから、精神障害者への対応は「苦手」として認識されていると推測される。

B. 必要な成功体験の積上げ

　加山は、社協が扱う支援困難ケースを多数分析した結果、次のように考察している。「個別支援と地域支援のセットで言えば、本来、社協が"資産"として保有してきた地域型住民組織とのネットワークを、個別的な課題をもつ当事者への支援に活かし切れていないという点が、重要な課題の一つ」とする。そして、その理由として、「町内会・自治会の場合は、原

179

則として住民（会員）の間で共有された問題の解決を前提としており、地域から孤立状態にある住民や非会員はターゲティングが困難である」ことや、「他の専門職や窓口にバトンタッチすることで完結してしまう」からとする。「支援側のアセスメントやプランニングの段階から、視点やスキルが不足していることが課題」と指摘している[18]。

　ここで取り上げられた「支援困難ケース」とは、社協に寄せられた相談のうち、経済的困窮や認知症、障害、虐待など1世帯内で複数の生活問題を抱えており、対応が困難なものである。精神障害にかかわるものだけではないが、事例として挙げられているものを見ると、自閉症、**セルフネグレクト**、統合失調症、うつ病、精神障害疑い、ひきこもりなど、精神障害のある当事者が世帯内にいることが多い。このような精神障害者が抱える問題を、社協が問題解決の"資産"としてきた住民組織（町内会・自治会、民生委員・児童委員、見守りボランティアなど）が、地域の問題として認識し、彼らを地域の仲間としてそのもてる力を発揮することが困難となっていることを示唆している[18]。

　しかし、精神障害者への支援がしっかりできたという業務上の「成功体験」は、社協職員の意識を大きく変えていく。「障害は一人ひとり違うのでその病気や症状をとらえ、個人性をしっかり把握し、関係作りを確立するまでは山あり谷ありだが、一応の期間を経て信頼関係を築いた時」に、「うまくいった」と感じている。また「スーパーバイズをもらいながら、他との連携をもつためのケース会議を開き、グループでの対応をした結果、依頼者の不安、不満はなくなった」などの声も報告されており、まさに社協の特性である地域の他の社会資源とのネットワーキングによって問題解決につながることが明らかとなっている[17]。

　「にも包括」を構築していくためには、医療や精神保健福祉専門職のみならず、地域（住民）にそれを地域の課題として認識してもらい、いかに巻き込むかが重要となる。その支援を行うのがコミュニティワーカーやコミュニティソーシャルワーカーであり、社協に期待されている役割である。

　昨今では、少しずつではあるが、精神障害者支援も行われてきている。たとえば、ひきこもり支援として社協がその機能を果たしている事例も出てきている。

セルフネグレクト
「自己放任」とも訳される。健康な生活を送ることができないほど、身体や住環境が不衛生な状態に放置されている状態のこと。

C. 豊中市社協のひきこもり支援

　大阪府の豊中市社会福祉協議会（以下、豊中市社協）では、2011（平成23）年から、豊中市の委託を受ける形でひきこもり支援に取り組んできた。「豊中びーのびーの」プロジェクトである。

　豊中市社協のウェブサイトには、「『社会参加してみたいがどうすればいいのかわからない』『自分の適性って何？』『可能性に挑戦してみたいが……心配』『なかなか仕事が続かない』など、これまで一歩が踏み出しにくかった発達障害者等（診断がついていない人やいわゆる『ひきこもりがちな人』を含む）を対象に昼間の居場所づくり、さらに社会関係づくりなどもめざしています」とある[19]。プログラムとしては、表9-4-1のように、園芸、パソコン、社会貢献活動、手作り、カフェなどが設定され、障害などが理由で、社会から孤立していた人びとを、社会とつなぐ役割を果たしている。

表9-4-1　「豊中びーのびーの」プログラム

曜日	月	火	水	木	金	土	日
午前 10：00 ～12：00	園芸	パソコン	手作り	休み	パソコン （第1、3週は メンバー ミーティング）	休み	休み
午後 1：00 ～3：00	休み	社会貢献活動	カフェ	休み	休み	休み	休み
クッキング／出前市場／草取り／靴下作業／夕刊配達 販売プログラム（仲間の店）／スポーツレクリエーション／チラシ配布							

出典）豊中市社会福祉協議会びーのびーのウェブサイト「プログラム紹介」.

　また、豊中市社協では、ひきこもり当事者の人がコミュニティソーシャルワーカーの活動に関する漫画を描いて、それを販売するという支援を行っている。

　これらの活動を社協が行う大きな利点は、それが当事者と関係者だけにとどまらず、地域の人を巻き込んでいることだ。園芸やカフェも、地域住民に販売したり、活動を通して地域住民とかかわりをもっている。通常、こうした活動は、施設内や一部の関係者の中だけで実施されてしまうことが少なくない。地域住民の目の届かないところで行われてしまうと、地域の課題とはならないのである。ここに、地域住民と、もともとかかわりがあり、地域組織化を活動の目的とする社協が介入することの意義がある。

5. 地域を単位とした支援活動の実際

　地域には、精神障害をもちながら数十年も自宅で生活し続けてきた人や、「精神障害」という自覚を本人もまた家族ももたないまま、あるいはそれを否認して生活を送っている人も少なくない。それもまた、普通の地域社会の姿でもある。だが、現実にはそうした障害ゆえに地域住民との軋轢が生じていたり、「問題のある困った人」と位置づけられて、誰からも、どこからも支援されることなく孤立化している人も多いのではないだろうか。認知症高齢者の特性については、「認知症サポーター制度」ができるなど、近年多くの人が理解するようになってきたが、精神障害については一般的には学ぶ機会も少なく、疾病や障害そのものについて深く理解する住民は少ない。それゆえに「問題」はより大きくなっていく。

　こうした障害をもつ人びとが孤立化したり、排除されないように生きていくことを支援し、あるいはその周囲の住民がともに生活していくために、社協はどのような役割を果たすのであろうか。そのことを、社協の機能という側面から論じてみよう。なお、以下の事例は、東京都 X 市社会福祉協議会職員 A 氏へのヒアリングに基づいたものであるが、プライバシー保護のため、事例の内容については加工してある。A 氏へのヒアリング調査は、2011（平成 23）年 5 月に 2 回にわたって実施した。

A. 東京都 X 市社会福祉協議会の A ワーカーが対応した事例

　市内のある地域の住民より、「近所の M さんが、急に騒いだり、時に喧嘩をふっかけてくるので困っている。ぜひ社協がかかわってほしい」との連絡が社協ワーカーにあった。住民の話を聞いたところ、こうした状況は 5 年前より続いており、警察や保健所などに訴えたが直接の被害がないので、行政としては動けないとの返事だったとのことであった。A ワーカーは、その言動から M さんには精神疾患があると推測したが、いきなり社協ワーカーが訪問しては M さんを驚かせ、地域住民に対して不信感をもたせるだけと判断し、「これ以上我慢できないので、ぜひ M さんから話を聞いて」との住民からの要望に対して、しばらく待ってほしいと伝えた。

　M さんは 50 代の女性で独身。高齢の母親と暮らしていたが、6 年前にその母親が亡くなってから、こうした症状が見られるようになった。母親

が生きていたころには、地域との交流も多少はあったものの、Mさんだけになってからは、地域の人との関係がなくなっていた。

Aワーカーは、まず地域住民に、Mさんが抱える疾病や障害について理解してもらうことが先決であると考え、何度も地域住民との話し合いの場を設定するように努めた。Aワーカーは、住民の訴えや要望を傾聴することから始めた。そして、その後、Mさんには精神的な障害があることが考えられること、このような障害がある場合には、周辺の人びととの摩擦が起きやすいことなどを話した。

Mさんは上記のような言動を繰り返すことはあったが、自分の家の周りのみならず、時には地域のごみ集積場も清掃する姿も見られており、住民の中には、「あの人はさみしいのではないか」と気遣う人も出てきた。Aワーカーは、そうした住民の心情的な変化を見て、保健所に依頼し精神保健に関する勉強会を住民に対して開いてもらうよう調整した。

住民にとっては、こうした疾病や障害について学ぶのは初めてのことであり、「こんな病気があることを初めて知ったよ」という人もいた。

地域住民に少しMさんに対する理解が進んできたことで、Aワーカーは、Mさんとの関係をつくることにした。Aワーカーは、この地区で、従来から公民館で開催されている「女性のための健康講座」(社会福祉協議会主催)に、Mさんがたまに姿を見せるとの情報を民生委員から得た。そして、この講座に参加することで、自然にMさんと知り合える機会を得た。このとき以降、Mさんは次にあったときには、Aワーカーを見つけて「ああ、このあいだ会った人ですね」と言ってくれるようになった。

Aワーカーは、Mさんの障害上、保健所とのネットワークが特に重要と考えていた。Aワーカー自身は、精神障害や精神疾患についてのスペシャリストではないので、保健師や社協内の精神保健福祉士からいろいろなアドバイスを受けるよう心がけている。

また時折、Mさん自身が、地域の小さな問題を警察に通報することがあるため、警察の生活課とも連携をもつようにしている。

現在は、Mさんとは「健康教室」でたびたび顔を合わせ、「何かあったら相談にきてほしい」と言うと、最初のころは「私は何も困ってないけど」と返事をしていたが、最近では、「そうですね」と答えるまでの関係性を構築できた。

次のプロセスとして進めていかなければならない点は、保健師からMさんにアプローチしてもらい、少しでも病状の緩和につなげてもらうこと、Mさんが病院に通っている場合には、病院との連携をもって情報交換を行うこと。もし病院に通っていないのであれば、信頼関係を構築できた後

に治療にも通ってもらうようすすめていくことである。通院しているかどうかという情報を得るには、もう少し時間をかけて関係性を構築していく必要があると判断している。

　Aワーカーは、この間も住民との懇談会をもち、住民から、Mさんとの関係をどのようにもっていこうとしているか将来的な展望を聞くなど、住民自身がモチベーションを下げないような取組みを継続している。

　またこの懇談会では、これまでの記録を分析して住民に提供し、ともに進捗状況を確認して、今後の課題整理を行う作業をしている。

　Aワーカーの目標は、

① Mさんの問題とされる行動が変化しないとしても、地域の中で排除されず、これまで通り生活し続けること。

② 周辺の住民がMさんの心情と行動の意味を理解すること。ただ、一方的に我慢をしてほしいということではなく、問題が起これば住民が相談できる機関や場所をもてるように地域における社会資源との関係性を作ること。

③ 医療機関と連携をとって、地域においてMさんをどのようにサポートしていくことができるか、何が必要な制度、活動なのかといったことを検討するために、病院と社協間での情報交換や、相談ができるようにすること。

　上記のように地域のニーズを捉え、問題解決のための実行部隊となる人びとや機関を組織化し、多くの社会資源を動員しながら解決に至るというプロセスは、**図9-5-1**にモデル的に示されるような経過をたどっている。このプロセスに沿って、Aワーカーのコミュニティソーシャル機能を分析してみたい。

B. 事例のポイント

1. 地域住民の話を愚痴や苦情とのみ捉えず、その話を傾聴して信頼を得られるように努めた。

2. 住民との話し合いでは、コミュニティソーシャルワーカーとして、Mさんと住民との今後について、住民自らが「どうしたらよいか」を考えられるよう、さまざまな提案を行った。

3. Mさんとの共同生活が可能であるように、どのようにしていくべきか住民自身が考え、自らの力で取り組んでいけるように支援した。

4. 民生委員からもMさんについて、住民との軋轢に関する経過などの情報を得て、公平な視点から問題を捉えるようにした。

図 9-5-1　東京都 X 市社協 A ワーカーの行ったコミュニティソーシャルワーク

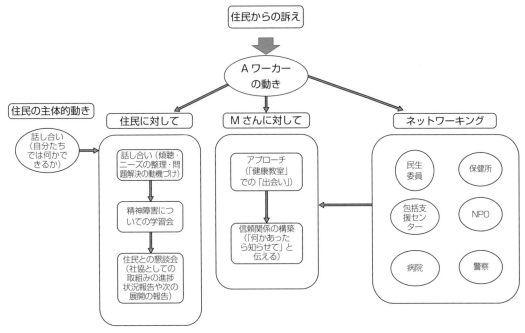

出典）筆者作成.

5. 保健所との連携が不可欠と判断し、問題が社協にもち込まれた当初より、保健所に呼びかけ、住民への学習会の開催を求めた。

6. M さんの状況を考え、いきなり訪問するようなことはせず、自然に M さんと出会える方法を模索した。

7. M さんと会う際にどのようなことに留意すべきか、M さんの障害の特性など活動計画を立てる場合には、上司や社協内の精神保健福祉士に助言を求めた。

8. そのうえで、どのように M さんに接近していくのかというプランを A ワーカーから住民に提示することなく、住民自身から問題解決のための実行プランが示されるように援助した。

9. M さんの問題を社協だけで解決するのではなく、今後の展開を考慮し、保健所、警察、精神障害者を支援する NPO にもかかわってもらうよう努めた。また同様の事例がないか地域を把握している地域包括支援センターからも情報を得るようにした。

10. M さんが病院に通っている場合には、病院と連携して、地域での生活がもっとスムーズになるような方策を考えることが必要と判断した。

C. コミュニティワークとコミュニティソーシャルワークの重要性

　上記に取り上げた事例は、コミュニティワークとコミュニティソーシャルワークが共に重要であることを示す好事例である。

　社協ワーカーであるＡさんは、Ｍさんの問題を「発見」し、その問題を「アセスメント」して課題の整理を行っている。問題解決のプロセスにおいて、単に、福祉保健医療サービスや専門機関につなげるという点と点を結ぶ対応のみならず、近隣住民やインフォーマルな社会資源をつなげることも行っている。近隣住民を問題解決のために組織化していることもコミュニティソーシャルワークの手法である。

　だが、この事例が注目されるのは、コミュニティワークも着実に行われていることだ。

　この地域でこうした展開ができたのは、もともと住民同士のつながりがあり、協働が可能だったことも大きな要因として挙げられる。

　通常では、こうした「困った人」が地域にいた場合には、まわりの住民は苦情を行政機関にもち込むだけであり、自らが活動をすることで事態を展開させるということは難しい。問題解決のための核となる組織を作るための基盤がある程度整っていたといえる。こうした地域基盤づくりが社協活動の目的であり、コミュニティワークといえよう。

　現在、精神障害者の地域移行には、就労支援・生活支援などが重視され、地域における居場所作りなども積極的に展開されている。そのことはこれからも重要な要素であり、さらに進展させていかなければならない。一方、地域で暮らす精神障害者が、自宅と授産所・作業所・企業といった職場、または自宅と「居場所」という２点間だけの生活から、地域の中でさまざまな人たちと共に生きていく面としての広がりを、いかにしたらもてるようになるかを考えていかなければならない。それこそが本当の意味での地域移行であり、ノーマライゼーションであろう。コミュニティワークの機能として、精神障害者も共に地域で生活する住民であるという環境醸成や、そのための啓発活動、そして当事者を主体としたアクションなども展開していくことが重要である。

　また、社協が中心になって進めている「ふれあいいきいきサロン活動」や「ふれあいのまちづくり事業」は、こうした基盤づくりの大きな力となっている。先の事例で挙げた「女性のための健康教室」も、名称こそ「健康教室」ではあるが、地域住民の交流の場の設定として始められたものであった。

　さらに、地道に取り組んでいるボランティア養成講座も、精神障害者の

地域での生活継続に結びついている。うつ病と診断された女性が、社協の傾聴ボランティア養成講座を卒業したボランティアによって設置された「コミュニティカフェ」に行くことによって、ひたすら話を聞いてもらうことができ、現在も自宅で生活ができているといったケースもある[20]。

　社協が精神障害者の生活を具体的事業や活動で支援する一方で、地域での資源づくりやネットワーキング、住民の組織化、そして何よりも、精神障害者を排除しないための教育活動などの基盤づくりを進めていくことこそが、コミュニティワークやコミュニティソーシャルワークの役割なのである。

注）

(1)　山縣文治・柏女霊峰編／加納恵子「コミュニティワーク」『社会福祉用語辞典（第9版）』ミネルヴァ書房，2013，p.109.

(2)　加山弾「地域を支援するソーシャルワーク—社会的孤立を乗り越えるための視座・技法」東洋大学福祉社会開発研究センター編『社会を変えるソーシャルワーク—制度の枠組みを越え社会正義を実現するために』ミネルヴァ書房，2020，p.134.

(3)　加山弾・熊田博喜・中島修・山本美香『ストーリーで学ぶ地域福祉』有斐閣，2020，p.169，173.

(4)　英国バークレイ委員会報告／小田兼三監訳『バークレイ報告』相澤書店，1986，p.xx.

(5)　濱野一郎・野口定久・柴田謙治編『コミュニティワークの理論と実践を学ぶ』みらい，2004，p.13，169.

(6)　大橋謙策「21世紀型トータルケアシステムの創造と地域福祉」大橋謙策・野川とも江・宮城孝・遠野トータルケアシステム研究会編『21世紀型トータルケアシステムの創造—遠野ハートフルプランの展開』万葉舎，2002，pp.58–59.

(7)　菱沼幹男「コミュニティソーシャルワークの視点と実践評価の枠組みに関する考察」『日本地域福祉学会第16回大会報告要旨集』2002，p.321.

(8)　岩間伸之「地域を基盤としたソーシャルワーク機能—地域包括支援センターにおけるローカルガバナンスへの視角」『地域福祉研究』36，日本生命済生会，2008，p.38.

(9)　藤井博志「コミュニティソーシャルワーカーとは—ケアマネジャーとの関連とは何か」『介護支援専門員』Vol.10，No.6，メディカルレビュー社，2008，pp.19–22.

(10)　厚生労働省ウェブサイト「『精神障害にも対応した地域包括ケアシステムの構築に係る検討会』報告書（概要）」（令和3年3月18日）.

(11)　内閣府ウェブサイト　しまね障がい者フォーラム「『社会の壁に関するアンケート』結果報告書」.

(12)　野村恭代他「社会福祉施設へのコンフリクトの実態」『都市防災研究論文集』第8巻，大阪市立大学都市防災教育研究センター，2021.

(13)　石川到覚編『精神保健福祉ボランティア—精神保健と福祉の新たな波』中央法規出版，2001.

(14)　厚生労働省ウェブサイト「『相談支援の質の向上に向けた検討会』における議論のとりまとめ」（平成28年10月14日）.

(15)　厚生労働省ウェブサイト　厚生労働省社会・援護局障害保健福祉部障害福祉課「相談支援専門員研修制度の見直しについて　社会保障審議会障害者部会」（令

和元年 6 月 24 日）．

(16) 川村仁美・田村綾子「計画相談支援における相談支援専門員の役割と課題」『聖学院大学論叢』，2021．

(17) 名城健二「沖縄県市町村社会福祉協議会の精神障害者支援活動の状況及び職員の意識調査―精神障害者地域生活支援のための職員研修プログラム策定を見据えて」『沖縄大学人文学部紀要』第 10 号，2007，pp.109-138．

(18) 加山弾「支援困難ケースを対象とするソーシャルワークに関する一考察―社会福祉協議会による実践をもとに」『福祉社会開発研究』8 号，東洋大学福祉社会開発研究センター，2016，pp.5-12．

(19) 豊中市社会福祉協議会びーのびーのウェブサイト「プログラム紹介」（2022 年 6 月 26 日データ取得）．

(20) A 氏へのヒアリングの中で語られた事例である．

■ 理解を深めるための参考文献

● 南雲明彦編／みやの森カフェ『庭に小さなカフェをつくったら、みんなの居場所になった。―つなげる×つながる　ごちゃまぜカフェ』ぶどう社，2019．

　人には、自宅、勤務先・学校などのほか、自分自身を解放できる「第三の居場所」が必要だとされている。また、そうした居場所は、地域づくりの拠点にもなる。「みやの森カフェ」は、誰かが誰かを支援する場所ではない。自然と交流ができ、「健常も障がいも、老若男女も関係なく、生きづらさが小さくなる場所」だ。地域でともに生きることの意味がわかる一冊である。

● 平澤恵美『精神障害のある人への地域を基盤とした支援―クラブハウスモデルとグループホーム』MINERVA 社会福祉叢書，ミネルヴァ書房，2019．

　日本は、世界的に見ても、精神障害者の地域自立生活に向けた支援が遅れている。本書は精神保健福祉先進国である、イタリア、アメリカ、デンマーク、スウェーデンでの実証研究に基づいた結果をまとめたものである。精神障害者の日中活動や居住支援が、世界でどのように取り組まれているかを広く理解することができる。

● 鈴木大介・山口加代子／一般社団法人日本臨床心理士会編集協力『不自由な脳―高次脳機能障害当事者に必要な支援』金剛出版，2020．

　「高次脳機能障害」は、近年になってようやく、一般にも注目されるようになってきた障害である。しかし、外見からはわかりにくく、そのために理解が進まなかったり、支援が受けにくいという問題がある。本書は、脳梗塞発症後に高次脳機能障害と診断されたルポライターの鈴木氏と、臨床心理士の山口氏の対談形式でまとめられたものであるが、高次脳機能障害がある当事者の視点から見た世界が理解できる。

ひきこもりへの支援は地域全体で

東洋大学福祉社会デザイン学部　教授　山本美香

厚生労働省の調査によると、ひきこもりの人は全国で、推計115万人である。

近年、ひきこもりの人に対する支援が少しずつ実施されてきた。

国は、2009（平成21）年に全国に「ひきこもり地域支援センター」を設置した。こうした全国的な相談機関があることは、重要なことだが、相談者が少ないという報告もある。家から出られない人が、このようなセンターに相談に出向くことは、かなりハードルが高いことではないか。

ひきこもり支援としては、何が重要なことなのだろうか。

社会福祉協議会としてのひきこもり支援の嚆矢となったのは、秋田県の藤里町社会福祉協議会（以下、藤里町社協）の取組みであろう。

藤里町社協は2006（平成18）年当時、あまり注目されていなかった大人のひきこもりも含めて、全戸の訪問調査を実施した。その結果、町全体で約1,300世帯あるうちの、113人がひきこもり状態にあることがわかり、大きな驚きをもって受け止められた。

「何とかしなければ！」と考えた藤里町社協は、当初は、ひきこもりの人を「支援する」「相談に乗る」というアプローチを行ったところ、うまくいかなかった。紆余曲折の末、「働く」というきっかけを作ったところ、これがひきこもりの人たちのニーズに合ったという。その後、藤里町社協では、町の人びととの協力を得て、彼らの交流の拠点や就労の場を作っていった。

本文でも紹介した大阪府の豊中市社会福祉協議会では、新聞配達や団地の草引き、農業の手伝いなどの就労体験が行える機会を提供している。

豊中市でも、社会福祉協議会単独での支援ではない。多くの人が、ひきこもり支援の輪に加わっているのだ。

もちろん、ひきこもり支援において「働く」ことだけが大切なのではない。ただ、働くということは、社会への参加であり、人とのつながりをもつということなのだ。

藤里町も豊中市も、専門機関以外に、地域の商店街や企業、農家、地域住民などいろいろな人とのネットワークを作っている。

一つの専門機関・団体だけで支援を行っていくことはできない。地域の人・地域の力を信じて、多くの仲間を作っていくという視点が重要なのである。

第10章 組織の中で働く精神保健福祉士

この章では、ソーシャルワークの一技法でありながら、実践や研究が遅れているソーシャルアドミニストレーションに関する理解を深めるとともに、組織と精神保健福祉士との関係を押さえたうえで、所属する組織からの要請と精神保健福祉士の倫理との葛藤、その解決方法について、ソーシャルアドミニストレーションの概念も踏まえながら学ぶ。

1

精神保健福祉士と、所属する組織についての関係について学ぶ。そのために、組織の目的について概観し、働くうえでの組織のメリットとデメリット、所属組織からの要請と精神保健福祉士の倫理との対立について理解する。

2

ソーシャルアドミニストレーションの概念について学ぶ。そのために、ソーシャルアドミニストレーションの基礎的な知識、具体的活用について理解する。

3

組織変革のモデルとその限界について学ぶ。そのために、組織変革の必要性、組織変革のモデル、組織変革の限界について理解する。

1. 組織と精神保健福祉士

A. 組織とは

　組織とは何か。広辞苑では、「ある目的を達成するために、分化した役割を持つ個人や下位集団から構成される集団」とされている。

　つまり、組織というのはただの人の集まりではなく、何らかの目的を達成するために、高度に組織化された社会集団だということである。

　そして、組織に所属する個人は、そこに所属する人びとというより、目的を達成するために設定されたシステムの一部ということになる。その目的を達成する過程の中で、たとえ人が入れ替わったとしても、その目的は変わらない。共通の目的を達成するために、そこに所属する人びとは、それぞれの役割をもち、統制・管理されることで、個人の力を効率よく発揮することができる。

　しかし、この統制が「組織としての目的達成」を理由として、組織に所属する個人や下位集団（自然発生的な小集団）を抑制してしまうこともあり得ることに注意が必要である。

B. 働くうえでの組織のメリットとデメリット

　現場で働く精神保健福祉士であれば、そのほとんどが何かしらの組織に所属している。精神科病院や精神科クリニックなどの医療機関、地域活動支援センターや就労継続支援B型事業所などの障害福祉サービス事業所、都道府県や市町村の行政機関、小学校や中学校などの教育機関、保護観察所などの司法機関。精神保健福祉士は、所属するそれぞれの組織の中に自分の居場所や役割が規定されている。

　筆者も精神保健福祉士として現場で働いていた際は、組織の中にいた。その経験から言うと、大きな組織であればあるほど不自由さを感じた。ただ、締めつけられるわけではない。組織の定めた範囲があって、こちらがその範囲内で活動していれば、それはとても心地よく、安心できる空間となる。それに対して、小さな組織では、その範囲が相対的に広く自由度が高いが、責任も重くなり、不安を感じやすい。

　例を挙げる。筆者は、約800床の大規模精神科病院から、職員が5名し

かいない障害福祉サービス事業所へ転職したことがある。精神科病院では、医療相談室に所属していた。そこでは、精神保健福祉士としての自分がやるべき業務は明確だった。入院患者や外来患者の相談に乗ったり、入退院や福祉サービスの手続きを行ったりである。対応に困ったときは、医療相談室の上司や同僚、主治医や看護師長などにすぐに相談ができる。どうしてもとなれば、法的拘束力はないが、病院が、問題行動のある患者を出入り禁止にすることもできる。ある程度安全が保障されているため、安心して働くことができた。しかし、それは決まった範囲内で、組織から求められる業務を行っている場合である。

　ある日、筆者が勤める病院も含まれる地域の作業所や当事者などの有志が集まって、新たな障害福祉サービス事業所を作る話がもち上がった。たまたま耳にした筆者が参加を上司に相談すると、「勤務時間外なら可能」と言われた。理由は、「病院と直接関係ない外の仕事は、上に認めてもらえないから」とのこと。筆者は、「地域に社会資源が増えることは、病院にとってもメリットになるのではないか」と訴えたが、「病院の方針だから」として、希望は通らなかった。

　それに比べて、小さな組織ではどうだったかというと、非常に動ける範囲が広かった。事業所としては、**精神障害者地域生活支援センター（旧法の施設）**という相談支援事業所であった。通常の相談支援業務以外に、地域に向けたお祭り、家族会、講演会など、考え得るものは大方実現できた。しかし、病状が悪化して興奮状態となった当事者を押さえて警察に通報したり、長時間の相談対応にも当事者が満足せずになかなか帰ろうとしなかったりということもあった。そのようなとき、病院であれば自分以外の誰かが対応してくれたのに、ここでは自分がすべてを行わなければならないと思うと不安感もあった。

　このように、精神保健福祉士が業務を行ううえで受ける所属組織の影響は、ポジティブなものもあれば、ネガティブなものもある。精神保健福祉士が業務を行ううえでの後押しとなることもあれば、足かせとなることもある。自由に選べるわけではないが、その特性をつかんだうえで業務を行うことが精神保健福祉士には求められる。

C. 所属組織からの要請と精神保健福祉士の倫理との対立

　所属組織の影響の中でも、特に注目するべきこととして、所属組織からの要請と精神保健福祉士の倫理との対立が挙げられる。場合によっては、精神保健福祉士が自らの専門性に基づいて必要と判断した業務と、組織が

要求する職務との間で葛藤が起きることがある。その代表例の一つが精神科病院における退院支援の場面である。

　精神科病院の場合、精神保健福祉士が長期入院患者を退院させようとすると、あからさまに経営陣からの圧力がかかったり、場合によっては退職に追い込まれたりすることが歴史的に少なからず存在した。退院の促進は、入院患者が減り、空床が生じることで病院の収入が減るからというのが推測される主な理由である。

　この場合、病院は“多くの患者を退院させないでほしい”という要請をもっている。これは、病院の側に立ち、組織経営のうえでは、間違いだとはいえない。病院倫理的には、患者の治療を優先させるべきではあるが、それによって経営破綻して病院がつぶれてしまっては元も子もない。医療経営と事業経営の倫理は異なるといえる。

　そもそも病院の使命は、より良い医療を提供することである。そして、そこを追求していくことが医療経営である。それに対して、事業経営は、組織自体の利益を上げ、病院の経営を安定させることである。従来、医療において経営を語ることはタブー視されてきた。しかし、日本においては、精神科病院の8割以上は民間病院である。病院自体も民間企業であれば、利益を上げて経済的に運営を安定させたいと思うのは自然のことであろう。特に、精神科入院にかかわる診療報酬は他科に比べて低く設定されているため、入院定員の9割以上はベッドを埋めていないと赤字になるともいわれている。

　対して、精神保健福祉士の倫理についてである。精神保健福祉士の倫理について公的に定めたものとして、「精神保健福祉士の倫理綱領」を参照する。その前文には、精神保健福祉士は、「クライエントの社会的復権・権利擁護と福祉のための専門的・社会的活動を行う」、倫理原則の最初には「クライエントへの関わり」として「精神保健福祉士は、クライエントの基本的人権を尊重し、個人としての尊厳、法の下の平等、健康で文化的な生活を営む権利を擁護する」と謳っている[1]。精神保健福祉士にとって、クライエントの権利擁護を行うことは倫理的義務である。

　この権利擁護が精神保健福祉士にとって重要であるのは、精神障害者が受けてきた過去から現在に続く偏見や差別の歴史が物語っている。その最たるものが隔離収容政策であろう。国は、治安維持を目的に精神障害者を私宅監置し、戦後は精神科病院へ隔離していった。その状況は、**ライシャワー駐日大使刺傷事件**によって強化されるが、**宇都宮病院事件**をきっかけに大きく方針転換がなされる。精神科病院への隔離収容から、地域で支える体制づくりへの転換である。事件を受けて、当時改正された**精神保健法**

では、入院患者の権利擁護と社会復帰の促進が謳われた。そして、この方針を促進する人材として、誕生したのが精神保健福祉士である。現在、その活動範囲は拡大し、そこのみにとらわれるものではないが、精神保健福祉士は、精神科病院に入院する患者の権利擁護と社会復帰の促進を目的に資格化されたのは事実である。そのため、権利擁護という役割は特に重視されなくてはならない。

このような背景からも、精神保健福祉士は、人権侵害に敏感でなければならない。仮に、病状が安定し、退院可能な状態であるのに、病院経営のために退院を阻止されている患者がいるとすれば、それは権利擁護を行うべき対象と見ることとなる。希望通り退院することは、患者の権利である。もちろん、権利だからということで、強引に退院を進めることはできない。主治医の判断もあるし、家族などの受け入れ側の了解も場合によっては必要となる。

特に、入院期間が長くなれば長くなるほど、相対的に退院の困難性は増す。本人や家族の高齢化だけではなく、単調な生活による**施設症（ホスピタリズム）**の影響も大きくなる。そうなると、自ら退院を望まない状態になり、さらに入院期間が延びることとなる。

しかし、だからあきらめるということではなく、権利擁護のために粘り強く、本人や環境に働きかけることが精神保健福祉士には求められる。

ただし、所属組織からの要請と精神保健福祉士の倫理の問題を難しくしているものの1つに、精神保健福祉士が置かれている**二重ロイヤリティ**の状態がある。これは、直訳すると「二重に報酬を得ている状態」ということになる。精神保健福祉士は、どことどこから報酬を得ているのか。1つは、専門職として支援を行った、クライエントからの感謝の言葉や自己効力感の向上などである。形としてあるものではないが、精神保健福祉士にとっては、苦労の末に問題が解決したとき、クライエントからの感謝の言葉は代えがたい報酬となる。また、専門職としての自信が高まることも報酬と呼べよう。

もう1つの報酬は、被用者として雇用主から得る給与である。精神保健福祉士は、病院から職員として雇用されている。そのため、働けば当然病院から給与という形で報酬が支払われる。このように、精神保健福祉士は、専門職としてクライエントから、被用者として病院から、二重にロイヤリティを得ていることになる。

この二重にロイヤリティを得ることによって、精神保健福祉士が完全に患者側に立つことを難しくさせている。たとえば、先ほど、民間の精神科病院が利益を追求することを、完全に間違いであると否定することはでき

施設症（ホスピタリズム）
刺激の少ない環境に長期間いることによって生じる、主体性や自発性の減退をいう。精神科では、精神科病院での入院生活がそれにあたる。

195

ないと書いた。そのような場合、被用者として給与を得ている精神保健福祉士は、病院に対して「利益を追求するのではなく患者のために」などと非難することが難しくなる。利益を与えてくれる相手を非難することになるからだ。言い換えると、自分を助けてくれる人を非難するということだ。心情的にも難しく、強い葛藤を抱えることが容易に想像できるのではないだろうか。

　そのため、精神保健福祉士個人だけが変わるのではなく、病院の方針を患者第一に転換させるよう、病院組織のシステムを変えることが求められる。

　どのようにすれば変えられるのか。ソーシャルアドミニストレーションや組織変革モデルを踏まえて述べていきたい。

　なお、ここでは精神科病院における退院支援を例として述べてきたが、それにとどまるものではない。精神保健福祉士としてクライエントの権利擁護を行うと、どの組織に所属していたとしてもこの二重ロイヤリティの問題は発生する可能性があることを付け加えておきたい。

2. ソーシャルアドミニストレーションの概念

A. ソーシャルアドミニストレーションについて

ソーシャルアドミニスト
レーション
social administration

　ソーシャルアドミニストレーションは、ソーシャルワークの一技法とされている。しかし、その技法は他に比べて、十分理解を得られたものとはなっていない。それは、日本における研究者や実践者の注目が薄かったからであろう。なぜ薄いのかについては、おそらくソーシャルアドミニストレーション自体が、2つの要素をもっていることが影響していると考えられる。1つは、国や地方自治体の福祉政策における方向性や目標を検討したり決定したりするうえでの管理で、もう1つは、社会福祉施設や機関が、直接的に対象者へ福祉サービスを提供する場合の運営管理である。前者は社会福祉管理、後者は社会福祉施設運営管理と呼ばれてきた。そのため、それぞれは実務的に取り組まれてはいたが、統合されたソーシャルワークの技法とは見なされづらかったと考えられる。

　その中にあって、日本における先駆者である重田は、ソーシャルアドミニストレーションを「組織の機構・運営過程を調整し、また職員の勤務条

件その他の整備を図るなどして、その組織目的を完遂し、また目的そのものも社会変動に伴う地域住民のニードの変化に対応するよう検討し修正する動きなど多面的な活動を統括した一つの組織活動」[2]であるとしている。

　つまり、変化する地域住民のニーズを満たすために、福祉施設が適切にサービスを提供できるように調整しつつ、国や自治体が必要と考える福祉制度や政策を提供していくという、次元の違う一連の取組み全体を指すということである。ソーシャルアドミニストレーションとは、政策と臨床をつなぐソーシャルワーク技法であるといえる。

　さて、そのために検討する課題として、イギリスにおけるソーシャルアドミニストレーション研究の先駆者である**ティトマス**は次を挙げている[3]。

①政策形成とその予測および予測外の結果の分析と記述

②構造、機能、組織、計画の研究と施設および機関の運営過程に関する歴史的、比較法的研究

③社会的ニーズおよびニーズへの接近方法に関する研究やサービスや処置、移転などの成果の活用と類型の研究

④社会的費用および**マイナスの福祉**の性格、属性、分布についての研究

⑤時系列的に可処分資源の分布と分配を分析すること、および社会的諸サービスの特定の影響の分析

⑥議員、専門ワーカー、行政官および社会福祉制度が操作・運用される場合に直接関係するグループなどの役割と機能の研究

⑦被保険者と社会的サービスの受益者およびユーザーという観点からみた、市民の社会的権利に関する研究

⑧社会法、行政法をはじめ、その他の諸規定に示される社会的施設の価値と権利を配分する（中央および地方）政府の役割に関する研究

ティトマス
Titmuss, Richard Morris
1907-1973

マイナスの福祉
diswelfares

B. ソーシャルアドミニストレーションの具体的活用

　先に、ソーシャルアドミニストレーションは、変化する地域住民のニーズを満たすために、福祉施設が適切にサービスを提供できるように調整しつつ、国や自治体が必要な福祉制度や政策を提供していくという次元の違う一連の取組み全体を指すことであると述べた。では、それが実際にどのようなことであるかをここで具体的に示したい。

　まず、**障害福祉計画**についてである。障害福祉計画は、国、都道府県、市町村が一体的に取り組む計画である。その役割としては、国が基本指針を示し、それに即して、都道府県と市町村が計画を策定する。

　基本指針は、**障害者総合支援法**87条1項の規定に基づき、障害福祉サ

障害者総合支援法
正式名称は「障害者の日常生活及び社会生活を総合的に支援するための法律」。

ービス等の提供体制および自立支援給付等の円滑な実施を確保することを
目的として作成される。

その指針に即して、都道府県障害福祉計画では、障害福祉サービス、相
談支援および地域生活支援事業の提供体制の確保に係る目標に関する事項、
各年度における障害福祉サービス、指定地域相談支援または指定計画相談
支援の種類ごとの必要な量の見込みなどがまとめられる。

つまり、実際の福祉施設の状況を把握したうえで、国や都道府県、市町
村が地域住民のニーズを満たすことができるよう、不足している障害福祉
サービスの提供を目指すべく計画するというものである。

福祉施設においては、自らの事業所における事業計画を策定し、効果的
に実施できるようマネジメントすることが求められる。

福祉施設の事業計画においては、事業の内容だけではなく、その事業が
社会に必要であるという背景の明確化も重要とされる。福祉事業は社会の
ニーズに応えることが使命だからである。こちらが提供したいから行うの
ではなく、ニーズがあるから行うという視点である。

そして、そのためには、十分な市場調査が行われなくてはならない。や
みくもに実施するのではなく、その市場について注意深く調査をし、客観
的なデータをもとに検討することである。検討の際は、あわせて、他の競
合する福祉施設に対する優位性、現実的に実施可能な実現性、将来性につ
いても検討する必要がある。特に、2000（平成12）年の社会福祉基礎構
造改革によって、福祉の分野では、行政が行政処分によりサービス内容を
決定する措置制度から、利用者が事業者と対等な関係に基づきサービスを
選択する制度へと大きな改革が実施された。措置制度として一方向的に提
供されていたものが、これによって利用者が選択できるようになったのだ。
逆に言うと、福祉施設側からすれば、利用者に自らを選んでもらわなけれ
ばいけなくなったということである。選ばれるためには、事業内容だけで
はなく、社会的な意義、優位性、実現性、将来性に関する検討が不可欠で
ある。それから、最後に重要なのが収益性。どれだけ利用者に選ばれたと
しても、利益が確保できなければ、福祉施設は運営を継続することはでき
ない。もちろん、企業のように収益第一であってはならない。そうなれば、
福祉施設が社会のニーズを満たすことを難しくするであろう。

ドラッカー
Drucker, Peter
Ferdinand
1909–2005
オーストリア生まれの経
営学者。「マネジメント
の父」と尊称されてい
る。

C. マネジメント

次に、効果的にサービスを実施できるよう、マネジメントすることにつ
いてである。マネジメントについては、**ドラッカー**がマネジメントに必要

な項目として以下のように述べている[4]。

(1) 組織づくり

組織づくりについては、まず人材の長所に焦点を当て、短所を最小限に抑える必要性を強調している。従業員一人ひとりの特性や能力、強みや弱みを把握し、パフォーマンスを最大限に発揮できる人材の配置が求められる。

(2) 目標設定

チーム全体を俯瞰的に捉えることが重要である。そのうえで、短期目標や長期目標、コンプライアンスやガバナンスについての目標など多角的な視点から、さまざまな目標を設定することが必要となる。

(3) コミュニケーション

どれほどデジタル技術が進んだとしても、組織の土台にあるのは人と人とのかかわりである。そのため、マネジメントにおいては、管理能力や統率力だけではなく、チームの和を保つ高いコミュニケーション能力が必要とされる。

(4) 人材育成

少子高齢化の影響もあり、日本の労働力不足は著しく顕在化しつつある。その中で課題となるのが人材の確保と育成である。人材がいなければ組織は成り立たない。組織にとっては、環境整備だけではなく、最も重要な経営資源である。

(5) 評価とフィードバック

人材のパフォーマンスを最大化するために必要なことは、公正な評価と適切なフィードバックである。目に見える成果だけではなく、貢献度や労働意欲、貢献意識や将来性なども公正に評価することで、モチベーションの向上に寄与することができる。モチベーションの向上は、業務効率や生産性、従業員の定着率の向上にも寄与する。

以上、ドラッカーのマネジメントについてであるが、「組織づくり」、「コミュニケーション」および、「人材育成」については、「組織はシステム」といっても、そのシステムを作っているのはやはり人であることを想起させる。「評価とフィードバック」については、人材に対する評価とフィードバックについてであり、人を重視する姿勢が一貫している。

D. 日本におけるサービス評価

日本における公的な性格のサービス評価としては、全国社会福祉協議会の「福祉サービス第三者評価事業」がある。質の高い福祉サービスを福祉

事業者が提供するために実施されるもので、公正・中立な第三者機関が専門的・客観的な立場から評価を行う仕組みである。評価基準としては、「福祉サービスの基本方針と組織」「組織の運営管理」「適切な福祉サービスの実施」の項目で行われる。

また、業務管理における継続的な改善方法として、PDCA サイクルが用いられることもある。これは、Plan（計画）、Do（実行）、Check（評価）、Act（改善）の4つを繰り返すことで、業務を継続的に改善していこうとするものである。

3. 組織変革のモデルとその限界

A. 組織変革の必要性

精神保健福祉士が、その所属する組織の中で不満を抱え、バーンアウトしてしまう話は珍しくない。その具体的な話になると、精神障害者や家族とのかかわりというよりも、病院経営者、医師や看護師長など個人との対立が影響していることが少なくない。このようなとき、個人レベルで解決することができればよいが、その組織がもつ特徴によって引き起こされている場合は注意が必要である。その場合は、個人と個人で解決したとしても、根本的な解決とはならず、再度人を変えて再現される可能性が高い。そのため、根本的な解決を望むのであれば、組織変革を視野に入れる必要がある。

B. 組織変革のモデル「マッキンゼー 7S」

組織を変革するためのモデルとして、「マッキンゼー 7S」がある。これは、世界有数の戦略コンサルティングファームであるマッキンゼー・アンド・カンパニーが提唱したものである。そして、それは組織を考えるうえで必要な7つの経営資源の相互関係を表したフレームワークであり、組織変革を考えるうえで、非常に参考となる。

まず、「7S」は、「機構（Structure）」「戦略（Strategy）」「システム（System）」「スタッフ（Staff）」「経営スタイル（Style）」「経営スキル（Skills）」「共通の価値観（Shared Value）」である。

① 「機構」：組織のしくみの特徴（機能的であるか、分権化しているかなど）

② 「戦略」：ある一定の目標を達成するために立てられる企業の限られた財的・人的資源の配分を目的とした一定期間の計画ないし行動方針

③ 「システム」：一定の報告パターンおよび会議形式のようなルーティンな方法

④ 「スタッフ」：企業内の人員を重要な職種・特質別に分類・配分すること（たとえばエンジニア、企業家型、管理のプロなど）。ライン対スタッフといった意味合いではない

⑤ 「経営スタイル」：経営幹部が組織の目標をどのように達成するかという特徴、およびその組織の文化的特質

⑥ 「経営スキル」：経営の中心人物ないし企業全体のもつ顕著な能力

⑦ 「共通の価値観」：組織がその構成員に植え付ける理念あるいは指標となるような概念[5]

「マッキンゼー7S」の7つは、**図10-3-1** に示してある通り[6]、それぞれの要素が他の要素と関連している。これはそれぞれにつながりがあるということを示しているため、この中の要素のどれかに問題があるとわかった場合でも、他の要素についても目を向ける必要がある。特定の1つではなく、全体に目を向け、そのバランスに注目することが重要とされる。

図10-3-1 マッキンゼーの7S

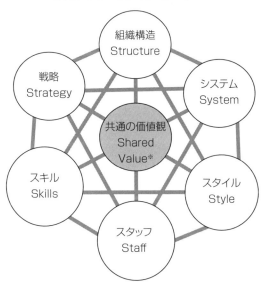

※ Superordinate Goals（上位目標）と表現される場合もある。
出典）ピーターズ，T. J. ＆ウォータマン，R. H. 著／大前研一訳『エクセレント・カンパニー』講談社，1983，p.41 から抜粋.

ここまで述べてきたことを、精神科病院を例にして当てはめて検討する。

① 「機構」においては、病院経営者である理事長や院長に権限が集中し過ぎていないだろうか。それぞれの医師や看護師長、精神保健福祉士に権限がもたされているだろうか。また、専門職の集まりである以上、役割が分化しているのはしょうがない。しかし、その分化が専門職同士の分断となっていることもあり得る。

② 「戦略」においては、病院全体の目標が明確に設定され、職員に明示されているだろうか。病院のウェブサイトには載せてあるが、職員が、しっかりと見たことがなかったり、見ても理解していなかったりということもあり得る。

③ 「システム」においては、業務を遂行していくうえでの各専門職の手順が決められているだろうか。明確でないために、担当者が業務を恣意的に進めることで、トラブルを誘発することもあり得る。

④ 「スタッフ」においては、職員の報酬や育成制度、モラル管理やモチベーションの向上がしっかりと設定されているだろうか。スタッフが安心して働けるとともに、日々向上し自己実現できる職場環境であることが軽視されていることもあり得る。

⑤ 「経営スタイル」においては、病院独自の文化や風土、マネジメントスタイルが確立されているだろうか。事業経営に偏ったスタイルで、病院経営を踏まえたものとなっていないこともあり得る。

⑥ 「経営スキル」においては、その病院の特質した能力や機能が確立されているだろうか。病院の特質した能力や機能が経営スキルとして確立していないこともあり得る。

⑦ 「共通の価値観」においては、病院に存在する職種を超えた共通の価値観が存在するだろうか。専門職だけではなく経営者を含め、役割や方法は異なるが、対象とするのは精神障害を負った患者である。その患者の利益が優先であるという価値観は共通していなくてはならないが異なっていることがあり得る。

以上は、精神科病院を例に挙げて組織変革について具体的に示した。組織変革を進める場合、これら7つの要素を自らの職場組織に当てはめてアセスメントし、バランスを考慮しながら粘り強く働きかけを行うことが必要となる。

また、具体的な介入技法については、**ジャーメインとギッターマン**が次のような手順と技法を紹介している。それらは、①準備段階（問題の特定と目標の設定）、②組織分析（アセスメント、この中にはワーカー自身の影響力や成功率の評価を含む）、③導入段階、④関与、⑤実施と制度化

ジャーメインとギッターマン
Germain, Carel Bailey & Gitterman, Alex
現代のソーシャルワークの枠組みを提供する生態学的ソーシャルワークの創始者。
組織介入の手順については、日本精神保健福祉士協会編「精神保健福祉士業務指針（第3版）」2020、p.35に詳しく紹介されている。

（動機付けと定着化）という手順で実施される。

　技法としては、③の**導入技法**として、根回しや雰囲気づくり、提案者の人選などに触れている。また、④の**関与技法**として、**説明法**、**協働法**、**対立活用法**などを挙げている。相手との友好関係、新しいものを導入する場合は説明法、目標の一致があれば協働法が有効だが、目標の一致のない場合には、**説得法**を用いる。説得法を使用する場合には、相手の価値観に合わせた表現を使用する。また、重大な権利の侵害や倫理的問題があった場合のみ対立活用法を用いる。これは、義憤に駆られて正論を述べるのではなく、あくまで組織の利益を訴え、注意深く使用する。

C. 組織変革の限界

　組織を変革する視点について述べてきた。しかし、その変革を可能とする重要な要素としては、組織内のどれだけの人が変革を望む仲間となるか、組織の指導的立場にある経営陣に、どこまで了解を得られるかが大きな課題となるだろう。一部の人間や部署の発案が、組織全体の変革をもたらすためには、より多くの労力や時間を要する。通常業務をこなしながら、この付属的な課題に取り組むことは、限界があるのも事実である。

　組織変革の役割と権限を付与されている場合を除き、社会福祉の目的のために組織が機能するように、ソーシャルアドミニストレーションの知識を生かして提案を続けていくことが必要であろう。

注)
(1)　日本精神保健福祉協会ウェブサイト「精神保健福祉士の倫理綱領」（2022 年 9 月 3 日データ取得）.
(2)　重田信一『アドミニストレーション』誠信書房，1971，p.4.
(3)　ティトマス，R. M. 著／三友雅夫監訳『社会福祉政策』恒星社厚生閣，1981，p.54.
(4)　ドラッカー，P. F. 著／上田惇生訳『現代の経営（上）』ダイヤモンド社，2006.
(5)　パスカル，R. T. ＆エイソス，A. G. 著／深田祐介訳『ジャパニーズ・マネジメント—日本的経営に学ぶ』講談社，1981，p.103.
(6)　ピーターズ，T. J. ＆ウォータマン，R. H. 著／大前研一訳『エクセレント・カンパニー』講談社，1983，p.41.

▌理解を深めるための参考文献
● ドラッカー，P. F. 著／上田惇生編訳『マネジメント（エッセンシャル版）』ダイヤモンド社，2001.
　組織のマネジメントという視点を理解するために、非常に参考となる。読む人に、新しい目的意識と使命感を与えるとされている。
● 重田信一『アドミニストレーション』誠信書房，1971.
　日本のソーシャルアドミニストレーションの第一人者というべき著者が、当時の社会福祉の実情を踏まえながら論じており、非常に参考となる。

時には飛び込んでみることが道を開く

聖徳大学心理・福祉学部　准教授　向井智之

　筆者が、精神科病院の精神保健福祉士として医療相談室に勤務して2年目のことだった。生活保護を受給している患者の退院を、福祉事務所のケースワーカーに強硬に反対されたことがある。「福祉事務所ではそのアパートへの入居を認めない」。そう声高に言われて、組織の壁を感じた。

　患者のAさんは、統合失調症で、入院生活20年を数える40代の男性患者だった。お金も薬も自己管理していたAさんを、私は十分退院できる人だと思った。私の理解者でもあった主治医は、私の提案を快く受け入れてくれた。私の提案に、Aさん自身も退院を望み、家族の了解も得ることができた。難航したアパート探しも無事に終えて、満面の笑顔のAさんに「これで退院できますよ」と言って喜びを分かち合った。福祉事務所に反対される。そんなことは想像もしていなかった。

　福祉事務所の担当ケースワーカーに電話で報告すると、アパートの場所を聞かれたので住所を伝えた。すると、「そこはだめだ」とぶっきらぼうに決めつけた。理由は、そのアパートの大家が福祉事務所に入居者の募集に出向いた際、手作りの募集チラシに「福祉事務所公認」と勝手に入れていたからだそうだ。そんなことぐらいで、と思ったが、そのケースワーカーは「怪しい」の一点張りで、怒鳴ったりすかしたりで全く聞く耳をもたない。そして、「福祉事務所ではそのアパートへの退院を認めない」と。

　私が強硬なケースワーカーの姿勢にあきらめかけたとき、精神保健福祉士である上司から、「今回退院させられなければAさんは一生病院の中だね」という、責めるでもなく何気なくつぶやいた一言が私を奮起させた。

　その後、別の生活保護受給中の患者を、福祉事務所の担当ケースワーカーに住所を明確に説明せず、すり抜けるようにそのアパートに退院させることができた。そのことで状況が変わった。「十分な説明がなかった」として、福祉事務所に呼び出されたのだ。組織に歯向かって怒らせてしまった。私は責任を取って病院を辞めるつもりで向かった。

　そうして飛び込んだ福祉事務所では、目を吊り上げるAさんの担当ケースワーカーとは関係なく、課長から「病院さんと私たちで、退院する二人に問題が起こることがないようしっかり見ていきましょう」と申し出があった。

　こうしてAさんは、満面の笑顔を残し、退院することができた。

　「福祉事務所が反対している」と、担当ケースワーカーに聞かされていたが、実際に飛び込んだらそうではなかった。その担当ケースワーカーが個人で反対していたのだ。

　組織の壁にうろたえて後ずさりするのではなく、正しい道を信じて思い切り飛び込んでみる。そのことの大切さを実感したケースである。

第11章 精神保健福祉分野のケアマネジメントの実際

日本における精神保健福祉分野のケアマネジメントの歴史は浅い。現行制度では障害福祉サービスを利用する際には必須のものとされているが、実際の運用面では未だに課題も多い。本章では、ケアマネジメントの理念に沿ったサービス提供を行うために、精神保健福祉士に必要なかかわりの姿勢と視点を学ぶ。

1

ケアマネジメントの定義、ケアマネジメントが必要とされる背景、ケアマネジメントの要素と要点、ケアマネジメントの類型と思想など、ケアマネジメント理論の基本を学ぶ。

2

日本で障害者ケアマネジメント制度が制定されてきた経緯を振り返り、精神保健福祉分野のユーザーに対するケアマネジメントはどのように展開されるべきか、基本的視点を学ぶ。

3

ケアマネジメントの基本的なプロセスを学び、目的と留意点を理解する。障害者総合支援法に基づく計画相談支援の展開、サービス等利用計画の作成、ツールの使い方を学ぶ。

4

現在の障害者ケアマネジメントの課題を理解する。ケアマネジメントの担い手である相談支援専門員の人材育成等の課題を通して、今後のケアマネジメントのあり方を考える。

1. ケアマネジメントの理論

A. ケアマネジメントの背景と定義

　人の生活は社会的諸関係の総和であり、環境との調整が常に図られている。人は日頃の生活の中で、さまざまな情報や資源にアクセスし、多様なアイテムやサービスを消費して地域で生きている。人は社会の中で、固有の事情と自分のライフスタイルに則して、**セルフマネジメント**を繰り返しながら日々の生活を重ねているといえる。

　しかし、その当たり前の生活を維持していくために、さまざまな支援を要する人が地域には多く住んでいる。**ケアマネジメント**（以下、CM）とは、支援を要する利用者本人および家族（以下、ユーザー）の地域社会での生活を維持し、その人らしい生き方ができるように、生活上の課題と社会資源を結びつけていく行為である。

　日本では、CM という言葉は、**介護保険制度**の下で高齢者の在宅支援を行っていく方法として一般には理解され、**ケアマネジャー**という言葉も市民に定着している。しかし、そもそも CM は、1960 年代アメリカの「**脱施設化**」政策を基盤とする精神医療施策の改革から始まったものである。多くの大規模州立精神科病院が廃院となり、大量の退院患者がホームレス状態で街にあふれた。多様な生活ニーズを抱えた精神障害や知的障害のある人を、いかに地域で支えていくかという必要性から CM は始まっており、本来、CM は精神保健福祉分野が出発点であった。

　CM が必要とされる背景には、①脱施設化、②**脱中心化**、③複数のニーズをもつ対象者の存在、④ケアサービスの分散化・断片化、⑤社会的ネットワークとチームワークの必要性、⑥費用削減を目指す効率化（**費用対効果**）の 6 つがある[1] ことを理解しておく必要がある。

　CM は「要支援者の力を活用しながら、社会資源を結びつけることにより、地域社会での生活を支援していくこと」と定義できる。さまざまな生活上の課題をもつ人びとに対し、いろいろな制度やサービスを利用して、地域で普通の社会生活を送っていけるように調整していく方法といえる。**マクスリー**は、CM を「多様なニーズを持った人々が、自分の機能を最大限に発揮して健康に過ごすことを目的として、フォーマルおよびインフォーマルな支援と活動のネットワークを組織し、調整し、維持することを計

画する人（もしくはチーム）の活動」と定義している[1]。

B. ケアマネジメントの要素と要点

CM には、欠くことのできない基本的な3つの要素として**ユーザー**、**ケアマネジャー**、**リソース**がある（**図11-1-1**）。①ユーザーは、支援を要する精神障害者、サービス利用者、その家族などを指す。②ケアマネジャーは、精神保健福祉士などの**相談支援専門員**などを指す。③リソース（資源）とは、包括的なサービス総体、フォーマルなサービス提供機関や法的・制度的資源、公的・民間資源、専門職・家族・友人・隣人などの人的資源、利用者に内在する強みなどを指す。この三者の相互関係を密にすることによって、CM は適切な展開が促される。三者の間の「境に橋を渡すこと」が、ケアマネジャーの仕事ともいえる[1]。

しかし、CM の行うサービス調整は、ただ三者の間に連絡をつけることではない。CM を実践していくに当たりケアマネジャーが踏まえておくべき要点は、マクスリーによると、①利用者の立場に立つ、②サービスを調整する、③総合的、体系的な視点をもつ、④サービスを計画的に実行する、⑤ケアマネジャーが最終的な責任をもつ、の5つに要約できる[1]。

リソース
法律で定められたフォーマルな制度やサービス、施設にとどまらず、インフォーマルな人的資源（家族や友人、仲間、近隣住民）等も含めて「外的資源」と呼ぶが、加えて利用者自身のもつ長所や能力、趣味、価値観、夢や目標なども「内的資源」として重要である。

相談支援専門員
障害者総合支援法3条で「指定計画相談支援の提供に当たる者として厚生労働大臣が定めるもの」と規定されており、障害者ケアマネジメントのケアマネジャーにあたる。

図11-1-1　ケアマネジメントの3要素

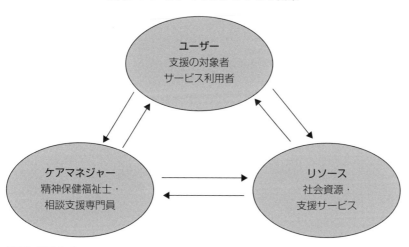

出典）筆者作成.

C. ケアマネジメントの類型と思想

CM のあり方は一様ではない。国や制度によって、CM には**表11-1-1**のようないくつかの類型がある。日本の介護保険制度で行われている CM は、

表11-1-1　ケアマネジメントの代表的6類型

類型	特徴	ケースロード
仲介型	• 利用者と公的資源を結ぶことに主眼を置き、サービスの斡旋調整が主な機能。 • 計画をモニタリングしながら、インフォーマルサービスへの斡旋、権利擁護サービスの調整を行う「拡張仲介型」モデルがある。 • 日本の介護保険制度、精神障害者ケアガイドライン型。	約50人
総合型	• 重い精神障害を有する人を在宅で支えるための訪問によるチーム支援を展開するACT（包括型地域生活支援プログラム）型。 • 24時間365日対応、入院代替機能。	約10人
臨床型	• 利用者との治療的関係による援助関係を重視し、心理的アプローチを行う。 • 英国CPA（ケアプログラムアプローチ）型。	約30人
ストレングス型	• 利用者と環境の潜在能力に着目し、当事者が設定した目標を達成することによって人生を立て直すリカバリー志向型。 • カンザス大学のラップらにより日本の関係者にも影響し定着。	多様
リハビリテーション型	• 利用者の能力障害に焦点を当て、生活目標に沿った能力向上のための技能訓練を中心にした支援。 • ボストン型。	多様
集中型	• サービス調整を行う仲介型と、直接サービス提供を行う総合型の中間に位置。 • 多職種チームではなく、ケアマネジャーが個々の利用者を担当。	約30人

出典）筆者作成.

リカバリー
recovery
1990年代以降、IL（自立生活）運動 Independent living movement を背景に提唱されてきた概念。精神疾患による破局的な影響を乗り越えて、病気や障害により失った機能や自尊心を回復し、人として尊重され、希望を取り戻し、社会に生活し、自分の目標に向かって挑戦しながら、かけがえのない人生を歩むこと。

ACT（包括型地域生活支援プログラム）
Assertive Community Treatment
「アクト」と読む。重い精神障害のある人でも、地域社会の中で自分らしい生活を実現・維持できるように、包括的な訪問型支援を提供するケアマネジメントモデルの一つ。1970年代初頭にアメリカで始まり、多くの国に普及して効果が実証されている。

費用対効果を重視し、多数の対象者に種々の制度を活用するブローカーモデル（**仲介型**）を基本としており、高齢者領域ではすでに定着している。地域に密着した多数の選択可能なサービス事業所があり、調整を担うケアマネジャーが多数配置されている領域では、この類型は力を発揮できる。

しかし、日本の精神保健福祉領域における地域生活支援の現状を考えると、仲介型が有効とはいい難い。むしろ、精神障害のある人に対するCMとしては、資源の不足を嘆くのではなく、ユーザー自身の隠れたリソースや力を発掘しながらポジティブな自尊感情を回復する、**リカバリー志向**が顕著になりつつある。病院からの地域移行や地域定着支援の現場では、**ストレングス型**のCM実践が展開されている。また、在宅療養支援と連携して、24時間365日のサービス提供を目指す総合型の**ACT（包括型地域生活支援プログラム）**を追求する動きも強まっている。

類型により対象や方法は異なるものの、CMに共通の思想は、①**消費者主義**（支援の方向は、充分な説明と理解に基づいて利用者が選択し決定す

る）、②**心理社会的視点**（個人の障害に問題を還元せず、人と環境の相互作用に注目し調整する）、③**障害構造論**（**国際生活機能分類（ICF）**によって示されている障害の多様な面に着目し支援方策を考える）、④**エンパワメント**（利用者のもつ力（**ストレングス**）や資源（リソース）を引き出し活用する）、⑤**費用対効果**（効率的な財源配分比率を考え、限られた資源を最大限活用する）、の５つに要約できる。

2. 精神保健福祉分野のケアマネジメント

A. 日本の障害者ケアマネジメントの展開

　日本の障害者福祉施策は、長年にわたり、行政や施設などサービス提供者側の論理による「処遇」と称する対応が組まれてきた。専門職が本人のためによかれと施設に収容して、慈恵的にサービスを提供するのが障害者福祉の基本的な形になっていた。本人が地域社会の中でどのように生きていきたいかをベースに据えて生活支援を組み立て、ノーマライゼーションの具体化を図っていくための方法として、CM は登場してきた。

　日本における障害者 CM 体制の整備は、1995（平成 7）年から検討がスタートしている。1998（平成 10）年、国の「**精神障害者ケアガイドライン**」が公表され、精神保健福祉分野における CM の標準的な展開方法が示され、CM 手法による支援の定着が目指された（本章コラム参照）。障害者 CM のための相談支援体制の構築に関しては、2002（平成 14）年の「**障害者ケアガイドライン**」報告書により提言され、2008（平成 20）年の社会保障審議会障害者部会報告書でも大きく取り上げられてきた。

　しかし、21 世紀に入って障害者福祉制度は措置から契約への構造改革がなされ、2003（平成 15）年の支援費制度、2005（平成 17）年の障害者自立支援法制定、その後の政権交代による同法廃止と一部改正、障害者総合福祉法案の骨格提言、2013（平成 25）年の**障害者総合支援法**の制定と、目まぐるしく状況と制度が変化した。2015（平成 27）年をもって、**相談支援専門員**による計画相談支援体制が構築されたが、検討開始からここまで 20 年の年月を要している。未だにケアマネジャー（相談支援専門員）も充足していない地域もあり、障害者 CM の実施状況は自治体間格差が大きい。

国際生活機能分類（ICF）
International Classification of Functioning, Disability and Health
「生活機能・障害・健康の国際分類」。世界保健機関（WHO）によって 2001 年に定められた。

エンパワメント
empowerment
否定的なパワーを減らし、本来その人がもっている肯定的パワーを活性化することで、内なるパワーを発揮すること。

ストレングス
strengths
日本語では「強み」と訳されている。その人が本来もっている強さ、健康的な側面、得意なこと、潜在的な能力、暮らしていく中で獲得したさまざまな技能（コミュニケーション、日常生活上のノウハウ等）と、その人を支えるプラスの資源（環境）、自分らしい暮らしへの推進力などを指す。

障害者総合支援法
正式名称は「障害者の日常生活及び社会生活を総合的に支援するための法律」。障害者自立支援法を一部改正し、2012（平成 24）年 6 月に施行された。障害者福祉サービスに対する給付・障害者の生活支援の充実・障害者の安全な生活の実現を目的に、対象の拡大、地域生活支援事業の実施など、障害者福祉の内容拡充を図った。

図 11-2-1　相談支援事業者（障害者総合支援法 5 条）

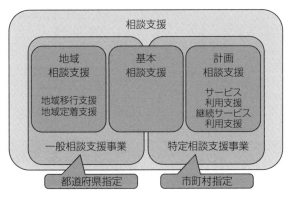

出典）筆者作成.

それでも、諸外国が 1960 年代から脱施設化を推し進める中で、CM を編み出してから半世紀を経て、日本でもようやく障害者 CM を担う相談支援実施体制が整った（**図 11-2-1**）。日常的な基本相談支援や**地域相談支援**と合わせ、**計画相談支援**を確実に展開していくことが、当事者主体のサービス提供を可能としていく。改めて、CM の理念と哲学を再確認し、実効あるリカバリー志向の支援ネットワークを、当事者とともに創っていくことが精神保健福祉士に求められている。

地域相談支援
障害者総合支援法に基づく、地域移行支援と地域定着支援を指す。

計画相談支援
障害者総合支援法に基づく、サービス利用支援と継続サービス利用支援を指す。

B. 精神保健福祉ケアマネジメントの対象者

　精神保健福祉 CM が対象としているのは、社会生活上の障害をもつ「生活者」である。精神疾患に係る生活の障害があることを前提としたうえで、リハビリテーションと**環境調整**を通しての自立支援が主な目的になってくる。本人に変わることを求めるのでなく、周囲の状況を変えていくことで、ごく当たり前な地域社会での生活を維持していこうとするものである。対象者を状況の中の個人という文脈で捉え、環境に働きかけていくことは、ソーシャルワークの基本的な視点でもある。

　本来の精神保健福祉 CM の対象者は、①精神障害があり、②多様なサービス提供を必要とするニーズがありながら、③自らサービスを調整活用していくことが困難で、④比較的長期のかかわりを要し、⑤利用者が同意していること、が条件になる[2]。すべての精神障害のある人が対象になるわけではなく、適用対象の範囲は**図 11-2-2** のようにまとめられる。すべての人に CM が必要かつ有効ではないが、日本の現在の障害者総合支援法の下では、障害福祉サービスの提供を受ける当事者をすべて CM の申請対象とする制度となっている。

図11-2-2　ケアマネジメントの適用範囲

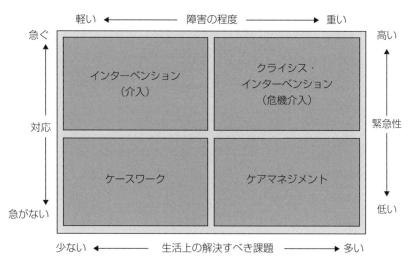

出典）日本精神保健福祉士協会編『精神障害者のケアマネジメント』へるす出版.
　　　2001. p.139 をもとに筆者作成.

インターベンション
intervention

クライシス・インターベンション
crisis intervention

C. 精神保健福祉ケアマネジメントの基本的な視点

[1] ニーズの捉え方

　福祉ニーズの捉え方としては、①**エクスプレスド・ニーズ**（表出されたニーズ）、②**フェルト・ニーズ**（感得されたニーズ）、③**ノーマティブ・ニーズ**（規範的ニーズ）、④**コンパラティブ・ニーズ**（比較ニーズ）の4つに分類して理解する**ブラッドショー**の考え方がよく知られている。

　しかし、ニーズの捉え方は時代や状況によって異なり、ユーザーが何を表明するか、専門職等がどのように認知し承認するかによって変わってくる。利用者本人が自覚していないニーズや、制度を知らないために認識できないニーズ、言語表明が難しいニーズなどはエクスプレスド・ニーズでは把握できない。ユーザーが「～したい」「～が欲しい」とデマンド（要

図11-2-3　ニーズ認識の乖離

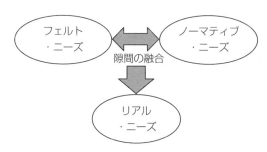

出典）筆者作成.

ブラッドショーのニーズ論
この分類は 1972 年時点の「主観的／客観的」と「顕在／潜在」を軸とした経験的な定義であり、網羅的・論理的とはいえないとの批判もある。

ブラッドショー
Bradshaw, Jonathan Richard
1944–

専門職の認知と承認
2000 年度以前の措置制度は、ノーマティブ・ニーズ（法律や専門職によって改定された規範的ニーズ）によって構成されていたが、介護保険制度になって、利用者本位という理念に基づき、高齢者が個人のニーズを自覚してサービス利用を申し出るエクスプレスド・ニーズ（制度として利用申請されたニーズ）に転換した。一方で、公的サービスへの当てはめ型のCM が横行することにもなり、制度利用に至らない潜在的ニーズを増大させた。

求）で表現する言葉の奥に潜む意味や訴えを、専門職側が一緒に考えることができるように、利用者の主観的に体感しているフェルト・ニーズを障害者CMでは大切にしている。専門職の客観的で規範的なノーマティブ・ニーズと合致させながら、解決していく真のニーズ（リアル・ニーズ）を探ることが、障害者CMの基本に据えられている（**図11-2-3**）。

[2] ケアマネジャーのかかわり

ユーザーに対するケアマネジャーの視点とかかわり方は、CMの構造そのものを規定する。障害は個人の生活と環境との交互作用の中で形成されるものであり、諸々の関係の総和として現在の生活がある。環境の中で障害を捉え、どのような環境へのアプローチが必要なのか把握し、具体的な取組みをCMプランに反映させる必要がある。

精神保健福祉CMの目標は、**セルフ・マネジド・ケア**である。精神障害のあるユーザーが、サービスを自ら調整し活用できるようになり、将来マネジャーが不要になることがCMの最終目標である。そのためには、マネジャーがユーザーを抱え込むことなく、当事者が自らの力で生活していけるようになることをCMの中心に据える必要がある。

したがって、**インテーク面接**の段階から、ユーザーの「できること」を意識的に問いかけ、障害を**リフレーミング**するかかわりが大事になってくる。本人のもつ力に着目し、より可能性を引き出す**ポジティブ・フィードバック**を心がける必要がある。できることをユーザー自身が確認し、意識的に力をつけ、自己効力感（**セルフ・エフィカシー**）を高めるストレングス強化モデルが、精神保健福祉分野におけるCMには求められている。

3. ケアマネジメントのプロセス

A. 計画相談支援のプロセス

CMは、**図11-3-1**のようなプロセスで展開される。導入段階のインテーク面接から終結段階に至るまでのプロセスを通じて、ユーザーの生活が改善し、ユーザー自身の生活力が向上していくことが目指される。

現在の**障害者総合支援法**では、障害者に対するケアマネジメントの展開は「**計画相談支援**」（5条）に位置づけられる。**障害福祉サービスの利用**

セルフ・マネジド・ケア
self managed care
自身が必要とするケアサービス等を、当事者が自ら調達管理すること。

インテーク
intake

リフレーミング
reframing
意味づけ・枠組みの再構成を行い、ネガポジ（図と地）を反転して認識すること。事例の状況を読み替える技法の一つで、支援者側の否定的な見方を肯定的に変えることで、利用者側のもつ力（ストレングス）や資源（リソース）に気づき、支援の糸口の発見に至ることができる。

ポジティブ・フィードバック
positive feedback
相手の言動の良い点を取り上げ、自信や将来への希望がもてる、明るく前向きな表現で評価を伝えること。

セルフ・エフィカシー
self-efficacy
バンデューラ（Bandura, Albert）によって提唱された自己効力感を表す概念。自ら主体的に行動に移し、課題に取り組むことで、自己の生活状態改善のために必要な実行能力を高め、自信とモチベーションを獲得することができる。類似語にセルフ・エスティーム（self-esteem）がある。「自己尊厳」「自己尊重」「自尊心」などと訳される。いろいろな欠点も含めて、自分のことをポジティブに受け入れて素直に自分を大切にする心と解される。

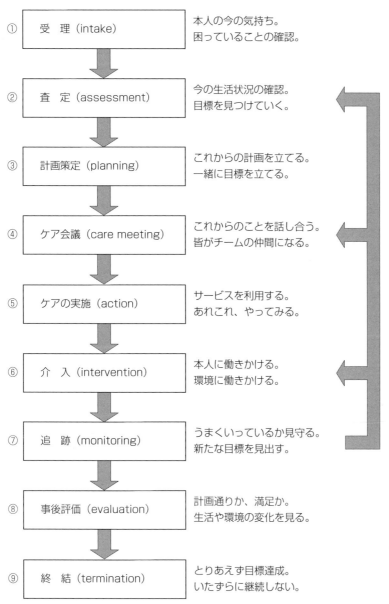

図11–3–1　ケアマネジメントのプロセス

①	受　理（intake）	本人の今の気持ち。 困っていることの確認。
②	査　定（assessment）	今の生活状況の確認。 目標を見つけていく。
③	計画策定（planning）	これからの計画を立てる。 一緒に目標を立てる。
④	ケア会議（care meeting）	これからのことを話し合う。 皆がチームの仲間になる。
⑤	ケアの実施（action）	サービスを利用する。 あれこれ、やってみる。
⑥	介　入（intervention）	本人に働きかける。 環境に働きかける。
⑦	追　跡（monitoring）	うまくいっているか見守る。 新たな目標を見出す。
⑧	事後評価（evaluation）	計画通りか、満足か。 生活や環境の変化を見る。
⑨	終　結（termination）	とりあえず目標達成。 いたずらに継続しない。

出典）筆者作成.

申請に当たっては、利用者本人の心身の状況や置かれている環境、利用に関する意向その他の事柄を聴取・勘案して、マネジャーが「**サービス等利用計画案**」を作成する。支給決定を受けて事業者等との連絡調整を図り、「**サービス担当者会議**」を開き、利用者とともに「**サービス等利用計画**」を立て、具体的なサービスを利用することとされている（**図11–3–2**）。

図 11-3-2　障害者ケアマネジメントの支給決定プロセス

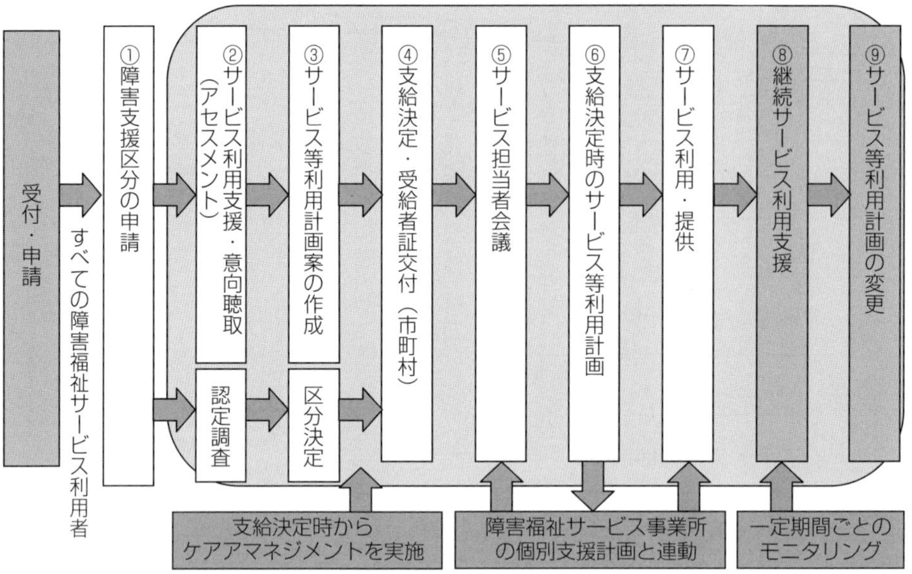

| 受付・申請 | すべての障害福祉サービス利用者 | ①障害支援区分の申請 | ②サービス利用支援・意向聴取（アセスメント） | ③サービス等利用計画案の作成 | ④支給決定・受給者証交付（市町村） | ⑤サービス担当者会議 | ⑥支給決定時のサービス等利用計画 | ⑦サービス利用・提供 | ⑧継続サービス利用支援 | ⑨サービス等利用計画の変更 |

（②③の下部）認定調査　区分決定

支給決定時から
ケアマネジメントを実施

障害福祉サービス事業所
の個別支援計画と連動

一定期間ごとの
モニタリング

出典）筆者作成.

B. 導入（入口）段階

［1］ラポール形成

　CM のプロセスは、ユーザーとケアマネジャーの共同作業である。ユーザーの意思に反したところで、担当者がどれだけ積極的に CM を進めても、決してよい結果は生まれない。CM の導入段階では、ユーザーに対する充分な説明と同意が必要である。ユーザーに対する説明は、本人がきちんと理解できる言葉と方法で行う必要があることは言うまでもない。ユーザーとの信頼関係（**ラポール形成**）構築が、導入段階の一番の目標である。マニュアルにユーザーを乗せるのではなく、ユーザー自身が困っていることや望んでいることを共通の土台に、目標と見通しを言語化して共有しながら、面接を展開していくことが肝要である。ポジティブな展望（将来の目標・夢）を共有し、ユーザー自身が不安や心配を乗り越え、モチベーションが高まるような面接を組まなければ意味がない。

［2］インテーク面接の意義と方法

　インテーク面接（**初回受理相談**）の目的の一つは、**スクリーニング**である。来談者すべてが CM の対象になるわけではなく（**図 11-2-2**）、来談理由や生活のアウトラインを把握し、CM の適用対象となるか、見極めを行う。

　ユーザーは、なんらかの悩みや不安、困りごとを抱えてやってくる。困

りごとはしばしば混乱しており未整理であり、解決策も情報不足のまま放置されている。まとまりのない訴えは、さまざまな生活上の課題や本人の活動の障害を反映しており、全体像から主訴を把握する必要がある。そのためには、安心して話をできる雰囲気を醸し出すとともに、限られた時間内での情報収集と整理が求められる。これらはマネジャー側の態度と力量（面接技能）によるところが大きい。他者とコミュニケーションする際に、意識せずとも通常は自然に用いている**カウンセリング技法**は極めて重要である。あわせて、直接対人援助サービスにかかわる専門職の基本的な姿勢をまとめた「**バイステックの7原則**」[(3)]は常に意識しておきたい。これらの技法や原則を意図的に活用することにより相談面接は深まり、相談に訪れた人との良好なコミュニケーションと信頼関係が結ぶことができれば、その後のCMはより有効に力を発揮する。

C. アセスメント段階

[1] ニーズの判定

　現行の障害者総合支援法では、CMを申請した際には**障害支援区分**の**認定調査**を受けることが前提となっており、80項目の調査項目で区分が判定されている。障害福祉サービス費の**支給決定**に係る項目は、障害や現症状に着目しているが、CMのアセスメントはこれとは異なる。

　アセスメントとは、単にユーザーの情報を収集することではない。支援に向けての課題（ニーズ）と、利用者が自己決定するための情報の整理を行うことである。今後の目標を共有するための相互協働・連携関係を形成する大切な場面であり、アセスメントの質がCMの展開の成否を決める。具体的生活場面の事実を双方で確認しながら面接を進めていくことで、生活する主体としての共感や信頼が生まれ、本人にとってのリハビリテーション課題や生活目標も自然と共有できるようになる。

[2] 目標を意識したアセスメント

　ユーザーにどのような生活ニーズがあり、どのようなサービス提供を必要とするか否かの判断は、具体的な日々の生活を聴取する過程で明らかになってくる。アセスメントを通して把握されたニーズは、相互にどのような関連性をもっているのか検討される必要がある。個々のニーズはバラバラに存在するのではなく、互いに影響し合いながら、現実の生活に影を落としている。個々のニーズを羅列するだけでは、ユーザーの生活の全体像は浮かび上がってこない。むしろ、ユーザー自身の**希望**を軸にアセスメン

カウンセリング技法
基本的な技法として、①うながし、②リフレイン、③要約、④解釈、⑤共感、⑥保証、⑦対決、⑧沈黙、⑨明確化、⑩質問、⑪リフレーミング、などがある。

バイステックの7原則
①個別化の原則、②意図的な感情表出の原則、③統制された情緒的関与の原則、④受容の原則、⑤非審判的態度の原則、⑥自己決定の原則、⑦秘密保持の原則。

認定調査項目
80項目の内訳は、①移動や動作等に関連する項目（12項目）、②身の回りの世話や日常生活等に関連する項目（16項目）、③意思疎通等に関連する項目（6項目）、④行動障害に関連する項目（34項目）、⑤特別な医療に関連する項目（12項目）からなる。

アセスメント
assessment

トを進めていくことが求められる。「退院したい」「ひとりで生活できるように
なりたい」等の大きな目標を方針の中心に据えることにより、主要な
生活課題も自ずと浮かび上がってくる。本人の「できない」「やれない」
という意識が強すぎるがために、現実的な希望が表明できないユーザーは
多い。なぜ、そう思うのか確認をするとともに、「できない」という本人
の不安を受け止めながら、実際には「できている」ことをベースに無理の
ない**目標設定**を図っていくかかわりが求められる。

D. プランニング段階

[1] プランニング

　CM は、ユーザーの希望と自己実現を核に、その人らしさを大切にした
個別の**プランニング**を基本とする。主役であるユーザーの意向に沿った、
オーダーメイドの**ケアサービス・パッケージ**を組むためには、本人の気持
ちの理解とともに、提供するサービスに係る充分な説明が求められる。必
要であれば、施設の見学・事前訪問・試験的利用などを提案し、本人の了
解のもとに進めていく。ユーザー自身が実際に社会資源を活用することで、
本人が「できる」「できるかも知れない」「してみたい」体験を増やしてい
く。プランニングという過程を通して、ユーザーの現実検討力が深まり、
生活力がつくことも多い。

[2] 全体像を描く

　プランニングに当たっては、アセスメント結果がユーザーの全体像を把
握したものとなっているかの検証が必要である。個々のアセスメント項目
を埋めて、生活の各場面をバラバラに把握しただけでは、利用者が生活し
ていくうえでの困難を正確に窺い知ることはできない。「木を見て森を見
ず」の結果に陥らぬように、ユーザーの生活の全体像をマネジャーが理解
する必要がある。マネジャーには、個々の利用者の生活や想いを共感的に
イメージできるだけの豊かな想像力と、幅広い生活感覚が求められる。

[3] 課題を抽出する

　全体像のイメージ化に次いで、マネジャーには生活上の課題の抽出作業
が求められる。アセスメントを通して得られた事実から、ユーザーが地域
で生活していくうえで課題となっていることを整理し、言語化されている
主訴を通してフェルト・ニーズを受け止める。一方で、ユーザー自身には
明確には意識されていない、生活上の問題やニーズも存在する。たとえば、

長い入院生活の中で、ユーザー自身がニーズに対応するサービスの存在を知らなかったり、すでに本人の生活の中では当たり前のことになってしまっていることは多々ある。マネジャー側が、これらのニーズについて理解し、取組み課題としての優先順位も含めて明確にしておくことが、プランニングの成否に大きく影響する。

[4] 目標を設定する

現在の課題を抽出しただけでは、プランニングには進めない。CMのプロセスがユーザーとの共同作業であることを踏まえ、未来の生活を展望する「目標」を設定し、共有する必要がある。**大目標**（利用者の意向・希望）の設定こそがCMの核心軸となり、プランニングに魂を入れ、ぶれることのない支援方針を確立する。

国は、サービス等利用計画案の様式を例示し、「**利用者及びその家族の生活に対する意向（希望する生活）**」、「**総合的な援助の方針（長期目標・短期目標）**」等の項目を示し、個別の解決すべき課題に対応した支援目標をたばねる大目標の位置づけを明確にしている（**表11-3-1**）[4]。どのような大目標を掲げるかによって、**個別支援目標**のウェイトの置き方は異なる。

表11-3-1 サービス等利用計画の書式記載例

サービス等利用計画書案・障害児支援利用計画案（例）							
利用者氏名(児童氏名)		障害程度区分			相談支援事業者名		
障害福祉サービス受給者証番号					計画作成担当者		
地域相談支援受給者証番号		通所受給者証番号					
計画案作成日		モニタリング期間(開始年月)			利用者同意署名欄		

利用者及びその家族の生活に対する意向（希望する生活）：本人や家族の意向・将来の夢・希望等を、本人の言葉を使って記す

総合的な援助の方針：相談支援専門員のアセスメントによる、関係機関共通の方向性や状況

長期目標：総合的な援助の方針を踏まえた半年から1年くらいの目標

短期目標：総合的な援助の方針を踏まえた直近から3ヶ月ぐらいの目標

優先順位	解決すべき課題（本人のニーズ）	支援目標	達成時期	福祉サービス等 種類・内容・量（頻度・時間）	課題解決のための本人の役割	評価時期	その他留意事項
1	そのために必要なニーズに対するフォーマル・インフォーマルな支援						
2							
3	"サービス等"には、以下も盛り込んだ総合的な「本人中心計画」を志向						
4	●障害福祉サービス（例：居宅介護や生活介護等の介護給付、生活訓練や就労支援・共同生活援助等の訓練等給付、地域相談支援（地域移行・地域定着）等）						
5	●その他の公的サービス（例：地域活動支援センター、精神科デイケア、生活保護、社会福祉協議会、ハローワーク、訪問看護等）●インフォーマルな資源（例：本人の身近な家族・友達、信仰、趣味、コンビニ、スーパー、喫茶店、ファーストフード店等）						
6							

出典）厚生労働省資料による書式例をもとに筆者作成.

ユーザーの意向
相談支援専門員の初任者
研修会では、利用者の意
向を本人に仮託して
「私」を主語にした100
字で要約する練習などが
組まれている。

マネジャーがすべてお膳立てしてサービスを提供するのではなく、**ユーザーの意向**を反映した本人の生活目標と取組み課題を明示することによって、CMを通してのエンパワメントが可能となってくる。

[5] プランニングの項目

(1) 総合的援助方針

　本人参加のCMを展開していくうえで、「総合的な援助の方針」の設定は欠かせない。この大目標は、CMを進めていくうえでの、ユーザーとマネジャーの共通の目標となるばかりでなく、関係機関のサービス提供者も共有する基本方針となるものである。個々の生活課題に対する支援目標やサービス提供を考えるうえで常に念頭に置くべきことは、ユーザーと夢や**希望**を共有し、本人が、主体的に生活していく力をつけていけるような支援方針の設定を心掛けることである。長期・短期と時間に分けて目標を設定することも、取組み課題の優先順位を定めるためにも大切である。

(2) 個別支援目標

　解決すべき課題（本人のニーズ）に対応した個別の「支援目標」は、ユーザーの視点に立った目標設定が望まれる。専門職がよく用いている用語（「服薬管理」「金銭管理」「対人関係改善」「家事援助」など）ではなく、ユーザーが語る言葉で目標を共有できるような表現が求められる。本人にとって目標となるような記述が、課題の共有化には必要である。

(3) 福祉サービス等

　本人のニーズ（解決すべき課題）に対応した、**障害者福祉サービス**等の種類・内容・量（頻度・時間）と提供事業者名（担当者名、電話等の連絡先）を記入する。また、フォーマルなサービスばかりでなく、**インフォーマルな資源**活用にも留意する。「**サービス等利用計画**」とタイトルされている通り、専門職が多数かかわるケア提供が目的ではなく、インフォーマルな資源も活用しながら、自立した生活を地域で送っていくことがCMの目的である。専門職による各種サービスで、ユーザーを抱え込むことによって、本人が本来もつ生活能力や環境の力を減退させ、パワーレスにしてしまうことを常に注意する必要がある。実際には、職業人によるフォーマルなケア提供以前に、一消費者としての買い物等を通して、ユーザーの日常生活は成り立っているのである。一般地域住民の支援者や同病の仲間たちによって支えられている利用者も多い。

(4) 課題達成のための本人の役割

　サービスを提供するだけでなく、ユーザー本人の力を引き出していくこともCMの大きな役割である。そのために本人ができること、努力すれ

ばできる**インパクトゴール**を提示し、ユーザーと共有することが重要になる。より大きな目標に近づくための一プロセスであり、本人の夢や希望に沿い、自身の力を感じられる、わかりやすい成果や評価が必要になる。

(5) 評価時期

ケアパッケージ（サービス等利用計画）全体および個別の提供サービスの見直し時期を、ユーザー・関係者と協議のうえで明らかにしておき、ケア計画が有効に機能しているかどうかの振り返り評価を行うことが必要である。

(6) 週間予定表

ケアパッケージを利用者と共有し、日々の生活の時間軸に落とし込んだものが「**週間予定表**」である（**表11-3-2**）。横軸に曜日を、縦軸に24時間の目盛りを配したバーチカルタイプの一覧表の中に、起床・就寝・食事時間、居宅介護のヘルパー訪問時間、就労支援サービス等の日中活動時間、外来受診、ゴミ出しの予定などを矢印もしくは帯状に記載し、日常生活・社会生活の予定を可視化したものである。

インパクトゴール
影響の大きな目標を指す。少し頑張れば達成可能な目標、明日からでも意識すればできる小さな目標を探索することから見つかる。

表11-3-2　週間予定表例

週間予定表（例）　　　　　　　作成年月日

利用者名 ＿＿＿＿＿＿　殿

		月	火	水	木	金	土	日	主な日常生活上の活動
深夜	4：00								
早期	6：00								
午前	8：00								
	10：00								
午後	12：00								
	14：00								
	16：00								
夜間	18：00								
	20：00								
深夜	22：00								
	0：00								
	2：00								
	4：00								
週単位以外のサービス									

出典）厚生労働省資料[4].

****

【事例】長期入院者の退院後の生活を支える

　Aさんは53歳の男性、統合失調症の患者。痩せて長身、いつも無精髭面。障害年金1級を受けている。精神科病院への入院はすでに20年を超えるが、ここ10年は病状も安定しており、病棟で孤立しがちだが静かな生活を送っていた。両親はすでに亡くなっており、実姉は結婚して家庭もあり、本人を引き取れないという。病棟で退院準備プログラム活動を始めることとなり、Aさんも対象者として参加を説得されたが、本人は「僕はいいです。ここで死なせて下さい」と硬い表情で拒んだ。それでも、退院した患者が病棟に遊びにきて入院患者と雑談をしていると、やや遠巻きにしてその話をそれとなく聞いている様子が見られた。

グループホーム
夜間や休日、共同生活を行う住居で、世話人が日常生活にかかわる相談・援助を行う。障害福祉サービスとしては「共同生活援助」と呼ばれる。

　病棟から地元の**グループホーム**への見学会が組まれ、スタッフはAさんに参加を誘った。Aさんは「退院しませんから」とかたくなに断っていたが、病棟担当の精神保健福祉士（以下、MHSW）が「帰りにファミレスに行って、みんなで美味しいもの食べてくるんだけど？」と声をかけると、心を動かされたのか「じゃ、行きます」と同意した。

　当日、退院に意欲的な他の患者に比べると、Aさんはグループホームを案内されている間も、皆の後ろをうつむきがちに黙ってついてくるだけだったが、ちらちらと上目遣いに中の様子などを見ていた。案内と説明が一通り終わり、「何か、質問はありますか？」とグループホームのスタッフが声をかけると、Aさんは突然顔をあげて、サッと手を挙げ「ここに入るには、どうすればいいんですか？！」と強くハッキリ尋ねた。居合わせた病棟スタッフは、皆ビックリした。病棟に帰ってからMHSWが「ああいうところだったら行ってみたい？」と尋ねると、Aさんは小さく、しかしハッキリとうなずいた。

　Aさんの、地域移行に向けての取組みが開始された。病棟の多職種スタッフはカンファレンスを開き、Aさんの生活課題を洗い出し、支援方針を検討した。長年の入院生活により、日常の身の回りの生活については、ほとんどAさんが自分でしたことがなかった。スタッフの中には「退院させたら、食事もできず、薬も飲まず、誰とも交わらず、痩せ細って病状悪化して、再入院になるか孤独死するのは目に見えている」と、Aさんの退院を疑問視する声もあった。しかし、一方で本人がよく周囲を観察しており、自分で判断しながら集団生活にも適応できていることや、グループホーム見学の際の本人の真剣な眼差しと発言が評価された。グループホームへの入所か、アパートでの単身生活が目標とされたが、グループホームはすぐには空きそうもなかった。MHSWが実姉に連絡を取ると「今さら退院な

んて……」と驚愕し、当初自宅への引き取りを求められると思ってか警戒していたが、単身アパート生活を目指すと聞くと「無理です！」と反対した。

　病棟で行われていた退院準備プログラムに、Aさんは週に1回参加するようになった。スタッフの疾病教育レクチャーには当初あまり関心を示さなかったが、元入院患者の体験談（退院後の単身生活での苦労談・失敗談など）を聞いてからは、真剣に参加するようになっていった。退院後の生活に焦点を当てたOTやSSTのグループにも、他の患者と参加した。20年間、ほとんど病院の敷地から出たことのないAさんを、MHSWは外に連れ出す機会を増やすことにした。病棟の他の患者たちとともに、外食会がセットされた地域の支援機関の見学ツアーに出かけた。地元のスーパーやコンビニに出かけ、冷凍食品、総菜などを購入し、試食会を開いた。地域移行支援を行う指定一般相談支援事業者に声をかけ、外出同行をお願いした。地元の地域活動支援センターにも、病棟からグループを組んで出かけ、退院した元病棟仲間とオープンスペースで日中を過ごした。

　担当看護師は、家族懇談会のお知らせを郵送する際に、本人の最近の様子を書き添えて送った。MHSWは実の姉に電話を入れ、来院を促した。家族懇談会に訪れた姉は、他の家族の退院に向けての話も聞き、Aさんがかつてなく活動に積極的に参加している様子をスタッフから聞いた。姉は、病棟でAさんと面会したあと、MHSWと担当看護師と面接し「退院してもいいかなって聞くんですよ……。本当に今、頑張ってるんですね」と目を潤ませながら述べた。「家族として何もできないが、両親の遺してくれた少しの預金もあるし、アパートの保証人になることくらいはできる」と了解してくれた。地元の懇意にしている不動産業者に物件を紹介してもらい、Aさんを連れてアパートの見学に出かけた。

　指定特定相談支援事業者の相談支援専門員の呼びかけで、ケア会議が開かれた。出席者はAさん本人、実姉、MHSWのほかに、病院・行政・地域の支援機関の各職員、計11人が顔を揃えた。Aさんは緊張した面持ちで黙って座り、姉は「こんなにたくさんの人が支えて下さるんですね……」と感謝を述べた。Aさんを交えて、参加者は退院に向けてのこれからの生活について、率直に意見交換した。徐々に緊張がほぐれてきたAさんも、ぽつりぽつりと自分の意思を表明した。

　それから1ヵ月後、Aさんは退院した。外来受診の際には、必ず病棟にも顔を出す。相変わらず言葉は少ないが、微かな笑顔を見せることもある。

　※Aさんへの地域移行・地域定着のための支援方策として、どのようなケアプランが立てられ、実行されたのか、グループで考えてみよう。

＊＊

OT
occupational therapy
作業療法。

SST
social skills training
SST普及協会では、「社会生活スキルトレーニング」の和語を用いることを提唱している。精神科領域では「社会生活技能訓練」とも呼ばれてきた。

E. サービス実施段階

　サービス等利用計画の実施に当たっては、総合的援助方針に沿って、各事業所サービス等を組み合わせて、ユーザーの生活課題を解決していくことが目指される。**ケア会議（サービス担当者会議）**で関係者とも合意したケアパッケージ（サービス等利用計画・週間予定表など）を、利用者とともに確認し、実施の了解を得る。サービス実施に必要な諸手続・申請などは、可能な限りユーザーに行ってもらうが、マネジャーは円滑な運用開始のために各事業所との連絡調整を図る。サービスの提供を依頼するとともに、ユーザーにかかわる情報の共有を図る。

F. モニタリング段階

モニタリング
monitoring

［1］モニタリング（見守りと調整）

　ケアマネジャーは、サービスが支障なくユーザーに提供されていることをモニターする必要がある。計画通りサービスが運用されているか、サービス提供機関とユーザーは良好な関係を保てているか、ユーザーに新たな生活上の問題が生じていないか、などを把握する。当初期待された効果を上げられておらず新たな問題が生じている場合には、マネジャーは介入して本人の意思を確認しながら、各事業所と連携して課題の解決にあたる。

　表11-3-3は、国の定めたモニタリング報告書例である。「総合的な援助の方針」と「全体の状況」を対比し、個別の支援目標ごとに達成時期、サー

表11-3-3　モニタリング報告書（国様式）

モニタリング報告書（継続サービス利用支援・継続障害児支援利用援助）（例）

利用者氏名(児童氏名)		障害支援区分		相談支援事業者名	
障害福祉サービス受給者証番号		利用者負担上限額		計画作成担当者	
地域相談支援受給者証番号		通所受給者証番号			
計画作成日		モニタリング実施日		利用者同意署名欄	

総合的な援助の方針	全体の状況

優先順位	支援目標	達成時期	サービス提供状況（事業者からの聞き取り）	本人の感想・満足度	支援目標の達成度（ニーズの充足度）	今後の課題・解決方法	計画変更の必要性			その他留意事項
							サービス種類の変更	サービス量の変更	習慣計画の変更	
1							有・無	有・無	有・無	
2							有・無	有・無	有・無	

出典）厚生労働省資料[4].

ビス提供状況（事業者からの聞き取り）、本人の感想（満足度）、支援目標の達成度（ニーズの充足度）、今後の課題、解決方法、計画変更の必要性（サービス種類の変更、サービス量の変更、週間計画の変更の有無）、その他留意事項を記すようになっている。

[2] 再アセスメント

　生活環境の変化などにより、新たな生活上のニーズが生じてきているときには再アセスメントを行い、改めて**ケア会議**を開催するなどして、ケア計画を組み直し調整を図る必要がある。契約したケアマネジメントの実施期間が経過した場合、あるいはケア計画実施後のニーズの変化や新たにニーズが発生した場合、マネジャーは適宜フォローアップを行い、CM の実施の効果や解決されていない問題やニーズを評価し、実施したケア計画を見直す。評価においては、ニーズが適切に満たされているか、ユーザー本人がサービスに満足しているかなどを把握することが重要である。

[3] 見直し時期

　ケアパッケージには、あらかじめ**見直し時期**を設定しておく。ケア計画が実施されて、当初のニーズは満たされているのか、本人の生活満足度は上がっているのか、効果測定を行うことが必要である。改めてケア会議を開催し、ユーザーと関係者が集まり、提供されている障害福祉サービスに則して個別に定める仕組みとなっている。多くの障害福祉サービス利用者は 6 ヵ月に 1 回程度であるが、新規利用開始の場合は 3 ヵ月間は毎月、**地域定着支援**利用者は毎月などと定められている（**表 11-3-4**）。

[4] サービス資源の開発

　モニタリングによって明らかになった満たされないニーズについては、解決方法を明らかにし、サービス資源の開発を行っていく必要がある。これまで精神障害者にかかわりのなかった機関などに働きかけ、新たな乗入れを図っていくこともマネジャーの役割である。未整備のサービスなどについては、市町村の障害福祉計画策定の際に積極的に働きかけるなど、市町村の協議会等で問題提起し、関係者と共に**ソーシャルアクション**を起こしていくことも、CM の一プロセスに位置づけられる。

表 11-3-4　モニタリングの標準期間

対象者の区分	対象者の状況等	実施準備期間
①新規又は変更決定によりサービス内容に著しく変更があった者	※④を除く	利用開始から3ヶ月、毎月
②在宅の障害福祉サービス利用者、地域定着支援利用者 ※①を除く	ア）以下の者 • 障害者支援施設からの退所等に伴い、一定期間、集中的に支援を行うことが必要である者 • 単身世帯又は同居している家族等の障害、疾病等のため、自ら指定障害福祉サービス業者等との連絡調整を行うことが困難である者 • 常時介護を要する障害者等で、意思疎通を図ることに著しい支障があり、四肢の麻痺及び寝たきりの状態にある者、知的障害又は精神障害により行動上著しい困難を有する者（ただし、重度障害者等包括支援の支給決定を受けていない者に限る。）	毎月
	イ）ア以外の、在宅の障害福祉サービス利用者、地域定着支援利用者	6ヶ月ごとに1回
③障害者支援施設入所者	※①及び④を除く	1年ごとに1回
④地域移行支援利用者		6ヶ月ごとに1回

出典）厚生労働省資料[5].

G. 終結段階

エバリュエーション
evaluation

[1] エバリュエーション（事後評価）

　終了間際には、マネジメントの過程を振り返り、評価作業を試みる。マネジャーの立てたケア計画は妥当であったのか、支援目標は達成できたのか、生活は改善したのか、本人は満足しているのかなどについて、ユーザー・関係者から意見を聴取するとともに、質問票・評価票を用いて評定を行う。マネジャー自身の経験を深化させ、力量を高めていくためにも、事後評価は大切である。

[2] 終結

　ユーザーが安定した地域生活を継続できていること、問題があっても自ら調整し課題を克服できる**セルフ・マネジド・ケア**が可能になることが、CM の目的である。ユーザーにとってマネジャーが必要なくなることこそ、CM の目指す最終目標である。

利用者の生活状況によって、以下の場合には CM は**終結**する。①ユーザー本人から終了意思が表明された場合、②ユーザー自身がセルフマネジメントを行うことが可能になった場合、③施設入所や入院により地域での在宅生活が終わった場合、④ユーザー本人がマネジャー担当区域外に転居した場合、⑤ユーザー本人が死亡した場合。

ただし、一旦終結しても、ユーザーの生活状況の変化等により、再度 CM が**インテーク**から再開されることがある。このため、CM のプロセスは**図11-3-1**（p.213）のような線形モデルではなく、近年では循環モデルとして捉える考え方が関係者に浸透してきている（**図11-3-3**）。

図11-3-3　ケアマネジメントの循環過程

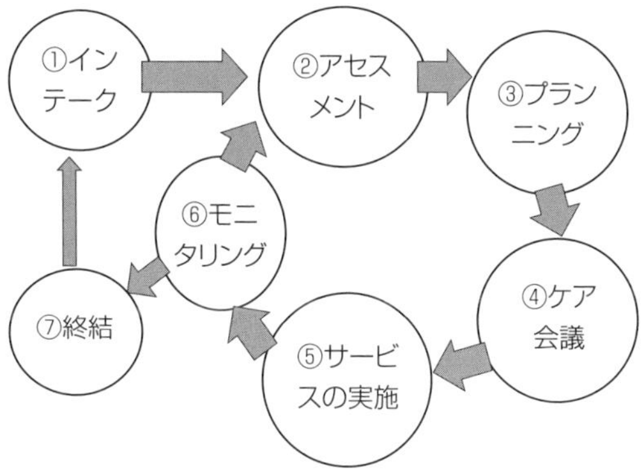

出典）筆者作成.

H. ケア会議とケアマネジメントチーム

[1] ケア会議の特徴

CM を展開させる要となるのが、**ケア会議（サービス担当者会議）**である。ケア会議は、関係機関スタッフとユーザー自身の出席が前提となっている方針検討会議である。CM のプロセスは、すべてユーザー本人とマネジャー、サービス提供者との共同作業であり、ケアプラン策定にかかわる重要な会議の場で、本人不在の討議は行わないのが原則である[3]。ケア会議（サービス担当者会議）の開催目的は、①**サービス等利用計画案**の現実的検討を図る、②サービス等利用計画の策定と実施依頼（**リンケージ**）を図る、③さまざまな地域資源への仲介とチーム形成を図る、の3点に要約される。

ケア会議は、単にサービスの割り振りを行う場ではない。現実的なサービス提供の実施方法を討議する中で、マネジャーの立案したサービス等利用計画案が修正変更されていく。アセスメントに基づくサービス等利用計

ケア会議
care meeting

リンケージ
linkage

画を確定し、実施に移していくうえで重要な場であり、ケア会議を抜きにして、CM の有効な活用は期待できない[3]。

[2] ケアマネジメントチームの形成

CM はチームで取り組まれる作業であり、多機関・多職種による連携協働が欠かせない。各専門職が、お互いのちがいを認め合う関係を築き、意思疎通・コミュニケーションをとりながら、それぞれの強みを活かして協働し、ユーザーの日常生活・社会生活の支援を行い、直接関与しながら連絡調整を絶やさず課題を解決していくことが必要である。

多職種チームを束ねるものは、共通の目標である。ユーザーの生活に対する意向（希望する生活）に沿って、それぞれの機関・職種が何をできるのかお互いに確認し合い、支援体制を組み立てていくことが大切になる。ユーザーの「これからの生活」に向けた方針を、「未来志向の目標」を共有したチームで支え、ユーザーとともに課題を解決していくことを目指す思考と実行が必要になる。マネジャー（相談支援専門員）は、ユーザーを中心に据えた関係機関のチームビルディングを常に意識しながら、CM を展開していく必要がある。

4. ケアマネジメントの課題

A. 相談支援専門員の養成

障害者 CM を担う**ケアマネジャー（相談支援専門員）**を確保するために、国および都道府県では**研修会**が実施されてきている。しかし、指定特定相談支援事業者の指定を市町村から得るために、養成研修の定員を超える多くの従事者が受講を希望し、各地で相談支援専門員の養成確保は出遅れた。国は市町村に、支給決定を行う立場から体制整備を行う責任を求めたが、各市町村からすれば、相談支援事業所が足りないために、計画作成を依頼できない状況となり、また各相談支援事業所からすれば、市町村が計画作成の指示を出さないので進まないという悪循環を来した。

このため、国は 2014（平成 26）年度末までに、すべてのサービス利用者について**計画相談支援**が行われることを原則としていたが、著しい**都道府県格差**が生じた。また業務過重となる中で、計画作成担当の事業者や市

研修会
国は相談支援専門員の養成確保のために、障害者相談支援従事者指導者養成研修会を開催し、各都道府県・政令市では障害者相談支援従事者初任者研修が開催されている。

都道府県格差
サービス等利用計画の作成達成率は 2014（平成 26）年 3 月時点で全国平均 31.4 %、2015（平成 27）年 3 月時点でも全国平均 70.6 %にとどまった。

町村の障害福祉担当課職員のメンタルヘルス不調が相次ぎ、現在に至るまで CM の展開に大きな影響を及ぼしている。

B. セルフプランへの対応

　計画相談支援が期待された通りの進捗が見られない中で、各市町村でサービス等利用計画の「セルフプラン」が続出した。本人のエンパワメントに資する面はあるものの、市町村が計画相談支援等の体制整備に十分に力を入れないまま、安易にセルフプランの提出を誘導している実態が随所で見られた。このため、厚生労働省はセルフプランにかかわる留意事項を示した**事務連絡**を 2014（平成 26）年 2 月に発し、①セルフプラン申請者の自由な意思決定が担保されていることが前提であること、②身近な地域に指定特定相談支援事業者等が確保されない場合が前提であること、③体制整備に向けた努力をしないまま安易に申請者を「セルフプラン」に誘導することは厳に慎むべきであること、を原則とした。

　さらに同年 9 月の**事務連絡**では、サービス利用支援におけるアセスメントの実施場所に係る緊急的な措置について通知している。本来は、相談支援専門員がアセスメントを行う際には、利用者の居宅等を訪問して利用者等に面接しなければならないが、2016（平成 28）年度末までの暫定措置として、利用者の居宅（施設・グループホーム）か日中活動系事業所への訪問面接でも可とした。日中の活動場所のある当事者に対して、相談支援専門員が平日日中に居宅面接を実施できないことを踏まえたものであり、サービス等利用計画の作成達成率を少しでも上げようとする方策であった。

C. 代替プランへの対応

　厚生労働省は、市町村における「**代替プラン**」についても通知している。2015（平成 27）年度に支給決定を行う利用者に対して、指定特定相談支援事業者等がサービス等利用計画案等を作成できる目途が立たない場合は、暫定的な措置として、各市町村の責任において、サービス等利用計画案等の代替となる計画案（代替プラン）を作成することとしている。当該措置は、計画相談支援等の提供が未だ受けられていない利用者のための緊急かつやむを得ない時限的措置とされた。緊急的な措置であることから、市町村が代替プランを作成した利用者をリスト化して管理することとし、体制の整備を図ったうえで、次回の支給決定時においては、代替プランの内容や利用者に関する状況を指定特定相談支援事業者等に適切に引き継ぐこと

セルフプラン
ケアマネジャーの手を借りず、ユーザーが自らのサービス等利用計画を作成して提出するもの。

事務連絡（セルフプランについて）
2014（平成 26）年 2 月 27 日付地域生活支援推進室事務連絡「計画相談支援・障害児相談支援の体制整備を進めるに当たっての基本的考え方等について」。

事務連絡（アセスメントについて）
2014（平成 26）年 9 月 26 日付「計画相談支援・障害児相談支援の推進等について」。

D. ケアマネジメントの質の確保

　障害者 CM を担う人材の養成・育成は、大きな課題である。もともと障害者 CM では、「サービス等利用計画」と記されたように、ユーザーの生活を公的な障害福祉サービスで固めてしまわない CM のあり方が目指されていた。特に精神保健福祉分野においては、環境因子の影響が大きい精神障害の特性もあり、本人の力を引き出す**ストレングス型** CM の志向性が強かった。しかし、徐々に、介護保険制度同様の**仲介型** CM が目立ち始め、ユーザーの個別性を大切にして強みを引き出す丁寧なかかわりは後退し、ほぼコピペ状態の杜撰（ずさん）なサービス等利用計画も横行するようになっていった。相談支援専門員の一定数が確保されてきている一方で、CM の質の確保を目指した取組みが求められるようになった。

　これらの変化の背景には、粗製乱造気味に急拡大した障害福祉サービス事業所の量的拡充がある。計画相談支援の対象者が、原則として障害福祉サービスを対象とするすべての利用者へ拡大したことに伴い、ユーザーは急増した。営利法人等による障害福祉サービス事業所への参入が急拡大し、指定相談支援事業所の数は、2012（平成 24）年度から 2021（令和 3）年度の 10 年間で、2,851 ヵ所から 1 万 1,050 ヵ所に増加した。これに伴い、従事する相談支援専門員の数も 5,676 人から 2 万 5,067 人に増加している[6]。しかし、1 事業所当たりの相談支援専門員の数は少なく、運営体制が脆弱な事業所が今も多い。これら事業所を支援するなど、市町村における相談支援体制の充実・強化に向けた取組みの中核として期待されているのが基幹相談支援センターであるが、設置している市町村は、全国 873 自治体、設置率は 50％にとどまっている現状にある（2021 年度末現在）[6]。

　意思決定支援への配慮、高齢障害者への対応やサービス等利用計画の質の向上、障害福祉サービス支給決定の適正化等を図り、質の高い CM を含む地域を基盤としたソーシャルワークを実践できる相談支援専門員を養成するために、2019（令和元）年度には相談支援専門員の研修制度等が見直されカリキュラムの内容が改定された。また、実践力の高い相談支援専門員養成のために、実践の積み重ねを行いながらスキルアップできるよう、現任研修の受講に当たっては、相談支援に関する一定の実務経験の要件が追加された。さらに、地域づくり、人材育成、困難事例への対応など地域の中核的な役割を担う専門職を育成するとともに、相談支援専門員のキャリアパスを明確にして長期に働ける環境を整えるため、2020（令和 2）年

基幹相談支援センター
地域における相談支援の中核的な役割を担う機関として、障害者の相談支援に関する業務を総合的に行うことを目的とする施設。市町村または当該業務の実施の委託を受けた一般相談支援事業者その他の省令で定める者が設置することができる。

実務経験の要件
現任研修受講に係る実務経験として、①過去 5 年間に 2 年以上の相談支援の実務経験があること、②現に相談支援業務に従事していること、の 2 点がある。

度からは主任相談支援専門員の養成研修も始まった。2022（令和4）年度からは専門コース別研修も設けられている。地域における人材養成や地域作りの中核を担う人材を早期に養成する観点から、基幹相談支援センターに配置されることが見込まれる主任相談支援専門員を優先的に養成することを、厚生労働省は都道府県に求めている[6]。

　制度を動かすのは人である。障害者CMの体制整備は進んだが、担い手となる相談支援専門員の実践力量の深化と質の確保が、ケアマネジメントの成否を決める。本来のCMの理念を大事にした実践の展開が求められているところである。

主任相談支援専門員
基幹相談支援センター等に配置され、相談支援専門員の支援スキルやサービス等利用計画について適切に評価・助言を行い、相談支援の質の確保を図る役割を担う。

専門コース別研修
2022年度は「就労コース」「介護支援専門員との連携・相互理解コース」などが設けられている。

注）

(1) マクスリー，D. P. 著／野中猛・加瀬裕子監訳『ケースマネジメント入門』中央法規出版，1994.
(2) 日本精神保健福祉士協会編『精神障害者のケアマネジメント』へるす出版，2001.
(3) バイステック，F. P. 著／尾崎新・福田俊子・原田和幸訳『ケースワークの原則―援助関係を形成する技法（新訳改訂版）』誠信書房，2006.
(4) 厚生労働省社会・援護局障害保健福祉部障害福祉課／地域生活支援推進室／障害児・発達障害者支援室『障害保健福祉関係主管課長会議資料』平成24年2月.
(5) 厚生労働省社会・援護局障害保健福祉部障害福祉課／地域生活支援推進室／障害児・発達障害者支援室『障害保健福祉関係主管課長会議等資料』平成23年11月.
(6) 厚生労働省社会・援護局障害保健福祉部障害福祉課／地域生活支援推進室／障害児・発達障害者支援室『障害保健福祉関係主管課長会議資料』令和4年3月.

▎理解を深めるための参考文献

●ラップ，C. A. ＆ゴスチャ，R. J. 著／田中英樹監訳『ストレングスモデル―リカバリー志向の精神保健福祉サービス（第3版）』金剛出版，2014.
　ストレングスモデルによるケアマネジメントの概説書。精神障害を有するすべての人にある強さ（ストレングス）をどのように発掘して、希望に満ちたリカバリーに結びつけるか、具体的に記されており学ぶことの多い本。

●東美奈子・大久保薫・島村聡『障がい者ケアマネジメントの基本―差がつく相談支援専門員の仕事33のルール』中央法規出版，2015.
　「本人と向き合う」「協議する」「ネットワークをつくる」の3つのキーワードで章を構成し、相談支援専門員が地域の障害者支援現場で出合う具体的出来事を通して、わかりやすくビギナー向けに支援のコツとポイントを解説した本。

●岩上洋一・全国地域で暮らそうネットワーク『地域で暮らそう！精神障害者の地域移行支援・地域定着支援・自立生活援助導入ガイド』金剛出版，2018.
　「精神障害にも対応した地域包括ケアシステム」構築を背景に、地域相談支援と自立生活援助の取組みを事例を通して解説したもの。サービス等利用計画の記載例も掲載された、地域での支援サービス導入ガイドブック。

●日本相談支援専門員協会編『相談支援専門員のための「サービス等利用計画」書き方ハンドブック―障害のある人が希望する生活の実現に向けて』中央法規出版，2017.
　障害者ケアマネジメントを担う相談支援専門員が、アセスメントから得られた情報をどのようにまとめ、本人の希望や目標に沿ったサービス等利用計画に落とし込んでいくのか、具体的なプランニング方法を指南したハンドブック。

障害者ケアマネの展開と脱施設化の現在

日本社会事業大学　名誉教授　古屋龍太

1995（平成7）年、「精神障害者ケアガイドライン検討会」の髙橋清久座長に、「脱施設化を進めないままケアマネを制度化しても意味がない」と意見したら、逆に参加を求められた。精神障害のある人を対象とするケアマネを本格的に日本でスタートさせるために、議論し合いながらアセスメント票などのツール類を作成した。翌1996（平成8）年には予備試行調査を行い、翌々年には全国試行調査を行った。1998（平成10）年3月には「精神障害者ケアガイドライン」が公表され、その年の5月には早速、全国指導者研修会が開催された。1999（平成11）年からは全国の都道府県や政令市での研修会が組まれることになり、翌2000（平成12）年には研修教材用のビデオも制作された。研修会の講師としてあちこち全国を飛び回っていたので、一時期「ケアマネの伝道師」などと揶揄されたりした。

もっとも、このガイドラインは、当初から高齢者の介護保険制度とのリンクを想定していたために、仲介型をベースとしていた。日本でも周知されつつあったストレングス型のケアマネ手法とは前提が異なることから、国家資格化されて間もない精神保健福祉士の間でも結構な物議をかもした。その後、障害種別によらない「障害者ケアガイドライン」が中心となり、三障害合同のケアマネ研修会が各地で展開された。日本の関係者に、ケアマネの手法と思想を広く伝えていった意義はあったと評価はできる。

しかし、その後の障害者福祉施策は、霞が関の官僚が机上で描いた通りには展開しなかった。支援費制度は、財源不足のためにわずか3年間で破綻した。続く障害者自立支援法は、応益負担を求められた障害当事者らの猛反対運動の中でスタートしたものの、政権交代により廃案の方針が固まった。2011（平成23）年8月末に公表された新しい障害者総合福祉法の骨格案では介護保険からの離脱が宣言された。再び政権交代があり、2013（平成25）年度からは障害者総合支援法が施行された。この国の障害者福祉施策はダッチロールを繰り返しながら、迷走を続けてきた。

立ち上げから20年を経て、2015（平成27）年にようやくこの国でシステムとしての障害者ケアマネが構築された。今や地域における障害福祉サービス提供のシステムとして、当たり前の制度として定着してきた。しかし、精神科病院には今なお多くの長期社会的入院者が存在し、年間2万4千人が精神科病棟内で亡くなっている。ケアマネ体制が整備されても、脱施設化は一向に果たされていない。

多数の民間企業等が障害福祉サービス事業所に参入し、ケアマネを担う相談支援専門員の養成と質の確保が大きなテーマになっている。今後、各地で「にも包括」が本格稼働すれば、世界一の精神科病院大国であるこの国の脱施設化は、果たして成し遂げられるのだろうか。淡い期待まじりの儚い幻想とともに、この国の行方を静かに見守っていきたい。

第12章 ソーシャルワーク実践の基盤と社会からの要請

　精神保健福祉士の実践は、一人ひとりの利用者とのソーシャルワークの専門性をもった出会いから始まる。同時に、社会や制度に規定されながら、社会や制度に働きかけるというソーシャルワークの専門性を身につける必要がある。

　本章ではこれらの特性をどのように自分のものとして、当事者や環境、自らに働きかけていったらよいのかを考える。また、近年注目されている関連分野での実践について学ぶ。社会や制度の変化を踏まえて、精神保健福祉士として何をどのように重視したらよいのかを考えてみよう。

1

　ある面接場面を具体的に想像してみることから、ソーシャルワークに必要な援助技術（スキル）について、理解を深める。精神保健福祉士の「かかわり」とはどのようなものであるか、自己を活用するとはどういうことなのかを考えてみる。

2

　ソーシャルワークの専門性と社会や制度との関係、社会や制度、組織、地域などに働きかける工夫について、理解を深める。現場の実践を踏まえたポイントを、自らの体験を踏まえて考えてみる。

3

　精神保健福祉士に現在求められていることは何か、単にメンタルヘルス課題に応じるだけでなく、個別支援に足場をもったソーシャルワーカーであることの重要性について、理解を深める。また、関連分野における精神保健福祉士の実践の動向について、理解する。

1. ソーシャルワーク実践と援助技術の基盤

A. ある面接の場面から

「とにかく、よろしくお願いします」。

彼はひざに両手を置いて、細い身体を少し揺らしながら深くおじぎをした。ひざに頭が着きそうだった。声はやや細く、「とにかく」の「と」に力がこもっていた。

ここは精神科病院の病棟内にある診察室。茶色い扉をはさんだ向こう側には、食堂を兼ねたホールがある。扉越しにテレビの音や、誰かを呼ぶ声が聞こえる。私は、この病院のソーシャルワーカーとして面接をしていた。

入院患者の本間さん（仮名）が、ややうつむいて向かいに座っている。職員異動により、私は担当を引き継いだばかりである。今後の生活について話をしばらくした後、冒頭の彼の言葉があった。

本間さんは、50 代半ばの小柄な男性。中間色のゆったりとしたボタンが多い服を着て、外出時にはキャップをかぶる。普段は無表情だが、にやっと笑うと口元にできる縦じわが印象に残る方である。

彼は数年間もの長期入院をしていた。アルコール依存症で身体を壊し、複数の内科疾患をもっていた。住んでいたアパートが建替えになり、入院中に退去となった。一人暮らしのため、帰る場所がない。他の病院の内科との間で何度か転院をしていた。現在は収入もなく、貯金を取り崩して入院費に充てている。今後の生活にすっかり自信をなくし、ずっと入院をしていたいというのが、本間さんの希望だった。

「できたら施設に入りたい。あとは何もわからないので、とにかくお願いしたい」。口数の少ない彼の話の趣旨は、何度か確認して、ようやくわかった。生活が困難なほどの障害はないが、入院の継続が無理なら施設入所をしたいと彼は話す。医師や看護師の間では「本人のわがままである」という意見と、「気の毒な人で、身体状態からもしばらく入院を継続してあげたほうがよい」という見解が入り混じっていた。適当な社会資源もないことから、今後の方針が立っていなかった。

本間さんの話を聞きながら、私は胃が重くなったような気がした。狭い室内には、私の後ろにある窓から午後の日差しが降りそそいでいた。

B. 利用者をわかろうとすること

[1] 初対面の相手に感じたこと

　ソーシャルワーク実践の一つの鍵は、利用者との「出会い」そのものにある。ここまで学んできたソーシャルワークの技術を、本章では角度を変えて事例に即して考えてみよう。

　先に示した面接場面は、筆者の体験である[1]。読者が精神保健福祉士としてこの場面にいたら、何を感じて、何を本間さんに伝えるだろうか。また、筆者はなぜ「胃が重くなったような気がした」のだろうか。

　私たちは、初対面の人に話を聞くときに、何をしようとするだろう。相手の話に自分と共通した点を探して、それが見つかると相手をわかったような気がする経験は、誰にでもある。

　筆者は、決して上手ではないが丁寧に伝えようとする本間さんに対して、自分と共通するものを感じ、好感をもった。だが、「とにかく」という言葉には取りつく島のなさを感じた。「丸投げ」「あきらめ」といった言葉が頭に浮かび、「自分で考えようとしない人を手伝うことはできない」と思い、気が重くなった。何を聞いても「任せた」というニュアンスが伝わってきた。しっかり向き合わないと、本間さんと援助関係を結ぶのは難しいと予感した。

　相手を理解しようと関心を向けること、ありのままをまず受けとめようとする姿勢や態度は、ソーシャルワークの最も基本である。本間さんは、なぜここまで頭を下げて「とにかく、よろしくお願いします」と言ったのだろうか。なぜ、どんな経緯でこのような表現をされるのだろうか。筆者にとって、大きな謎だと感じられた。

[2]「よくわからない」感覚を大事にする

　尾崎[2]は、援助関係を活用するコミュニケーション技術として「理解する」方法を3点挙げている。①「ものさし」をたくさんもつ、②簡単に「わかったつもり」にならない、③理解する動機を吟味する、である。なかでも、ケースワーク臨床では「よくわからない」という感覚が何より重要であると指摘している。

　これは、精神科医の土居[3]が「本当にわかるためには、まず何がわからないかが見えて来なければならない」「精神科的面接の勘所は、どうやってこの『わからない』という感覚を獲得できるかということにかかっている」と述べていることと、共通する。土居はこの勘を養うためには練習しかないと説くが、筆者は日常生活で習慣にすることで、感覚を磨くこと

が可能だと捉える。普段の対人関係において「腑に落ちない」感覚に注目して、「腑に落ちる」までのプロセスを丁寧にたどってみるとよい。繰り返すうちに、「わかる」過程やポイントがしだいに明らかになってくる。

「とにかく、よろしくお願いします」という冒頭の言葉に込められた意味は、半年間ほど謎のままであった。この言葉を思い起こすと胃が少し重くなったが、本間さんを理解する手がかりだと考えて、筆者は大事にすることにした。内科への再転院、生活保護の申請など、いくつかの危機と協働作業を乗り越えて見えてきたのは、本間さんの不器用さ、周囲へのあきらめと希望、彼なりの覚悟だった。たった一言に、これだけの複雑な気持ち、微妙なニュアンスが込められていると納得できたときに、援助関係は大きく変わっていた。アパート生活に向けて準備する本間さんは、言葉こそ「もう大変で、大変で」と語るが、まんざらでもない表情であった。まるで、苦労話や失敗談を私に報告するのが、彼の楽しみであるかのようにみえた。筆者は、本間さんの変化に心から驚かされた。

「よくわからない」感覚を大事にしていたからこそ、本間さんのことを筆者は深く理解できたのである。

C.「ごく普通の人と人との関係」と援助技術

浦河赤十字病院精神科病棟
この調査の後、2014（平成26）年8月に病院の経営上の理由から精神科病棟は休止となり、現在は廃止されている。この経緯は浮ヶ谷[5]に詳しい。

医療人類学者の浮ヶ谷[4]は、「べてるの家」で知られる**浦河赤十字病院精神科病棟**をフィールド調査した。調査対象は主に看護師であるが、精神保健福祉士にも共通する側面が多い。以下、簡単に紹介する。

看護師と患者の関係の基底には、看護師−患者関係という専門職役割関係には還元できない「ごく普通の人と人との関係」がある。この関係と専門職役割関係の2つの関係性が交差するところに「顔の見える看護」という専門職ケアが現れるという。また、「顔の見える看護」を可能にする条件として、①「時間と場所」を共有する「場」の問題と、②患者から「教わる」という関係性の問題の2点が特に挙げられている。ここでは、特に後者について引用しよう。

一般的には、看護師は専門知識を「教える側」であり、患者は「教えられる側」であるという役割関係がある。ところが、「自分との付き合い方を考えさせられた」「自分を知ることができることが、大事なんだと知った」「無理していた自分に気づかされた」というように、七病棟（筆者注：浦河赤十字病院精神科病棟）では「教える側」と「教えられる側」との間で逆転が起きている。「精神科は自分を振り返るところ」と語る水野

さん（筆者注：看護歴5年の看護師）のように、患者とのかかわりの中で「自分を振り返る」ことを学んだという声は冒頭の師長のことばにもあった。いいかえれば、七病棟では「患者から教えられた」経験によって、看護教育で身につけた看護のあり方や看護師のアイデンティティが揺さぶりをかけられるのである[4]。

　上記で浮ヶ谷は、専門職による援助関係論とは別の文脈から、「ごく普通の人と人との関係」と専門職による援助関係の連続性を述べている。この病棟の看護は「人間が人間として存在することの不確実性やあいまいさ」に起源をもち、「専門職ケアであっても双方向性や応答性という共同性を示す要素によって構成され」、そこにケアの根源的意味があると指摘している。

　本章冒頭の事例場面は、専門用語をほとんど用いずに、日常用語で記述されている。筆者は、実際の援助では理論や専門職としての枠組みを参照しながら面接を行った。頭の中では、援助技術の専門用語を用いている。同時に、この場面記述にある通り「ごく普通の人と人との関係」として、本間さんとのやりとりを進めている。

　もちろん、援助専門職には目的があり、役割関係を前提として利用者と出会う。ソーシャルワークの技術や支援の枠組みは、対人援助専門職の中では不確実であいまいである。利用者との共同性は、職種としての専門性に深く根ざしている。とはいえ、専門職として出会う以上、私たちは役割関係に規定されていると考えるほうが正しい。

　精神保健福祉士も、利用者から「教えられる側」としての体験を絶えず重ねていくことでしか、援助の共同性は保てない。生身の人間として五感で得る感覚を研ぎ澄ませてこそ、「ごく普通の人と人との関係」としての気づきがあり、利用者との共同性を育み続けることが可能になる。

D. ソーシャルワーク実践における自己の活用

　ソーシャルワークの技術を幅広く捉えて、「援助において最も基本となるのは、援助者が『自分に働きかける』技術である」とあらためて提起したのが、先に紹介した尾崎新[6]である。

尾崎新
1948-2010

　尾崎は、援助者がまず自分に働きかけることで、相手や援助に対する防衛や構え、先入観や意気込みを自覚する。自覚することで自由になり、相手に対する感情に率直になり、自分に対して無理やごまかしのない自然な構えと姿勢を備える。そのうえで「相手に働きかける」のが順序であるとしている。

本章の事例では、「胃が重くなった気がした」「取りつく島のなさを感じた」など、一見すると筆者の否定的な感情が記されている。同時に「自分と共通するものを感じ、好感をもった」という記述がある。「細い身体を少し揺らしながら深くおじぎをした」「中間色のゆったりとしたボタンの多い服」「にやっと笑うと口元にできる縦じわが印象に残る」といった、その方の個性や持ち味、歴史を理解するヒントも書かれている。また、物音、日差し、部屋の環境など、2人を取り巻く場の雰囲気を、ある程度想像することができる。

利用者の尊厳を前提としながら、自らの五感で感じること、起こる感情の変化を否定しないことが、援助者が自分を活用する第一歩である。精神保健福祉士の援助対象となる人は、複雑で多重の課題を抱えていることが多い。最初から無理をして利点、長所だけをみようとして、援助者自らの感覚を遮断してしまい、現実にそぐわない支援をすることは避けたい。

「その人らしさ」を感じる芽があれば、大事にするとよい。最初は問題ばかり目につくように感じられても、主観を否定せず相手と向き合っていると、ふとした瞬間に些細な魅力が印象に残ることがある。これを逃さず大事にすることで、筆者は多くの利用者自身がもつ力を実感してきた。

事例では、本間さんがふと見せる笑顔の際の頬の縦じわが、筆者には印象深かった。ちょっとした表情や言動、言葉遣いなどに、その人の歴史や背景がにじみ出ていることがある。さしたる根拠はなくとも、一面に注目し続けることが、援助関係を進展させることが少なくないと、筆者は経験から捉えている。

このような感覚を育てるうえでは、学生時代の演習は重要な機会である。卒業後は、**グループ・スーパービジョン**などの機会を自分から求める必要がある。スーパービジョンなどを通じて自らの価値観や特性を知ること、技術を高めることと同時に、仲間や同僚とのやりとりを通じた精神保健福祉士の成長の可能性を、ここでは強調しておきたい。

グループ・スーパービジョン
group supervision
1人のスーパーバイザーに対し、複数のスーパーバイジー（通常10人以下）という構成でスーパービジョンが行われるもの。

2. ソーシャルワークの専門性と社会

A. 社会や制度に規定される援助の枠組み

精神保健福祉士の援助は、社会や制度の規定に基づいて行われる。まず、

資格制度が社会の都合によって設けられた枠組みであることを、私たちは認識する必要がある。そして、一定の力量や技術が備わっていることを前提に、社会から専門職として承認されることで、利用者への支援が行われる。援助活動においても、制度の制約を前提に専門職の支援は行われる。

　本章冒頭の事例では、筆者は病院組織や他職種から退院を進める役割を、一定程度の「圧力」として感じていた。また、精神科病院の入院にかかわる診療報酬制度によって、利用者の本間さんに対する援助活動の自由度は変わる。この事例の場合は、医療費の自己負担金や雇用保険（失業給付）、生活保護制度のあり方、障害者自立支援法の報酬単価などに応じて、精神保健福祉士の動き方も、利用者の生活や選択肢も変わった。

　精神保健福祉士は、一定のバランス感覚をもって、利用者の個別性を踏まえた支援を行う。「圧力」は必ずしも否定されるものではない。ただ、時に制度や組織は利用者の個別性を無視して、許容範囲を狭める志向を強める。社会や制度、組織に対してどのような働きかけが可能なのか、精神保健福祉士のセンスと力量が問われているのである。

B. 個別支援から地域や社会への広がり

　精神保健福祉士には、個別のソーシャルワーク実践と地域や社会に向けた働きかけを、接続する力量が期待される。しかし、ともすると利用者と制度、社会資源の間の調整に終始してしまう。社会や制度のもつ制約を単に利用者に押しつけるだけであれば、精神保健福祉士は不要である。組織の一員でもある精神保健福祉士が、この視点をもち続けるには、工夫が必要である。

　事例の場合は、生活保護制度の利用についての同行支援、制度利用に抑制的な福祉事務所への代弁、利用者である本間さんへの支持や助言といった内容の援助にとどまった現実がある。ただ、日頃から生活保護制度や運用、申請先の福祉事務所について、筆者は詳細な特徴と課題を意識していた。

　これは、本間さんの個別支援でも有効であった。利用者がどんな困難に直面するのか、専門職として代弁すべき点は何か、本人が直面しなければならない点は何か、精神保健福祉士として予測をもったうえで、ポイントを押さえた支援になっていたことも事実である。

　本人の希望や支援の必要性などにより、個別支援が地域や社会への働きかけに直接つながらないことも、実際には多い。しかし、地域や社会を視野に入れることで、個別支援もよりきめ細かな現実に即したものとなる。

　リッチモンドの時代から、ソーシャルワーカーは個別支援を通した社会

リッチモンド
Richmond, Mary Ellen
1861-1928

変革を意図してきた[(7)]。精神保健福祉士も、作業所づくりや共同住居の展開など、多くの社会資源の開発に寄与してきた資格制度化以前からの長い歴史がある。近年では、障害者総合支援法に基づく協議会など地域で課題を共有するシステムが制度化されたり、地域におけるインフォーマルな支援への期待も高まっている。地域社会への働きかけ、社会資源の創出は、精神保健福祉士に求められる社会的使命といって過言ではない。

　個別支援においても、ソーシャルな視点や感覚を重視すること、グループを用いた支援を取り入れることなどにより、地域や社会への展開、資源開発の機会と結びつけることを、積極的に行う必要がある。

C. 現場の葛藤への直面と新しい支援の展開

[1] 実践のプログラム化と精神保健福祉士

　近年、医療や福祉サービスが一般に浸透するのに伴い、支援のプログラム化が進められ、効率性が求められている。**障害者総合支援法**における就労支援の重視、地域移行に関する報酬の重視などがその一つである。各種の支援計画の策定、電子カルテの導入などにより、事務作業も増大している。精神保健福祉士も外面上の結果、成果を求められ、頻繁な制度改定に振り回されているのが実情といってよいだろう。

　最も恐れるべきは、精神保健福祉士自身の視点の変化である。限定された短期間に外面上で明らかになる成果を求められ、事業所の経営や事務作業に追われる。これを契機に、利用者に対する視点やかかわりが希薄になるのなら本末転倒である。一歩間違えると、プログラムやマニュアルをみて、利用者をみない支援者を、今日の社会は生み出す危険性がある。

　反面、精神保健福祉や社会の変化は激しく、新しい支援やプログラムを展開する可能性も高くなっていることに注目したい。プログラム化された支援やマニュアル、制度に振り回されるのみでなく、利用者の求めている事業やプログラムを日常の実践から積極的に展開、開発することが、精神保健福祉士に求められている。また、プログラムの多様化は、利用者の選択肢を増やすことにもなる。選択肢の数のみでなく、一つひとつが豊かなものになるように、働きかけていくことが重要である。

[2] 発信力をもった実践を行うための工夫

　本節の最後に、社会や制度、組織、地域などに働きかけていくときの手がかりを5点にまとめて提案する。精神保健福祉士として重要な発想や考え方を身につけ、理解を深めるヒントとしてもらいたい。

障害者総合支援法
正式名称は「障害者の日常生活及び社会生活を総合的に支援するための法律」。

（1）具体的な利用者の声、必要性に常に立ち戻る

現実のもっている説得力、奥行きの深さに対して、理論や制度はかなわない。声にならない声、思いを引き出すことを含めて、一人の現実、生活に常に寄り添おうとすることで、新たな実践が可能になる。

（2）利用者の時間と空間を見通す支援

利用者の表面的な意向や言動のみでなく、その人の社会関係や歴史、今後の生活を視野に入れた支援を考える。日々の生活のみではなく、大げさにいえば人生を視野に入れた支援が精神保健福祉士の視点である。

（3）グループワークやコミュニティづくりを大切にする

個別の支援だけでは、援助者と利用者の関係も固定化しやすく、広がりにくい。仲間と出会うこと、集える場所をもつことで、人は豊かになるものである。この点は、利用者のみでなく、援助者も同様である。

（4）援助者である自分を明示する、主観を無視しない

主観は支援を進める重要な手がかりである。困難を抱えた人ほど、逃げずに向き合う援助者を求めていることを直視してほしい。どこまで支援が可能か、本人が選択するか否かは別の問題である。

主観を丁寧に言語化することで、日常用語で実践を表現することが可能になり、きめ細かい支援を行うことができる。主観を無視せずに言語化して、グループ・スーパービジョンを受け、仲間や同僚と事例検討をすることも、援助に対する視点を豊かにする。専門職としての自己の形成、成長にとっても有効な体験である。

（5）現場の矛盾や葛藤を否定しない

実践の場にはさまざまな矛盾や葛藤がある。また、利用者や援助者も同様にたくさんの矛盾や葛藤を抱えている。このことに直面することは面倒であり、答えは簡単に出ない。実際には、矛盾や葛藤は新しいものを生み出す可能性をもっている。丁寧に読み解いていくこと、時間をかけて向き合うことで、新たな展開を見出すことができる場合がある。

以上のほかにも、日常からの関係を重視すること、提案をする場合の段取りや方法、組織への公式・非公式な働きかけの使い分け、駆け引きや取り引きのダイナミクスの活用といった、さまざまな視点が考えられる。

重要なのは、精神保健福祉士の基盤は現場にあり、利用者とのかかわりにあること、また精神保健福祉士の利用者に対する視点を磨くことが、社会に対する発信力と結びついているということである。

239

3. 精神保健福祉士の新しい展開

A. 精神保健福祉士法の改定と今後の可能性

　2024（令和6）年4月に施行される**精神保健福祉士法**の改定により、精神保健福祉士の定義が変更になった。1997（平成9）年の成立から四半世紀あまりの社会状況の変化を踏まえて、精神保健福祉士が法制度上求められる役割は変化している。

　具体的には「精神障害者及び精神保健に課題を抱える者の精神保健に関する相談」に応じて相談援助を行うことが付加された。この改正をどう受けとめて精神保健福祉士として社会で活動していくのか、またこの法改正の背景には何があるのかを、私たちは踏まえる必要がある。

　今回の改定は、これまで学んできたように**精神障害にも対応した地域包括ケアシステムの構築**という国の政策に基づいている。また、この政策は障害分野のみならず、地域共生社会に向けた包括的な支援体制の構築と連動している。つまり、地域における精神保健にかかわる課題に対して、より積極的に対応する職種として精神保健福祉士は位置づけられた。

　精神保健福祉士が資格化されて以降、精神疾患のため受診をする患者数は増加の一途であり、少子高齢化が進行して複雑化する社会において、メンタルヘルスはもはや全国民の関心ごとであり、課題である。また、地域で複合的な問題を抱えて「困難事例」とされた中には、ほとんどといっていいほどメンタルヘルス上の課題が存在する。これらの社会状況から、精神保健福祉士への期待や活躍の場面は広がっていることが容易に想像できるであろう。

　これは、メンタルヘルスについて身近な地域で支援を受けられる体制づくりに、精神保健福祉士が応えられるか否かが問われることを意味する。もちろん、そのために必要な制度上の裏打ちは必要である。しかし、十分な制度や財政の有無だけに依拠せずに、精神保健福祉士が当事者や住民の期待に応えられるかどうかが、今後の精神保健福祉士という資格とソーシャルワーカーのあり方を規定することは忘れてはならない。

B. ソーシャルワーカーとしての真価が問われる精神保健福祉士

　精神保健福祉士の職能団体である**日本精神保健福祉士協会**は、精神保健福祉士の略称を PSW から MHSW に変更する組織決定を行った。しかし、精神保健ソーシャルワークに値する実践を行うことができなければ当事者や住民の信頼を失い、国家資格の存在意義を失うことは強調しておきたい。

　ことに、国際的には１つであるべきソーシャルワーカーの国家資格が日本では分かれている現状と課題については、新たに資格を学ぶうえでも必ず意識してほしい。なぜなら、精神保健福祉士は日本特有といってよい精神科病院の社会的入院の解消を目的にできたこと、そしてこの構造自体は四半世紀を過ぎた今日でも変化していないからである。精神障害をめぐる差別や社会的排除の構造は、改善したとはいい難い。残念ながら、精神保健福祉士が社会的入院を劇的に解消したわけではない。社会的入院を強いられてきた世代が高齢化して減少したこと、力のある精神科病院は急性期医療に注力したことにより、社会的入院は見えにくくなったにすぎないということもできる。つまり、今後も精神保健福祉士にとっては、精神障害のある人の社会的復権と権利擁護、差別解消のために注力することが中核にあり続ける。それは、どのような現場であっても常に意識される必要がある。さもなければ、精神保健福祉士はソーシャルワーカーではなくなり、組織や他職種にとって都合のよいだけの「メンタルヘルス・ワーカー」に成り下がってしまうことを、改めて強調しておきたい。

　このことは、新しい精神保健ソーシャルワークを実践する際に核となる理念である。精神保健福祉士は、単にメンタルヘルスの「視点」で支援を行うのではない。個別支援に足場をもって自らの所属する組織や地域、制度、環境に働きかける社会変革の視点をもったソーシャルワーカーであってこそ、当事者や住民にとって役に立つ、意味のある存在になり得るのだと、ここで肝に銘じておこう。

　具体的な支援に当たっては、旧来の精神科病院における統合失調症の方へのリハビリテーション、地域支援を中心としたいわゆる「統合失調症モデル」から、多様な疾患や状態、支援の場の広がりと細分化が進んでいる。これまで PSW が培ってきた理念や実践を土台に、新たな知識や技術、発想を展開する力量が、これからの精神保健福祉士には求められる。また、メンタルヘルス課題や地域の「複雑困難ケース」とされる事例を支援する際には、これまで PSW が取り組んできたアルコール関連問題を中心とする依存症、アディクションの実践やスキルに注目してほしい。社会問題と疾患の関係、援助を求めない当事者への支援、家族支援、暴力や虐待に対

PSW
psychiatric social worker
精神保健福祉士の資格化以前から、精神医学ソーシャルワーカー、精神科ソーシャルワーカーの意味で PSW の略語が長年定着してきた。資格化以後は、精神保健福祉士の略語を PSW として表記されてきた経緯がある。

MHSW
mental health social worker
公益社団法人日本精神保健福祉士協会は、2020（令和 2）年 6 月に精神保健福祉士の英文略称として MHSW を用いることを推奨する決議を行った。また、分野としては精神保健ソーシャルワークの用語も用いられる。

する介入など、今日求められている難易度や緊急性の高い支援にも、予防や健康づくりの観点でも、依存症、アディクションはこれからの精神保健福祉士にとって必須の領域である。

以上のような精神保健福祉士に求められる社会状況を踏まえて、近年取り組まれている関連領域の実践と課題を述べる。

C. 関連分野における精神保健福祉士の実践

[1] 学校・教育分野

日本では限定された実践にとどまっていた**スクールソーシャルワーク**の実践が、近年の社会情勢の変化と文部科学省の事業化によって急速に普及している。いじめや不登校、さまざまな課題のある保護者への対応、地域に開かれた学校づくりなど、ソーシャルワーカーが教育現場で果たせる役割は多い。とりわけ、学校で起きる諸問題は、子どもや家族のメンタルヘルス課題と連動して生じることが多く、精神保健福祉士がこれまで培ってきた視点やスキルを活用することが可能な分野である。

2008（平成20）年以降、文部科学省によるスクールソーシャルワーカー活用事業を契機に配置が促進されているが、高度な専門性が求められる反面、雇用の不安定さなどの課題がある。また、教育委員会や教育事務所に配置されて各学校を巡回、もしくは派遣される勤務形態の場合、各学校や子どもたちへの個別対応、関係形成に限界が生じる。とはいえ、**ヤングケアラー**や子どもの貧困、多種多様な形態の虐待など、福祉課題がメンタルヘルスと関連して生起すること、早期発見による予防の視点がもてることなど、精神保健福祉士の活躍が期待されている。

[2] 産業分野

精神科デイケア、**ショートケア**などによる**リワークプログラム**の普及、厚生労働省による**ストレスチェック制度**の導入などにより従事者が増加しており、注目されている分野である。職場のメンタルヘルスはどの企業でも課題であり、広く精神疾患で休職、退職する従業員が生じることは当たり前のこととなった。労働関連法規に基づく産業保健分野のひとつであるが、環境調整を得意とする精神保健福祉士の活動も期待されている。

EAP
employee assistance program

古くは、米国に由来する**EAP（従業員援助プログラム）**の実践があり、気分障害のみならず、依存症の予防や早期発見によるダメージの軽減なども期待される。企業との契約に基づく業務も多く、確実な面接スキルや調整、コンサルテーションの力量が問われる。また、ソーシャルワークらし

さをどのように展開するか、他職種に埋没してしまわない工夫や努力も必要である。

[3] 司法分野

2005（平成17）年の**医療観察法**施行により、司法分野における精神保健福祉士の活躍が多くみられるようになった。保護観察所の**社会復帰調整官**として豊富な実践経験のある精神保健福祉士が採用され、現在では保護観察官への任用や交流人事なども行われるようになってきた。もちろん、法の目的の範囲内においてではあるが、ソーシャルワークの実践が司法分野でようやく本格的に行われるようになったといって過言ではない。

これまで、法務省を中心に再犯防止の観点で行われてきた更生保護分野においても、環境に働きかけるソーシャルワークの専門性に基づく実践が注目されている。厚生労働省の事業による各地の**地域生活定着支援センター**の動きに始まり、昨今は民間の更生保護施設、刑務所などの矯正施設に採用される精神保健福祉士が増えている。

また、これらの「**出口支援**」だけでなく捜査や裁判などの過程を含めた「**入口支援**」についても、精神保健福祉士の関与が求められている。

[4] その他

従来からの社会福祉分野である児童相談所や高齢者を主たる対象とした**地域包括支援センター、認知症疾患医療センター、社会福祉協議会**などにおいて、精神保健福祉士をもつ人材は多く活用され、活躍が期待されている。どの福祉課題においてもメンタルヘルスの側面を考慮した支援が求められることが多く、単に資格を所持しているだけでなく、多様で専門性の高い力量をもった精神保健福祉士に対する現場の期待は大きい。地方自治体によって、独自に配置がなされている事例も多くある。

また、近年注目されている分野として災害関連がある。

東日本大震災以降、メンタルヘルスチームの一員として精神保健福祉士を明確に位置づけられ、被災地の地方自治体からも派遣の要望が多くみられる。現在では、DPAT（災害派遣精神医療チーム）の業務調整員としても精神保健福祉士は位置づけられて、現場での柔軟な活動が評価されている。大規模災害が頻発する社会になり、平時から都道府県単位などによる派遣体制の整備が行われることで、災害発生時の早期派遣が実施できるようになってきた。

災害においては、災害前からの支援の継続のほか、被災者の孤立、依存症の顕在化など、それまでの社会関係や格差の増大も課題となる。被災後

医療観察法
正式名称は「心神喪失等の状態で重大な他害行為を行った者の医療及び観察等に関する法律」。

も息の長い精神保健福祉士の活動が求められる。

　ここでは、精神保健福祉士の資格化の経緯として、阪神淡路大震災の支援活動があったこと、社会の要請に応じられる専門職であってこそ精神保健福祉士の存在意義があることを強調しておきたい。

注）

(1)　事例については事実関係を変更して、複数の利用者を合成した。支援の経過については、以下の論文に記述がある。福冨律「「かかわりの専門職」の体験する苦悩と可能性」浮ヶ谷幸代編『苦悩することの希望―専門家のサファリングの人類学』協同医書出版社，2014, pp.133-163.

(2)　尾崎新『ケースワークの臨床技法―「援助関係」と「逆転移」の活用』誠信書房，1994, pp.86-89.

(3)　土居健郎『方法としての面接―臨床家のために（新訂版）』医学書院，1992, pp.27-37.

(4)　浮ヶ谷幸代『ケアと共同性の人類学―北海道浦河赤十字病院精神科から地域へ』生活書院，2009, pp. 152-237.

(5)　浮ヶ谷幸代「日本の精神医療における「病院収容化（施設化）」と「地域で暮らすこと（脱施設化）」：北海道浦河赤十字病院精神科病棟の減床化と廃止の取り組みを中心に」『国立歴史民俗博物館研究報告』205, 2017, pp.53-80.

(6)　尾崎新『対人援助の技法―「曖昧さ」から「柔軟さ・自在さ」へ』誠信書房，1997, p.22.

(7)　リッチモンド，M. E.　著／小松源助訳『ソーシャル・ケース・ワークとは何か』中央法規出版，1991.

▌理解を深めるための参考文献

●坂本いづみ・茨木尚子・竹端寛・二木泉・市川ヴィヴェカ『脱「いい子」のソーシャルワーク―反抑圧的な実践と理論』現代書館，2021.
　興味深いタイトルの本書にまず触れて、著者らの率直かつ丁寧な記述に耳を澄ませてみよう。実践に不可欠なクリティカルな視点をいかに身につけるか、ソーシャルワーカーとしてどう生きていけばよいのか、指針が自らの言葉で見えてくる。

●ペイン，M.　著／竹内和利訳『ソーシャルワークの専門性とは何か』ゆみる出版，2019.
　英国で豊富な実践を経験した著者によって、ソーシャルワークの視点が明確に示されている好著。治療志向、変革志向、秩序志向という3つの見方で支援を捉え直すことで、ソーシャルワークの幅広い専門性が整理できる。

●ファーガスン，I.　著／石倉康次・市井吉興監訳『ソーシャルワークの復権―新自由主義への挑戦と社会正義の確立』クリエイツかもがわ，2012.
　1980年代以降、英国社会の変動に伴ってソーシャルワークのあり方が大きく問われてきた。社会福祉基礎構造改革以降のきわめて複雑化した日本の福祉制度の下で私たちが何をしたらよいのか、「守るに値する専門職」であるためには何が重要なのか、示唆を与えてくれる。

「プラス1」の行動から生まれるソーシャルワーク

東京家政大学人文学部　准教授　福冨　律

「働き方改革」による近年の動きは、精神保健福祉士の働く現場にも影響がある。多くの職場で残業時間が減った。個人の自由になる時間が増えるのは、歓迎すべきことである。

精神保健福祉士の国家資格化がなされて四半世紀を超えた。新卒でソーシャルワーカーを目指す人を始め、若い読者に生まれる前のことをいってもピンと来ないのは当然である。ただ、筆者としては利用者を「歴史をもった人」と捉えるのと同様に、同僚や先輩、仕事で出会うさまざまな人たち、自らの所属組織や関係機関の成り立ち、ひいては法制度に至るまで、目に見えない歴史の影響を受けていることを感じて、知って、理解してほしいと思う。

国家資格に限らず、とかく制度ができると私たちは枠に当てはめるものである。まるでテストの正答と誤答のように、0か1かで認識をしようとする。これは善悪というより、私たちの一つの現実であり、適応でもある。人間はそんなに単純ではないと異論もあるだろうが、一面の真実である。例えるなら、自動車が普及して地方に住む人が徒歩移動をすることが少なくなり、体力低下や生活習慣病が課題になるのが現実である。

しかし、ソーシャルワーカーが人間を制度に当てはめるだけの仕事になってしまったら、存在意義はなくなる。それは、皆さんが利用者の立場になったらどうか想像すれば、容易にわかる。理論や教科書によらずとも、

それでは存在意義がない。精神保健福祉士をめざした初心はどこへ、ということになる。

先の自動車普及の例で考えてみよう。筆者は通勤で河岸の遊歩道を通る。昼夜を問わず多くのランナーとすれ違い、ウォーキングや散歩を楽しむ老若男女と出会う。ジムやスポーツクラブに通って体力づくりや気分転換をする仲間も多い。人それぞれ、健康づくりの必要を感じたり、身体を動かす楽しさを覚えたりしている。

翻って、専門職としてのソーシャルワーカーはどうであろうか。近年、どの職場でも若手が自主的に研修へ行かない、業務上役立つ学習しかしない、組織から求められる仕事しかしないといった厳しい声を聞く。たしかに、研修といっても資格取得のために実利があるもの、すぐ役立つもの、成果がわかるものに関心が集中しがちである。

ソーシャルワーカーの支援対象が「社会に生きる個性をもった人間」である以上、人間や人間関係、背景にある家族、組織、地域、社会の理解が必須である。もちろん、そこにはゴールはない。専門職としての技術と土台となる「人間力」の双方が重要である。

まず1歩、行動を起こして他者とつながり、他者から見た世界を感じることを勧めたい。頭で考えた世界とは違うのではないだろうか。ソーシャルワークの専門性は、他者との対話、自己との対話を重ねた先に見えてくる。

「プラス1」の行動から、始めてみよう。

キーワード集

アセスメント（事前評価）
〔assessment〕
伝統的ケースワークでは「社会診断」と呼ばれていた支援過程の一部である。利用者のニーズや動機、対処能力や取り巻く環境等、問題全体の状況を包括的に評価することであり、援助計画を立てるための前提となる。社会資源の評価のツールとして、エコマップ（支援形成図）や、ジェノグラム（家族関係図）を活用する。

アドボカシー
〔advocacy〕
権利を侵害されやすい認知症罹患者、障害者、子どもなどの利用者に代わり、援助者が代弁・弁護すること。また、アドボカシーの実践者はアドボケートと呼ばれ、利用者が自分で権利を主張できるよう支持し、ともに主張する。アドボカシーには、自らの権利を主張するセルフ・アドボカシーと、同じ仲間が代弁するピア・アドボカシーがある。

言い換え
利用者の言葉を、別の表現に言い換える面接技法。利用者の話す内容のうち、重要であると思う言葉を正確に理解し、意訳して相手に返すこと。マイクロカウンセリングの基本的な技術である言語的技法に含まれる。

医学モデル／生活モデル
〔medical model/life model〕
「医学モデル」は、原因−結果の因果関係を直線的に捉える科学的思考法である。一方、「生活モデル」は、原因（複数）と結果（複数）とが複雑に絡み合っていると円環的に捉える思考法である。ソーシャルワークは、生活問題の全体関連性を理解するため、「生活モデル」の視点を利用する。

イネイブラー
〔enabler〕
「支え手」「可能となるように支援する」という意味をもつ用語。主にアルコール依存症の家族が、本人の飲酒を制限、もしくはやめてほしいと願いながら取り続ける行動が、結果的に飲酒行動を助長させてしまう役割となる人間関係の意味。アルコール依存症においては、家族が世話をする結果、本人の飲酒を可能にさせ促進している状態を示す。

インクルージョン
〔inclusion〕
「包含」「包括」と訳される。1980年以降アメリカの障害児教育の領域において広がった考え方で、障害者支援の領域にも拡大している。障害の有無や種別、能力にとらわれることなく、あらゆる児童や障害者がそれぞれに必要な援助が保障されたうえで教育や支援を受けることをいう。インテグレーション（統合）の考え方を発展させたものともいえる。

インターベンション（介入）
〔intervention〕
支援過程の一部で、伝統的ケースワークでは「社会治療」と呼ばれる。利用者、環境、および両者の相互作用に働きかけることを指す。支援目標に向けて利用者の合意を得ながら実施していくことが原則。「初期介入」や「家族介入」などがプログラム化されており、緊急事態への直接対応は「危機介入」と呼ばれる。

インテーク（受理面接）

〔intake〕

支援過程の最初の段階であり、場合によっては数回にわたることもある。来談者は本人のみに限らず、家族や関係者である場合もある。ソーシャルワーカーは、来談者の気持ちを理解し、受容することが必要となる。また、利用者に当該施設や提供できるサービス、守秘義務等を十分に説明し、これからの援助について同意を得る段階である。

エコマップ

〔eco-map〕

支援形成図、社会関係地図などと訳される。1975年にハートマン（Hartman, A.）によって考案されたマッピング技法である。利用者の家族関係やさまざまな社会資源とのつながり等を円や線を用いて、図式化する。エコマップによって、援助者が利用者と周囲の関係を把握し、利用者自身も客観的に自分の問題を捉えることができる。

SST（社会生活技能訓練）

〔social skills training〕

1998年にリバーマン（Liberman, R. P.）によって普及した、社会生活における認知と行動の改善を図る目的で行う認知行動療法による生活技能訓練をいう。当事者が解決したい問題について、モデリング、ロールプレイ等の練習を行い、改善点を明確にする。訓練には正のフィードバックを与えながら練習を重ね、適切な社会生活行動を形成していく。今できていることに着目し段階的に能力を伸ばしていく過程が基本となる。「希望志向的アプローチ」と呼ばれている。

エンパワメント

〔empowerment〕

ソーシャルワーク実践において、心理的・社会的に不利な状況に置かれた利用者あるいは集団が、その問題状況に対して自ら改善するためのパワーを高め、行動していけるよう援助を行うこと。

エンパワメントアプローチ

〔empowerment approach〕

1976年にソロモン（Solomon, B. B.）が黒人に対するソーシャルワークを通して提唱したアプローチ。社会的に不利な状況に置かれた人（高齢者・障害者）が、自己決定の能力や主張性を高め、主体的にその状況に働きかけ改善すること、またはそのプロセスをいう。エンパワメントアプローチによる支援過程は、クライエント自身が問題解決の主体となる。

介護サービス計画（ケアプラン）

介護保険制度における「居宅サービス計画」「施設サービス計画」「介護予防サービス計画」をまとめて「介護サービス計画（ケアプラン）」という。

介護支援専門員（ケアマネジャー）

〔care manager〕

居宅介護支援事業所または各種施設に所属し、または独立開業して介護保険において要支援・要介護と認定された人に対して、アセスメントを行い、それに基づいてケアプランを作成し、対象サービスとの調整をし、介護保険の給付管理をする職業である。

家族会

精神障害者の家族が、相互支援や運動体として保健・福祉の向上等を目的として組織するセルフヘルプグループ。同じ立場の家族と悩みを分かち合いながら、精神障害者に対しての接し方や精神疾患・精神障害に関することを学び、福祉制度について情報等を得る場である。病院家族会や地域家族会がある。

家族教室・家族会における援助

家族教室は、目的をもった意図的なグループ活動である。心理教育的な側面が強い。家族会では、良き理解者、サポーターとしての支援ネットワークを築くことで、見守りの姿勢をもった側面的な援助をしていくことが望ましい。家族会の主体は家族であり、家族のセルフヘルプグループとしての機能や効果に焦点を置くことも大切である。

家族支援

家族は病気や障害に対して情報も少なく不安が強い場合がある。そのため、家族に対する心理的支援や情報提供が必要とされる。また、「家族教室」や「家族会」への参加を勧めることは病気への理解や

知識を深め、同じ立場の仲間づくりを通して、さまざまな情報を得ることや対処法を学ぶことに結びつく。家族支援においても、精神障害者本人の希望を尊重することが重要である。また、ケアラーやヤングケアラーへの具体的支援も必要である。

家族心理教育

再発を予防するための知識や対応の仕方を学ぶプログラム。アンダーソン（Anderson, C. M.）は、統合失調症の家族への心理教育により、再発率の低下や家族の感情表出を低下させる効果を報告した。病気のメカニズムや障害についての知識、薬物療法等の情報提供、疾病・障害の対処方法など療養生活に必要な正しい知識を提供することが目的である。

家庭訪問

精神障害者の生活の場である居宅や家庭に出向いて、支援をすること。生活の場に踏み込むことになるため、訪問相手の負担や依存などについての配慮が必要であり、訪問する理由の理解と同意を得ることが重要である。退院前訪問指導や訪問看護指導等がある。

カプラン

〔Caplan, Gerald 1917-2008〕
コミュニティメンタルヘルスの理論と技術の論者。危機的状況から効果的に早急に脱出することを目的とした危機介入アプローチの基礎を築いた。

感情転移

利用者が支援者に抱く感情で、両親や過去の重要な人間関係の中で体験された感情が、現在の援助関係の中で再現される現象を「転移」（transference）といい、また、ワーカー（支援者）がクライエントに対して抱く感情を「逆転移」という。支援者への転移には、愛情や尊敬、依存などのポジティブな感情である「陽性転移」と、怒りや不満などネガティブな感情が向けられる「陰性転移」の2つがある。

感情の反映

利用者の感情を支援者が適切に受けとめて言語化し、利用者に返す面接技法。利用者自身が混乱している感情に気づくことにより、自分の本当の気持ちを理解する。また、援助者に自分の気持ちを理解し

てもらえているという安心から心を開き、自由に自己を表現することが可能となる。

管理的機能／教育的機能／支持的機能

スーパービジョンにおける3つの機能のこと。スーパーバイザーが、スーパーバイジーの支援能力や技術の向上を図る。「管理的機能」とは、所属する機関や施設等の機能、役割、サービス内容を適切に理解し、的確な業務を遂行できるように指導する機能を指す。「教育的機能」とは、専門家としての必要な教育・訓練を行うための専門的な知識や技術を伝える教育的な機能を指す。「支持的機能」は、スーパーバイジーの職業的同一性を支持すると同時に、自己覚知を深める機能を指す。

危機介入

危機的状況からの回復を図るための援助方法のこと。精神保健分野などで発達した危機理論をケースワークに導入したもので、人生や日常生活で危機に直面した状況に置かれている個人や家族に対して、積極的かつ直接的に介入すること。

危機介入アプローチ

1970年にラポポート（Rapoport, L.）らが提唱。危機状況にあるクライエントやその対象となる集団や組織、あるいは地域などに対して、危機の状態から効果的で早急に脱出することを目的とする。迅速かつ積極的な対応が求められ、早期介入が直接的に行われる援助をいう。

QLS（クオリティ・オブ・ライフ評価尺度）

〔quality of life scale〕
精神障害者の非入院患者を対象としてアメリカで作成されたもので、精神障害者の生活の質を明らかにするための調査法として用いられる評価尺度の一つ。点数が高いと社会生活機能が保たれた状態であるとされる。なかでも「SF-36」と「SF-8」は包括的尺度と呼ばれ、障害の有無にかかわらず健康関連QOLを測定することもできる。

記録

専門的な支援行為がなされた客観的証拠として重要視される。記録をもとにして、支援における情報と、

支援過程や、支援内容を支援者が整理することで問題を焦点化することができるとともに、支援の事実経過や根拠ともなる。クライエントへの開示も考え、わかりやすく正確に記録する必要がある。また、スーパービジョンにおいては重要な資料ともなる。

クライエントとの援助関係

ソーシャルワーカーとクライエントの間の態度と感情の力動的な相互作用をいう。この援助関係は、クライエントの行為を障害者の生活や人生における課題としても受け止め、行為の背景にある諸課題を明確化しながら、クライエントの価値観を大切にし、自己決定を尊重してソーシャルワーカーとしてクライエントとともに解決に取り組むための基盤となる。

グループ・スーパービジョン

〔group supervision〕

一人のスーパーバイザーと複数のスーパーバイジーによって構成されるスーパービジョン。スーパーバイザーは、グループダイナミクスを活用する。メンバー同士は、それぞれのかかわり方を参考にすることで自己点検を行い質的に向上することを目指す。

グループワークの準備期／開始期／作業期／終結期

シュワルツ（Schwartz, W.）の分類したグループワークのプロセス。①準備期：グループの目的を提示し、希望者を募る波長合わせの段階、②開始期：参加者の動機づけを支援し、関係づくりの促進の段階、③作業期：グループダイナミクスが活発となるよう、目標に向かい取り組むことを支援する段階、④終結期：参加者がプログラム評価と自己評価をし、次に活かせる工夫をすることや、メンバーが得た成果を活かせるように支援する段階。

ケア会議

アセスメント会議とも呼ばれ、精神障害者の状況をアセスメントおよび再評価する会議。利用者が利用可能な対人援助サービスを行う関係者や、協働で支援にあたるインフォーマルな支援者も含め、多方面からケースを見渡す。原則として利用者も参加する。

ケアガイドライン

厚生労働省による、地域で生活している精神障害者を対象としたケアマネジメントを構築するための指針。①ケアガイドラインの趣旨、②ケアの理念、③ケアマネジメントの意義と原則、④ケアサービスの提供方法、⑤ケアマネジメントと医療で構成され、基本的理念が盛り込まれている。

ケアプラン策定

ケアプラン策定は、ケアプランの全体像を明らかにし、チームメンバーそれぞれの役割を分担し、支援ネットワークを形成していく活動である。実行後にメンバーが集まることで相互評価を可能にする。ケアマネジメント従事者が利用者と、おおまかなケア計画の作成を行い、援助のニーズについてそれぞれ目標を立て、優先順位をつける。利用者に関係する人びとでチームを形成し、利用者とともに考え、プランを作成することが重要である。

ケアマネジメント

〔care management〕

地域で生活する障害者や高齢者等に対し、福祉サービスの調整を行い、継続的・効率的なサービスの提供を目指した生活支援の方法であり、複数のサービスを最も効果的に提供し、生活の質を高めようとするものである。

ケアマネジメントの類型

①サービスの斡旋や調整を主とし、面接や電話によるサービスを行う仲介型ケアマネジメント、②長期もしくは入退院を繰り返す重度の精神障害者を対象とする集中型ケアマネジメント、③重度の精神障害者に対し、週7日間24時間体制で直接サービスを提供し、入院代替機能を果たす積極的地域ケア型ケアマネジメント、④利用者の欠点ではなく「強み」（strengths）に着目して支援を行うストレングス型ケアマネジメントなどの類型が代表的である。

ケアラー／ヤングケアラー

ケアラーとは、心身に不調をかかえる病気や障害・介護、それに伴う家事など、家族の介護等を行うものをいう。その負担や悩みを周囲に理解してもらえない現状がある。ヤングケアラーとは、18歳未満の子どもが日常的に家族介護や家事、幼いきょうだいの世話を行っていることをいう。それにより学校

生活（宿題や勉強）、友人関係や睡眠にも支障を来している場合がある。貧困問題や親のダブルワークもその背景にある。

ケースカンファレンス／ケアカンファレンス
〔case conference/care conference〕
チームアプローチを進めるために、援助方針を立てるだけでなく、チーム全体の専門性や援助能力などを高める機能も担う。ケアの提供を目的とするものにケアカンファレンスがあり、支援課題を共有化し、その方針がチーム内で一致するように努める。

交互作用モデル（相互作用モデル）
〔reciprocal model〕
グループワークモデルの一つであり、メンバーが相互に助け合うことによって相互援助システムを作り出すことを目的としている。シュワルツ（Schwartz, W.）は展開過程を、①準備期、②開始期、③作業期、④終結期の4段階に分けることができると提起している。ソーシャルワーカーは波長合わせを行い、「媒介する人」「可能ならしめる人」としての役割を担う。

行動変容アプローチ
1967年、トーマス（Thomas, E. J.）らによる学習理論に基づいた実践モデル。利用者の問題行動に焦点を当てて、行動を観察し問題行動に働きかけ、行動変容や修正を目的としていることをいう。

個人情報保護法
正式名称は「個人情報の保護に関する法律」。個人情報の適正な取扱いに関する基本理念や、国および地方公共団体の責務、取扱事業者の義務等を定めた基本法（2005年施行）。個人情報とは、氏名や生年月日等により特定の個人を識別可能な、生存する個人に関する情報をいう。同法における個人の人格尊重の理念と情報公開制度の相克が問題となる。

個別化
その人をかけがえのない存在として、一人ひとりを大切に理解しようとすること。ソーシャルワーカーの援助原則である「バイステックの7原則」においてもクライエントを個人として捉えるという個別化を挙げている。クライエントとの良好な関係を形成するために大切な要素であり、個別化は人間尊重でもある。

コミュニティケア
〔community care〕
さまざまな問題を抱えた人を、施設ではなく地域において支援していこうとする考え方や取組みを指す。地域で支援するためには、福祉のみならず、多くの社会資源のネットワーク化が必要となる。

コンサルテーション
〔consultation〕
専門的相談協議のこと。その領域の専門家であるコンサルタントに意見や情報を求め、対等な立場で互いに協議することを指す。

在宅における生活支援、地域生活支援
精神障害者を、地域社会を構成する一人の生活者として支援していくこと。個々のもつ生活上の問題や不安や心配など、利用者のニーズに基づいて、支援し、自分自身で生活をコントロールしていく力を獲得し、問題解決を図る。ACTや退院促進支援事業、訪問看護指導などの地域生活を可能にする支援プログラムがある。

サービス管理責任者
通称、「サビ管」と称され、利用者に対して適切なサービスが提供されるように、個別支援計画の作成やサービス提供プロセスの管理などを担う。就労移行支援、就労継続支援A・B型などのサービス事業を行う際に配置が義務づけられている。サービス管理責任者になるには、障害者（児）の支援に関する実務経験（3～10年）と、一定の研修を修了することが定められている。

ジェノグラム（世代関係図）
〔genogram〕
家族や親族の関係を、記号を用いて図式化したもの。ボーエン（Bowen, M.）に代表される3世代以上の家族間の相互作用を解明するアプローチに使用され広まった。現在の家族状況にとどまらず家族内の過去の状況や現在に至るまでの経過を示すことが

でき、何世代にもわたって家族内で世代間伝播している連鎖的な問題を発見できる。

自己決定
〔self-determination〕
人間尊重と並ぶソーシャルワークの原理である。バイステック（Biestek, F. P.）は、ケースワークの原則の一つとして紹介している。自分の生き方を自分で選択し、決定したいという利用者のニーズから導き出されるものであり、利用者の意思を尊重し、利用者自身で選択・決定できるように促すことがワーカーの役割である。しかしながら、利用者の中には選択や決定の能力に欠けているものも少なくない。そのような場合には、支援関係を通して利用者のニーズを明らかにしていくとともに、選択・決定の代弁（アドボカシー）を行い、利用者の権利擁護に努めることが重要となる。

自己決定の尊重
公益社団法人日本精神保健福祉士協会倫理綱領による倫理原則に、「精神障害者（クライエント）の主体性や自己決定を尊重してその自己実現に向けて援助する」としている。また、倫理基準においては、「クライエントの知る権利を尊重し、クライエントが必要とする支援、信頼のおける情報を適切な方法で説明し、クライエントが決定できるよう援助すること」が明記されている。

事後評価
〔evaluation〕
エバリュエーションともいい、支援の再検討のこと。地域援助の過程においては、住民の意識や地域社会の解決能力の変化から、プロセスゴールの達成度も評価する。

資質向上の責務
精神保健福祉士法 41 条の 2 は、「精神保健及び精神障害者の福祉を取り巻く環境の変化による業務の内容の変化に適応するため、相談援助に関する知識及び技能の向上に努めなければならない」としている。

システム論
ソーシャルワークにおいて、個人と環境の両面から

クライエントの置かれている全体状況を理解するための理論。特に家族療法においてシステム論を用いている。クライエントと家族との間に発生している問題こそ家族システムの問題として、両者の変化を重要視するものとなる。

施設症
〔institutionalism〕
長期間入院している精神障害者に見られる二次障害を意味する。地域社会と隔離された環境に置かれることでもたらされる自発性の低下、無気力、無感動、興味の喪失といった症状を呈する。長期にわたる施設入所によっても生じる。

社会資源の活用・開発
援助過程において支援者と精神障害者がともに問題解決をしていくために、人的・物的・制度的な社会資源の活用がなされる。社会資源の活用は、資源相互の調整を通じて実施される。社会資源の充実のために精神障害者の意見に耳を傾け、必要によっては利用しやすいように改変したり、開発したりすることが求められる。

社会的入院
医療上入院の必要のない退院可能な状態にもかかわらず、地域で暮らすことができないことで、入院継続を余儀なくされてしまい、入院が長期化している状態。入院期間が長ければ長いほど、地域移行が困難になるため、早期退院や地域移行・地域定着支援事業や施設などの設備が必要とされる。

ジャーメイン
〔Germain, Carel Bailey 1916–1995〕
ギッターマン（Gitterman, A.）らとともに『ソーシャルワーク実践と生活モデル』（1980 年）を刊行し、ソーシャルワークに生態学的視点を導入、「有機体」と「環境」（人と環境）との相互作用に焦点を合わせた実践モデルを提案し、そのモデルを「生活モデル」と呼んだ。「生活モデル」に基づくアプローチは、エコロジカルアプローチと呼ばれている。

ジャレット
〔Jarrett, Mary Cromwell〕

ソーシャルワークの理論家。1919年の全米ソーシャルワーク会議において、すべてのケースワークに精神医学的観点が必要であると述べている。

障害者総合支援法

正式名称は「障害者の日常生活及び社会生活を総合的に支援するための法律」。障害者自立支援法が2013（平成25）年4月1日から障害者総合支援法となり、「地域社会における共生の実現に向けて」がこの制度の趣旨となっている。また、障害者の定義に難病疾患等が追加された。障害者や障害児が基本的人権を享有する個人としての尊厳にふさわしい日常生活または社会生活を営むことができるよう、必要な障害福祉サービスに係る給付に加え、地域生活支援事業その他の支援を総合的に行うこととされている。

障害の概念

1980年、WHO（世界保健機関）は国際障害分類（ICIDH）において、障害の概念として1次的障害を「機能障害」、2次的障害を「能力低下」、3次的障害を「社会的不利」と整理している。

心的外傷後ストレス障害（PTSD）

〔post traumatic stress disorder〕
一般には、本人もしくは身近な人間の生死にかかわるような危険や災害、テロ、犯罪などによる被害を体験した場合に生じるものとされている。外傷的体験の1ヵ月〜数ヵ月後に遅延して反応が生じる。全体にかかわる追体験（フラッシュバック）が1ヵ月以上続く場合はPTSD、1ヵ月未満の場合はASD（急性ストレス障害）と診断される。さらに、ケアを行う支援者も発症する危険性がある。

心理教育プログラム

主に統合失調症の当事者および家族向けのプログラムであり、本人の再発防止や家族の負担の軽減を図るため、病気の性質や治療法・対処法等を理解し、療養生活に必要な正しい知識を学ぶ。

スキルトレーニング

〔skill training〕
スキルとは、個々人がもっている生活や社会に対する技能を意味する。スキルトレーニングには、SST（社会生活技能訓練）のように社会生活に対する行動や認知の改善を図る生活技能を習得するためのトレーニングがある。

ストレングスモデル（強さ活用モデル）

〔strengths model〕
ラップ（Rapp, C. A.）とゴスチャ（Goscha, R. J.）のストレングス理論に基づくモデル。利用者の病理や欠陥ではなく、個人の能力、才能、経験知などの強さに着目した援助展開のあり方を示す。

スーパーバイザーの役割

スーパービジョンの場面で取り上げる内容は、事例の紹介や経過、担当しているクライエントやグループの活動報告だけではなく、クライエントとのかかわりの中における不安や葛藤を含むスーパーバイジーの心の動きにも着目する。スーパーバイジーの専門職としての援助技術の向上および自己覚知など思慮深く客観的に点検を行う。

スーパーバイジーとスーパーバイザーの関係

ソーシャルワーカーとクライエントとの関係に近いところがある。また、両者の良好な関係を築き、信頼関係を構築することでスーパーバイジーは、専門職としての能力が引き出され、技術などが高められる。

スーパービジョン

〔supervision〕
スーパーバイザーがスーパーバイジーに対して、援助技術や能力の向上、クライエントに対するふさわしい感情や態度、ソーシャルワーカーとしての倫理・人権意識を育てる。1対1の関係である「個別スーパービジョン」、集団で行う「グループ・スーパービジョン」、同じ専門職集団の仲間による「ピア・スーパービジョン」、スーパーバイジーの実際の場面にスーパーバイザーが同席する「ライブ・スーパービジョン」などの形態がある。

生活の質（QOL）

〔quality of life〕
「生命の質」「生活の質」「人生の質」などと訳される。さまざまな生活場面を質的に捉える概念であ

る。日本では 1970（昭和 45）年代以降、「心の貧困」が指摘され「心の豊かさ」が強調されるようになり、福祉分野において QOL を重視する必要性が語られている。

生活場面面接（ライフスペース・インタビュー）
〔life space interview〕
居宅やカフェテリア、施設内のデイルーム、病棟の部屋あるいはベッドサイドや廊下など、クライエントの生活の場で行われる面接のこと。相談室（面接室）での定められた時間で行われる構造化された面接よりも、目的や対象者によっては効果的な側面をもつ場合もある。

誠実義務
精神保健福祉士法 38 条の 2 では、「その担当する者が個人の尊厳を保持し、自立した生活を営むことができるよう、常にその者の立場に立って、誠実にその業務を行わなければならない」としている。

精神科デイケアにおける援助
精神科デイケアは、精神科通院治療の一形態であり、プログラム活動を通じたリハビリテーションである。再発予防の視点を重視しながら、精神障害者の社会復帰を目標にそれぞれのプログラムが展開される。また、住み慣れた地域で社会生活を維持できるよう、訪問看護指導とも連携して行われることが多い。

精神科訪問看護
精神障害者が在宅で病気や障害を受け止め、それに対処できるよう、居宅を訪問して指導する看護およびリハビリテーションの一手法。診療報酬における訪問看護・指導は、精神科医の指示により、保健師・看護師・精神保健福祉士等が従事すると規定されている。

精神障害者アウトリーチ推進事業
地域で暮らす未治療者や治療中断者等に対し、専門職チームが訪問支援（アウトリーチ）を行うことにより、入院に頼ることなく地域で暮らし続けることを支援する事業。実施主体は都道府県となる。

精神障害者ケアガイドライン
2002（平成 14）年 3 月に国が公表した、在宅の精神障害者を対象としたケアマネジメント体制を構築していくための指針。①ケアガイドラインの趣旨、②ケアの理念、③ケアマネジメントの意義と原則、④ケアサービスの提供方法、⑤ケアマネジメントと医療の 5 つから構成されている。

精神障害者ケアマネジメント
生活困難な状態で支援を必要とする精神障害者が、継続的かつ効果的にサービスを受けられるように調整し、生活を向上させることを目的とした地域生活支援の方法。

精神障害者地域移行・地域定着支援事業
精神障害者が、住み慣れた地域を拠点とし、本人の意向に即して、充実した生活を送ることができるよう、関係機関の連携の下で、医療、福祉等の支援を行う事業。統合失調症を始めとする入院患者の減少および地域生活への移行に向けた支援ならびに地域生活を継続するための支援を推進することを目的としている。2012（平成 24）年から相談支援の充実を図るために、基本相談支援・地域相談支援・計画相談支援に分類された。

「精神障害者の生活の質」の調査法
精神障害者の生活の質に関する評価尺度として、WHO/QOL-26 やクオリティ・オブ・ライフ評価尺度（QLS）がある。また、共通の経験や特徴をもつ人びとで構成されたフォーカスグループに対する質的調査法である「フォーカスグループ・インタビュー」や質的研究の「グラウンデッド・セオリー・アプローチ」等がある。

精神保健福祉法
正式名称は「精神保健及び精神障害者福祉に関する法律」。精神障害者の医療および保護を行い、障害者の日常生活および社会生活を総合的に支援するための法律（障害者総合支援法）と相まって、社会復帰の促進および自立と社会経済活動への参加の促進に必要な援助を行い、ならびにその発生の予防、その他国民の精神保健の向上を図ることを目的とする。

精神保健福祉ボランティア

市民性の観点から、精神障害をもつ人と出会い、市民として対等な関係を活かし、ともに活動しながら、障害をもつ人びとが自分らしく生活しやすい地域を一緒に築いていく人のこと。人的資源として積極的に協働していく姿勢が重要である。

精神保健福祉ボランティア活動支援

ソーシャルワーカーは、ボランティア同士のセルフヘルプを高め、ネットワークの構築および当事者の対人関係の幅を広げ、地域住民との橋渡しの役割を担う。また、ボランティアを養成する講座を開催することにより、住民が自らの問題解決の担い手として育つ過程に着目し、支援していくという重要な役割を担っている。

セルフ・アドボカシー

障害者や高齢者などが、自ら、自分たちの権利擁護について主張することをいう。

セルフヘルプグループ

〔self help group〕
病気や障害などの生活上の困難や問題をもつ人が、同じ悩みや経験など共通の問題をもちつつ生きる人びとと出会い、分かち合うことを大切にし、相互に援助し合うために組織され運営されるグループのこと。また、自助グループともいわれている。セルフヘルプグループには、AA（Alcoholics Anonymous）や断酒会、NA（Narcotics Anonymous）、GA（Gamblers Anonymous）等がある。

ソシオグラム

利用者の属する集団内の人間関係や集団構造を図式化したものであり、選択や拒否などが線で示され、その構造が把握できるもの。

ソーシャルアクション

〔social action〕
「社会活動」と呼ばれ、精神保健福祉援助における間接援助技術に位置づけられている。地域における精神保健福祉の推進に向けて、当事者や一般市民を含め精神保健福祉士らの支援者が協働して社会資源の開発やサービスの改善と充実を求め、署名や請願活動などで組織的に働きかけるものをいう。

ソーシャルアドミニストレーション

〔social administration〕
一般的に「社会福祉運営管理」と訳される。間接援助技術法の一つである。社会福祉組織や機関、団体の組織運営、管理方法から、国や地方自治体の社会保障政策に関連する制度の運営管理をいう。また、社会福祉施設の運営管理としても用いられる。

ソーシャルインクルージョン（社会的包摂）

〔social inclusion〕
すべての人びとを、その属性（性別、年齢、身体的・精神的状況、宗教的・文化的背景、経済状況等）にかかわらず、孤立、孤独、排除、摩擦などから守り、社会の構成員として包み込み、支え合う理念をいう。なお、この理念は、日本社会福祉士会の倫理綱領（2005〔平成17〕年）で、社会に対する倫理責任の一つとして唱えられている。

ソーシャルキャピタル

社会関係資本といわれ、信頼・規範・ネットワークが構成要素とされている。市民活動の活性化による地域住民同士の結束力の高まりこそがその効果とされている。

ソーシャルプランニング

〔social planning〕
社会福祉計画法とも呼ばれる。障害者、高齢者なども組み入れた社会づくりをしていくための間接援助技術の一つ。ソーシャルアクションへの対応も含め、住民の地域福祉と社会福祉を考慮した計画の立案が重要視されている。

退院を妨げる要因

医療費や生活費等の経済的要因と、社会で生活していくための生活条件などの環境的要因がある。単に退院させ外来通院をさせるだけでなく、精神障害者に医・食・職・住・友（仲間）といわれる条件を保障するような地域生活支援が必要となる。

タスクゴール

〔task goal〕

地域援助技術の評価過程において、目標が達成できたか否かを測ることをいう。課題の達成度や財政効果の程度、住民のニーズの充足度、援助にかかわった機関や団体の貢献度などを確認する。

脱施設化

1963 年のアメリカのケネディ（Kennedy, J. F.）教書に端を発する。精神科病院の閉鎖的な環境の中で、一律に処遇を受けることで生じる施設症の問題を改変していく考え方や運動を意味する。

多面的アプローチ

多くの職種が、それぞれの異なった視点や専門性をもちながら、共通の目標に基づいて個別の精神障害者やグループの支援を行っていくチーム医療のことである。精神科リハビリテーションにおいて重要なアプローチであり、専門職による協力関係は欠くことができない。

地域診断

コミュニティーワークにおいて、住民のニーズや問題の発生要因、解決方法等を地域や社会資源の状況などについてあらゆる角度や視点から総合的に把握をし、分析・検討を行うことをいう。

チーム責任制

ACT において、多職種が職域を超えたチームに基づきサービスを提供することが求められる。その際、それぞれのスタッフが共通して責任を担うことをチーム責任制といい、これを果たすために、日々のミーティング等のケアカンファレンスを積み重ね、緊密な多職種の連携が重要となる。

仲介モデル

ケアマネジメントの最初の形式とされる。伝統型や標準型とも呼ばれている。利用者のニーズに合わせて多様なサービス提供者間のコーディネートをする。直接サービスを提供するのではなく、当事者のニーズに合わせて既存のサービス提供機関の利用を仲介する特徴をもつ。

直面化／対決

〔confrontation〕

コンフロンテーションとも呼ばれる。クライエントの言語と感情、また、言語や態度の不一致や矛盾などから、クライエントの内面にある葛藤状況に直面させ、洞察を促進させる面接技術である。

沈黙

沈黙には種々の意味がある。クライエントが自己洞察しているときや考えをまとめているとき、あるいはソーシャルワーカーの反応を見ているときなどである。ソーシャルワーカーは沈黙を保証し、答えを待つ姿勢をとる。

閉ざされた質問／開かれた質問

〔closed question/open question〕

クライエントにイエスかノーで答えられる質問をする面接技法を「閉ざされた質問」（クローズドクエスチョン）という。反対に、クライエントの話の内容そのものを引き出す質問を「開かれた質問」（オープンクエスチョン）という。

トーマス

〔Thomas, Edwin J.〕

学習理論の応用に基づく多様な行動変容の方法を整理し、行動変容アプローチとして確立した。

トール

〔Towle, Charlotte 1896-1966〕

貧困者へのケースワークを理論化し、診断主義の立場から論じている。

ナラティブ・アプローチ

〔narrative approach〕

1990 年にホワイト（White, M.）とエプストン（Epston, D.）は『物語としての家族』の中でナラティブ・モデルを提示した。クライエントをその人自身の専門家として位置づけ、個人の語り・物語こそ真実であるという立場から、その人の物語を重視し援助を展開する方法をいう。

ノーマライゼーション

〔normalization〕

高齢や障害があっても地域において普通の生活を営み、差別されず、それが当たり前であるという社会をつくる基本理念をいう。1950 年代にデンマークにおいて障害児をもつ親の会から草の根運動的に広がり、バンク－ミケルセン（Bank-Mikkelsen, N. E.）を中心に展開された。その後スウェーデンのニィリエ（Nirje, B.）や北米のヴォルフェンスベルガー（Wolfensberger, W.）らによって広められた。日本は 1981（昭和 56）年の国際障害者年を皮切りに、ノーマライゼーションが展開されている。

バイステックの 7 原則

バイステック（Biestek, F.）は、ケースワークの援助過程において、援助者とクライエントとのよりよい援助関係を形成するために、①個別化の原則、②意図的な感情表出の原則、③統制された情緒関与の原則、④受容の原則、⑤非審判的態度の原則、⑥自己決定の原則、⑦守秘義務の 7 つの原則を示した。

励まし

クライエントから語られる言葉や感情などを促し支持する面接技法。「はい」という伝達と、「うなずき」などの態度による伝達で反応を返すこと。これにより、利用者は「受容」されていることを実感し、安心して話すことが可能となる。

ハートマン

〔Hartman, Ann〕

「家族中心ソーシャルワーク」の提唱者。エコマップの創始者としても知られている。のちには、社会構成主義を理論的基盤にナラティブ・アプローチを提唱した。

パールマン

〔Perlman, Helen Harris 1905-2004〕

ソーシャルケースワークの構成要素として「問題：Problem」「人：Person」「場所：Place」「過程：Process」の 4 つの P を提唱した。1957 年『ソーシャル・ケースワーク―問題解決の過程』を著している。また、1986 年には「専門職：Professional person」と「制度・対策：Provisions」の 2 つを追加して 6 つの P としている。

バーンアウトシンドローム（燃え尽き症候群）

〔burnout syndrome〕

1980 年にフロイデンバーガー（Freudenberger, H.）が提唱した用語である。高い理想をもち、責任のある仕事を活発にしていた人が、さまざまなストレス等を引き金にして活力を失い、無気力状態、抑うつ状態になることをいう。教育や福祉分野に従事する者に多く見られ、献身的、まじめ、責任感が強いなどの性格や行動、仕事の性質・組織の中の位置が関連すると考えられる。

ピアカウンセリング

〔peer counseling〕

職場や学校などで仲間同士が行うカウンセリングのこと。ピアとは「仲間」を意味し、クライエントにより近くにいる人間がカウンセリングを行うことで気やすく話せる、話が通じやすい等の利点があるが、非専門家が行うことによる限界があることも指摘されている。

ピア・スーパービジョン

〔peer supervision〕

スーパーバイジー同士が行うスーパービジョンであり、仲間同士の雰囲気から自発性が活発となる。スーパーバイザーの役割とスーパーバイジーの役割をする者を一組とし、そのいくつかの組をまとめたグループを作り、それぞれのグループがケースを出し合いながら、相互に事例検討を通して行われる。

ファミリーマップ

〔family map〕

家族図と訳される。家族の成員の間に見られる葛藤、情緒の遮断や過剰的関与などの複雑な家族関係を記号で表すことで、家族の力関係や情緒的な結びつきを単純化して捉えられるマッピング技法の一つ。

フェイスシート

〔face sheet〕

ソーシャルワークの記録において、利用者の属性（氏名・年齢・性別・職業等）がまとめられたシー

トをいう。また、社会福祉調査において、調査対象者の属性に関する質問を指すこともあり、属性別のクロス集計の際に用いられる。回答への抵抗感を軽減するために調査票の最後に載せることが一般的である。

フォーカスグループ・インタビュー
〔focus group interview〕
共通の経験や特徴をもつ人びとで構成されたグループに対し、特定のテーマについてインタビューを行う質的調査の方法。QOL の向上に関し、利用者が専門職に期待するものが何であるかを明らかにする調査に用いられる。

プランニング
〔planning〕
アセスメントに基づいて明確となった課題から、援助目標まで含めた援助計画を作成すること。短期的な目標、長期的な目標を設定し、それらの目標に向けて生活上の解決すべき問題に対して、具体的な支援を提供するための役割や援助・介入の方法などの確認を行う。

フロイト
〔Freud, Sigmund 1856-1939〕
オーストリアの精神科医。精神分析の創始者。ヒステリーの患者の治療に関する研究から、人間には意識の奥底に自らも気づいていない無意識が存在すると主張し、独自の力動精神医学、人格理論、発達理論などを体系化したことで有名である。

プロセスゴール
〔process goal〕
地域援助の目標の一つ。計画の立案から実施に至るまでの住民の参加意識や連帯感、機関や団体の協働体制の構築がどれくらい達成できたかによって確認される。

ヘルパー・セラピーの原則
当事者が、同じ当事者である他のメンバーを援助することによって、自分の問題を客観視することができ、援助の役割をもつことによって意識変化させる効果があることを示した原則。

包括型地域生活支援プログラム（ACT）
〔Assertive Community Treatment〕
重度の精神障害者が病院外（地域）で質の高い生活を送れるように、種々の専門職がチームを組んで支援するプログラム。最も集中的・包括的なケアマネジメントが実践され、種々の生活上のニーズに関する多彩な支援を 24 時間 365 日、出向いて継続して実施する。

保健所デイケアにおける援助
保健所における精神障害者社会復帰援助事業の一つ。医療機関の精神科デイケアとちがい診療報酬がない。日中において生活の場を提供し、社会復帰を目的としている。支援者は、メンバー同士のかかわり合いを重視し、住み慣れた地域で社会生活を維持できるように地域に根ざした支援を行う。

ホリス
〔Hollis, Florence 1907-1987〕
心理・社会的アプローチに属するケースワークの理論家。1964 年に『ケースワーク—社会心理療法』を著している。

マイヤー
〔Meyer, C. H.〕
ソーシャルワークの理論家。1970 年代、エコシステム論を提唱し、人と環境の相互作用面を捉えた。その考え方は、生態学と一般システム論を組み合わせたものであった。

明確化
利用者が話す内容について、言語化できない感情や混乱した考えをソーシャルワーカーが適切に理解し言語化し、利用者に返す面接技法。「感情の反映」と「内容の反映」がある。

面接技法
利用者のニーズを把握し、利用者と支援者の関係の基礎を作り展開させるための基本的なコミュニケーション技術をいう。言葉を用いた言語的（バーバル）コミュニケーションと、言葉を用いない身振りや表情などの非言語的（ノンバーバル）コミュニケ

ーションがある。

モニタリング
〔monitoring〕
支援過程において、その経過やケア計画の状況を点検・監視することをいう。援助の内容や効果について、ケア計画による課題達成度、利用者の満足度等、定期的あるいは臨時的にチェックする。また、利用者のニーズが変化することもあるため、必要があれば方針や計画の修正や調整を行う。

要約
利用者の話した内容から、利用者のもつさまざまな感情などを整理しまとめることである。話の流れが混乱し、とりとめがなくなったときや今までの流れを明確にして話を進めたいとき、複数の考えを整理する場合などに用いられる。

リバーマン
〔Liberman, Robert Paul 1937-〕
アメリカの精神科医。カリフォルニア州立大学ロサンゼルス校で精神科教授を務める。認知行動療法と社会的学習理論に基づいた生活技能訓練（Social Skills Training）を治療技法として確立、発展させた。

リフレーミング
〔reframing〕
家族療法の分野で、ヘイリー（Haley, J.）とジャクソン（Jackson, D. D.）が最初に用いた、利用者のもつ否定的あるいはネガティブなイメージを肯定的な意味に変えるためのコミュニケーションの技法である。

リレーションシップゴール
〔relationship goal〕
地域福祉計画の評価を行う際の一つの目標である。現状の関係性のあり方にどの程度の変化をもたらし

たかという、地域社会の変革を目標とする。縦割り構造の行政改革や地域分権の推進に向けた住民と行政との関係性の変化などを目指す。

リンケージ
〔linkage〕
ケアマネジメントの過程において、援助者が利用者のニーズを満たすため、連絡調整や、紹介・調整を行い、確実に社会資源に利用者を結びつけることをいう。

臨床モデル
ケアマネジメントモデルの一つ。仲介型と異なり、ケアマネジメントに直接的支援を導入し、利用者と対等な関係性の保持に留意する。ケアマネジャーには、治療効果を上げるための心理教育等の領域の技術も期待されている。

ロビンソン
〔Robinson, Virginia Pollard 1883-1977〕
機能主義派ケースワークの理論家。1930年に『ケースワーク心理学の変遷』を著している。

ロールズ
〔Rawls, John 1921-2002〕
『正義論』を展開したアメリカの哲学者。社会における正義の実現は、格差を打破してその社会において最も恵まれない人が有利となるよう、資源の分配を目標にしなければならないとした。

ワーカビリティ
〔workability〕
パールマン（Perlman, H. H.）が提唱した概念。援助過程で提供されるサービスを活用し、積極的に問題を解決しうる利用者の能力のこと。知的能力、情緒的能力、身体的能力に着目し、動機づけ、能力、機会の3要素を重視している。

259

263

ソーシャルワークの理論と方法（精神専門）
【新・精神保健福祉士シリーズ4】

2023（令和5）年6月15日　初　版1刷発行

編　者　坂野憲司・福冨　律
発行者　鯉渕友南
発行所　株式　弘文堂　101-0062　東京都千代田区神田駿河台1の7
　　　　会社　　　　　TEL 03（3294）4801　　振替 00120-6-53909
　　　　　　　　　　　https://www.koubundou.co.jp
装　丁　水木喜美男
印　刷　三美印刷
製　本　井上製本所

ISBN978-4-335-61128-5

新・精神保健福祉士シリーズ 全21巻

福祉臨床シリーズ編集委員会/編

2021年度からスタートした新たな教育カリキュラムに対応!

新・精神保健福祉士シリーズ 1
精神医学と精神医療

シリーズの特徴

精神保健福祉士の新カリキュラムに対応した全面改訂版を編むにあたり、①血の通ったテキスト、②実践の哲学を伝えるテキスト、③現状変革・未来志向のテキスト、④現場のリアルを伝えるテキスト、⑤平易で読みやすいテキスト、の5点を基本的な編集方針としました。
精神保健福祉士をめぐる時代状況の変化とともに、本シリーズもまた新陳代謝を図り、新しい価値と哲学を発信していければと願っています。

新・社会福祉士シリーズ 全22巻

福祉臨床シリーズ編集委員会/編

2021年度からスタートした新たな教育カリキュラムに対応！

新・社会福祉士シリーズ 1
医学概論

シリーズの特徴

社会福祉士の新カリキュラムに合致した科目編成により、社会福祉問題の拡大に対応できるマンパワーの養成に貢献することを目標とするテキストです。
たえず変動し拡大する社会福祉の臨床現場の視点から、対人援助のあり方、地域福祉や社会福祉制度・政策までをトータルに把握し、それらの相互関連を描き出すことによって、社会福祉を学ぶ者が、社会福祉問題の全体関連性を理解できるようになることを意図しています。

◎＝精神保健福祉士と共通科目